TEN DRUGS

歴史を変えた10の薬

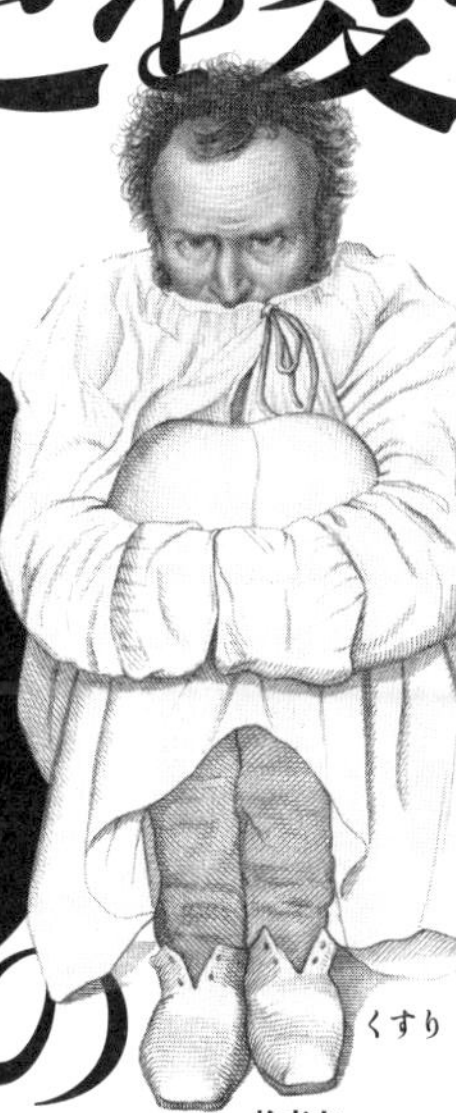

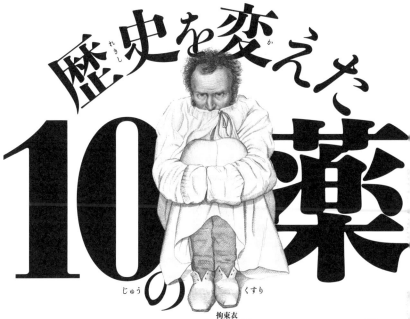

拘束衣
STRAIT-JACKET

トーマス・ヘイガー
THOMAS HAGER

[翻訳]
久保美代子
TRANSLATION BY MIYOKO KUBO

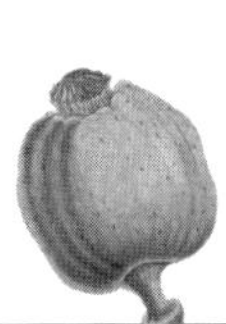

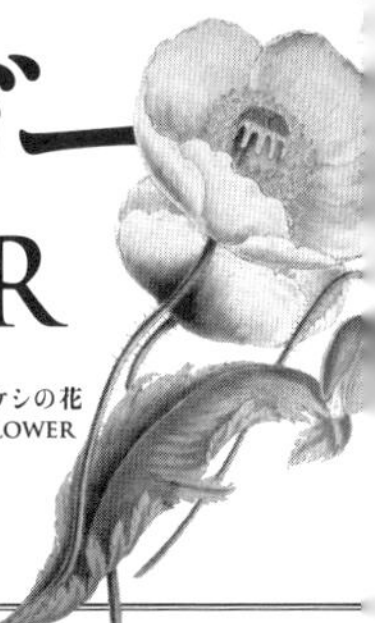

ケシの花
POPPY FLOWER

〔 DRAG LIST 〕

LAUDANUM ローダナム	**LSD** エルエスディー	**HEROIN** ヘロイン	**VIAGRA** バイアグラ	**SALVARSAN** サルバルサン
METHADONE メサドン	**COCA-COLA** コカコーラ	**PENICILLIN** ペニシリン		**THORAZINE** ソラジン
MILTOWN ミルタウン	**CHLORAL** クロラール	**ENOVID** エノヴィッド	**FENTANYL** フェンタニル	**AVASTIN** アバスチン
PRONTOSIL プロントジル	**REMICADE** レミケード	**STATIN** スタチン	**ASPIRIN** アスピリン	**MORPHINE** モルヒネ

すばる舎リンケージ

TEN DRUGS

by THOMAS HAGER

This edition published by arrangement with Abrams Press,
animprint of Harry N. Abrams, Inc.,
through Japan UNI Agency, Inc., Tokyo.

PROLOGUE　五万錠の薬

数年まえにロンドンに出張したときのことだ。

ふいに一日ぽっかり時間があいたので、多くの観光客に混じって大英博物館に出かけた。そこで、驚くべきものを目にした。一階の光あふれる大きなギャラリーにテーブルがひとつあって、その上におびただしい数の薬がびっしり並んでいたのだ。それはひとりのアーティストと医師による作品で、平均的な英国人が一生涯で飲む処方薬が一万四千錠あることを示していた。錠剤やカプセルが、長い網状の織物に織りこまれ、簡単な解説文が添えられ、約一四メートルの長さの展示テーブルいっぱいに広げられていた。

私は目にしているものが信じられなかった。本当にこんなに多くの薬を私たちは飲んでいるだろうか。

答えはノーだ。むしろ、私たち米国人はもっと飲んでいる。その展示は英国人に合わせてあった。薬の服用に関しては、英国人は米国人の足元にも及ばない。米国人の半数以上が、少なくとも一種類の処方薬をつねに飲んでいて、大半の人は二種類以上を飲んでいる(研究によって幅があるが、一人あたりの処方薬の数は平均で年間四～一二種類のあいだらしい)。

ある専門家は、米国人は平均して一人あたり一日一〇錠の薬を飲んでいると推定している。それに処方薬以外の薬、市販のビタミン剤や風邪薬、アスピリンやサプリメントを足して計算してみよう。平均的な七八年の生涯で米国人一人あたり一日二錠という低めの見積もりで計算する。平均的な米国人が生涯で飲む錠剤の総数は、平均して五万錠以上になる。

実際はそれよりもっと多い可能性が高い。米国は地球上のほかのどの国よりも多くの薬を消費していて、薬を手に入れるためにかなり多くの金を費やしている。処方箋なしで買える市販薬には年間三四〇億ドル以上、処方薬には二七〇〇億ドル以上もの金をつぎこんでいるのだ。

この額はほかの国が費やしている額よりはるかに大きい。米国の薬剤価格は、ほかのどの国よりかなり高いからだ。米国人は、世界の人口に占める割合は五パーセントにも満たないのに、世界の製薬会社に流れこむお金の五〇パーセント以上を支払っている。

しかもこれには、不法な薬物が含まれていない。

歴史的にみても、現在の米国ほど多くの薬を消費し、薬のためにこれほど金を費やしている国はない。

そして薬には重大な影響力がある。薬は私たちの平均寿命を数十年延ばし、米国の高齢化に重要な役割を果たしている。薬は女性の社会的な選択肢と職業上の選択肢を変えた。薬は私たちの精神の見方を変え、法律に対する人びとの行動を変え、国際関係を変化させ、戦争の引き

PROLOGUE

五万錠の薬

金になった。

そう考えると私たちホモ・サピエンスは、薬を作って使う種として、「ホモ・ファーマカム（薬を携えたヒト）」にでも名前を変えるべきかもしれない。私たちは「薬の民」なのだ。

本書は医療用の（つまり、レクレーショナル・ドラッグではなく合法で、大半が処方箋を必要とする）薬に注目し、いかにして私たちが現在の状況にたどりついたかを紹介している。ここで語るのは、医療史を変えた一〇の薬にまつわる簡潔で、生き生きとした小史である。それぞれ共通のテーマでつながっていて、ひとつの物語から導かれるようにつぎの物語へとつづく。共通のテーマのひとつが、薬の進化である。

薬を意味する「drug」という言葉自体は、かつて薬草を乾燥させるために使われていた樽型の容器を表す古いフランス語とドイツ語に由来する。一五〇〇年まえの薬剤師は、いろいろな意味で現在のハーバリストに近く、その容器で乾燥させた植物の成分を抽出して混ぜあわせ、薬にした。そのようにして、一八〇〇年代の医師は、患者を助けるために数十種類のなんらかの効果がある天然の薬を用いていた（と同時に、地元の薬剤師によって作られ、騒々しく宣伝されるが実はたいていいなんの役にも立たない、ほぼアルコールの万能薬や、湿布、丸薬もあった）。

こんにち、私たちは一万種類以上の、これまで以上に標的を定めた、強力なハイテク薬を有している。それらは何千年ものあいだ治療師を悩ませつづけた病気を治療し、多くの患者を治癒へ導くことができる。

この進化の核となり、その軌道を導いてきたのは人間の探究心である。私たちは「魔法の弾丸」のように、身体をむしばむ病気を的確にみつけて、健康を害さずにそこだけ破壊することのできる薬を求めてきた。ゴールはつねに、リスクのない万能薬をみつけることだった。それは到達不可能な目標かもしれない。私たちはまだ完璧な「魔法の弾丸」をみつけだしてはいない。しかし、少しずつゴールに近づきつつある。

もうひとつ、章をまたぐ横糸がある。それは、薬剤を製造する業界――批評家が「ビッグファーマ」と揶揄する何兆ドル単位の巨大企業――の成長と、その業界を規制する方法の変化である。

たとえば一八八〇年代なら、あなたは処方箋なしで、アヘンやコカイン、大麻の混じった混合薬を含め、どんな薬であれ自由に買うことができた。現在は、ほぼすべての強力な医薬品には処方箋が必要だし、処方箋があったとしても、ヘロインなどは買うことができない（少なくとも米国では）。

一九三八年まで、製薬企業は、あなたの命を奪うものや、偽の広告でだまそうとするものでないかぎり、ほぼなんでも自由に市場で販売することができた。しかし現在の処方薬は、販売を始めるまえに安全で効果があるということを証明しなければならない。それらの薬を管理する法律は、ときに驚くべき道を経て、薬それ自体とともに進化した。

私たちの行動も変化した。一八八〇年代の大半の人びとは、自己判断で薬を飲んでいて、それは誰にも奪うことのできない当然の権利だと考えていた。

ある薬があなたにとっていいか悪いかにかかわらず、その薬を飲むかどうかはあなたの自由な選択であって、医師が決めることではなかった。近所の薬屋で売っている恐るべき多くの売薬（パテント売薬）のひとつを買いたいと思えば、ガン治療薬とされていた放射線を帯びた水薬から不眠症のためのアヘン入りのシロップまで、なんでも手に入れることができた。影響を受けるのはあなたの身体なのだから、誰もそうするなという権利はなかった。

だがこんにち、その常識は覆された。いまや、薬を飲むか、飲むならどれを使うかという選択の鍵を（処方箋という形で）握っているのは医師で、私たちはほぼ、いわれるがままだ。

薬は医療も変えた。一八八〇年代、医師は家族のカウンセラーで、病気を診断し、親族に慰めと助言を与えるのは得意であったが、殺人病魔の行く手を阻む力はほとんどなかった。だが現在の医師は、一世紀まえの仲間がただ夢みていたにすぎない人命救助の奇跡をもたらすことができる。また、現代の医師はたいていスケジュール過多で、データを詰めこんだ専門技術者で、患者の手を握っているより検査報告書を読んでいるほうが心地がいいと感じている。

過去六〇年のあいだ、米国人の平均寿命は毎年二ヵ月ずつ延びてきた。これは大半が薬のおかげである。ワクチンによって、天然痘など昔からの敵が完全に（ポリオでもほぼ）制圧され、処方薬と公衆衛生の取り組みとの相乗効果で私たちの人生はずっと長く延び、より健康的なものになった。

しかし、大きなリスクがなかったわけではない。合法薬物であれ不法薬物であれ、米国では過剰摂取で毎年約六万四千人の人びとが亡くなっている（訳注：二〇一六年の記録）。一年間の犠牲者数はベトナム戦争時の米軍戦死者の数を上回る。

ここで、薬が私たちに何をしてきたかを挙げてみよう。

古き悪しき日々、つまり二〇〇年まえは平均して、男性は女性の二倍長生きだった（妊娠と出産が危険であったことが、その大きな理由だ）。そして、多くの人が現代人の半分も生きられなかった。その大半は人生の初期の死亡に結びついていた。赤ちゃんが出生のリスクと損傷を免れ、小児期の天然痘や麻疹、百日咳やジフテリアなどの伝染病を生き延びて大人になれたとしたら、その人はかなり幸運だったといえる。なぜなら当時は、肺病や扁桃腺炎、コレラ、丹毒、壊疽、水腫、梅毒、猩紅熱など、いまではほとんど耳にすることのない数十の疾患のうちのどれかで死亡することがあったからだ。

現代人は心臓病やガンなど、中年から高齢者が多くかかる疾患によって命を落としている。昔の人びとは心臓病やガンについては、さほど心配していなかっただろう。それらにかかるほ

PROLOGUE

五万錠の薬

ど長生きする人はわずかしかいなかったからだ。

科学者のあるグループが最近書いているとおり、薬のおかげで〝人びとは、以前とは異なる疾患にかかっている。医師はこれらの疾患について、これまでとは異なる考えを持っていて、疾患は社会に異なる意味をもたらすのだ〟。

本書を読めば、ワクチンや抗体によって、感染症に対して無力だった犠牲者が、感染症と戦えるようになったことがわかるだろう。たとえば、きれいな飲み水、整備された下水道、質の高い病院など、効果的な公衆衛生策と薬が組み合わさったことで、小児期の病気への恐怖はなくなり、高齢者に特有の病気にかかるようになった。これは概して医学のおかげ、とくに薬のおかげだ。

それらは、私たちの文化を変化させうる技術的なツールである。しかし、技術的なツールと聞いて薬を思い浮かべる人はめったにいない。

こんにちの医薬品は、何千万ドルもの投資のすえに最先端の研究所で開発されたハイテク品だが、このハイテク品には密接な個人的関係が必要で、それが仕事をするためには、あなたの一部になる必要がある。あなたはその薬を鼻から吸ったり、飲んだり、注射で注入したり、肌に塗りこんだりして、身体に取りこまねばならない。すると体内で溶けて血液に混じって身体を巡り、筋肉から心臓へ、肝臓から脳へと移動する。そこでやっと、つまり、体内に吸収され、あなたの内部で溶けて身体の一部になったとき、薬はその力を発揮する。薬は何かと結合したり、何かを刺激したり、壊したり、守ったり、炎症を抑えたり、あなたの気分を変えたり、健康を回復したりする。あなたを興奮させたり、落ち着かせたりできる。依存させることもあれば、命を救うこともある。

その効力は何から得ているのだろうか。動物か、植物か、それとも鉱物か――これらはどれも当てはまる。薬はあなたにとっていいものだろうか――たいていは。危険なものか――いつもそうだ。奇跡を起こすだろうか――そういうこともある。私たちを虜にするだろうか――そうなる人もいる。

これまでにないパワフルな薬や、これまでにないパワフルな医師によって、これまで以上に疾患が克服されていくだろう。このような見方をすれば、薬の物語は意気揚々と進歩を遂げているようにみえる。

しかし、だまされてはいけない。数々の薬の歴史は、間違いとアクシデントと幸運な偶然に端を発している。

とはいえ、本書を書いているうちに考えが少し変わった。進歩とは、試験によって積みあげられた事実が、論理的かつ合理的に応用されることであると定義されるとしても、古い時代の進歩もそれなりに大きな役割を果たしているといえる。

新しい薬はそれぞれ、身体に関する新たなことを私たちに教えてくれる。そしてそれらの新たな知識によってより良い薬が作れるようになる。このシステムがうまく作用しているかぎり、それぞれの新たな科学的知見は、批評され、試され、さらに試され、必要に応じて改善され、やがてほかの科学者たちが使える事実となり、その事実はグローバルなデータを構成する一部になる。

薬の作製と基礎科学の相乗効果、ラボと錠剤と身体を巡るダンスは、過去三世紀にわたる何万もの科学的な文献で記述されているが、いまやテンポを速め、激しさも増している。それはまさに進歩的だ。世界がひとつになって取り組めば、もっとすばらしい偉業が生まれるだろう。

ただし、いっておくが、これはそういう本ではない。

この本は、医薬品業界についての学術的な歴史書ではない。脚注をつける類の本ではない。簡潔にするためにやむなくではあるが、世界を揺るがす大半の薬剤開発のことは取りあげていないし、重要な薬剤をすべて拾っているわけでもない。ここに挙げたのは、医薬の歴史と現在の世界を形づくってきたさまざまな薬物の一部にすぎない。私はただ、本書を読んで、社会のこの魅力的な分野に対する理解を深めていただけたらと願っている。

薬理学者に何か新しいことを伝える本でもない。薬理学者のために書いた本ではないからだ。この本はむしろ、薬のことをあまり知らなくて、もっと知りたいと思っている人びとのためのものだ。ターゲットは専門家ではなく、一般の人びとだ。とはいえ、専門家にとっても、誰かに話したくなるような興味深い目新しい話を提供できればと考えている。

また、製薬会社や製薬業界を支持するロビイスト（訳注：ある薬の承認を促すために政治活動を行う団体や人）を心地よくさせる本でもない。かといって製薬会社と敵対している活動家を喜ばせもしない。製薬企業の害悪を伝える物語でもなければ、科学の不思議を称える讃歌でもない。こっそり忍ばせた思惑も動機もない。

私は単純に、みなさんを楽しませながら、新薬の発明という未知の世界に誘えればと願っている。そのために、医薬の歴史だけでなく、たとえば、医師と私たちの関係から、テレビでみるCMのこと、オピオイド乱用の流行から個別化医療の可能性まで、現在の生活にかかわることとも解説している。

製薬企業は驚くほどの利益を得ているが、いまだに私たちの多くは必要な薬を手に入れることができないでいる。本書が、その理由を考えるきっかけになれば幸いだ。

本書全体にわたって、あなたに伝えたい教訓はつぎのことだ。

PROLOGUE

五万錠の薬

ひたすらいい薬などというものはない。とにかく悪い薬というものもない。どの薬もいいところと悪いところがある。

別のいいかたをすれば、効果が高い薬はどれも、例外なく、危険を及ぼしうる副作用がある。けれどもこの事実は、新しい薬が市販され、熱狂的に迎えられたりすると、簡単に忘れさられてしまう。大規模な広告キャンペーンに後押しされ、また熱心なマスコミのニュースやレポートで期待が増幅された、市販されたばかりの話題沸騰の新薬は、サイゲサイクル（前世紀の初めにこの現象を初めて記述したドイツの研究者マックス・サイゲの名前に由来する）と呼ばれるものに突入する。それはいくども繰りかえされている。

画期的な薬が市販されると、熱烈に迎えられ、広く受けいれられる（これがサイゲサイクルの第一段階）。蜜月期間のあと、数年間、この新たな売り出し中の薬の危険性について数多くのネガティブなニュース記事がつづく（第二段階）。昨日まで驚くべき薬だったものが今日は危険だと警告を与えられるのだ。そして、この段階もすぎると第三段階に突入する。その薬が本当はどういうものなのか、人びとは冷静に理解し、バランスの取れた態度を取るようになり、薬は適度な売れ行きになり、薬の神殿の適切な位置に納まる。

そして、ジャジャーン！　製薬会社がつぎの魔法の薬を発売し、前述のサイクルが最初から繰りかえされる。つぎに画期的な薬について驚くべきニュースを聞いたときは、このサイゲサイクルのことを思いだしてほしい。

この本で取りあげた一〇の薬のなかには、みなさんがよく知っている薬もあれば、聞いたこともない薬もあるだろう。この本の全体的なアイデアは、才能あふれる私の編集者、ジェイミソン・ストルツが出してくれたものだが、最終的なリストは私自身が決定した。

私は標準的な歴史上の「大ヒットを飛ばした」薬ばかりを取りあげたくはなかった。だから、アスピリンやペニシリンなどいつも名前が挙がる薬のいくつかは除外した。なぜなら、それらについてはすでにさんざん書かれているからだ。

その代わり、あなたが目にするのは、抱水クロラール（病院から暴力バーまであらゆるところで使用された、強い睡眠薬）や、クロルプロマジン（最初の抗精神病薬で、この薬によって旧型の精神病院から患者がいなくなった）などあまり有名でない薬と、それよりはずっと有名な経口避妊薬やオキシコンチン（オキシコドン）などについての章である。

また本書では、有史以前にケシの蒴果から抽出した初期の薬物から、現在の殺人的に強力な合成薬まで、さまざまな形態のオピオイドについての解説に多くのページを割いている。アヘンの子孫たちは、歴史的にも重要な役割を果たし（何千年ものあいだの改良と開発の歴史は一般的な創薬の歴史のさまざまな側面を映しだす）、現在でも依存症と過剰摂取を蔓延させている薬として重要な存在である。だが、何よりその物語には、中世の天才錬金術師や中国の絶望に打ちひしがれた女帝、研究室でばたばたと気を失った化学者たちなど、興味深い登場人物とエピソードが詰まっている。

注意深い読者ならお気づきかもしれないが、私が挙げている薬の数は、きっちり一〇種ではなく、だいたいの数だ。単一の薬（サルファ剤のように）に焦点を絞っている章もあるが、スタチンなど、関連する化合物ファミリーを扱っている章もある。数にはこだわらないでほしい。そこは重要な点ではない。

ここで重要なのは、歴史上もっとも重要な薬の究極に短いリストを作ることなど誰にもできないということだ（やるだけ無駄だろう）。

だから私は、歴史上の重要性に加えて、エンターテインメントとしての価値を重視し、私の独自の感覚で薬を選んだ。文章のスタイルとしては、一般の読者が読みやすいよう、できるだけ科学的な専門用語を避けた。私は、生き生きとした物語と忘れがたい登場人物が好きだ。こんなことをいうと、科学者たちは顔をしかめるかもしれない。けれども、私の願いは、いまこの本を読んでくださっているあなたに、おもしろいと思ってもらえることだ。

薬の世界へようこそ。

歴史を変えた10の薬　目次

PROLOGUE　五万錠の薬……3

Chapter **1**　喜びをもたらす植物からアヘン……22

始まりは一万年以上まえ／祖先の薬は植物由来／歴史を変えた黒っぽいねばねばした塊／「使い始めたら止められない」ことは紀元前三世紀にはわかっていた／伝説の万能薬「ローダナム」ブーム／アヘン含有量による効果のギャンブルが「標準化」される／娯楽、息抜き、結核、コレラ、性病……とにかくアヘン／世界のアヘン供給源、インド／英国はお茶と取り引きする「何か」としてアヘンを中国に大量に持ち込んだ／アヘン戦争がついに勃発、中国が長年苦しむ／欧州から米国へ、そしてまたもや大ブーム／研究者にとっても魅力的だったアヘン／モルヒネ誕生、アヘン常用者の希望になるか？／南北戦争終了後、米国は最初の「オピエート危機」に見舞われる／女性の薬として推奨されたモルヒネ／アヘン、モルヒネは金になるし、殺しの道具にもなる。そして規制が始まった

Chapter 2　レディ・メアリーの怪物……77

二重の幸福を備えて生を受けたメアリー／怪物＝天然痘という殺人痘が猛威を振るう／レディ・メアリー、コンスタンティノープルへの冒険が始まる／「人痘接種」との衝撃的な出会い、自分の息子を実験台に／当時の英国の治療法、瀉血と瀉下で医師は儲かるが、ばたばた人が死ぬ／英国皇太子妃の懇願により英国での実験が始まる／初の「臨床試験」に世間がざわめく／レディ・メアリーの勝利／動物からヒトへの初めてのワクチン接種／凶悪な殺人的病魔の仕組みが解明される／研究所のストックで事故が起きた／これからのワクチン

Chapter 3　ミッキーフィンと抱水クロラール……116

化学と宗教のぶつかりあう中で／有機体由来でない化合物が麻酔薬の始まり／麻酔薬クロラールを使った集団レイプ殺人事件発生／皮肉にも世紀の発明は史上初のデート・レイプ・ドラッグになった／精神病患者にクロラール、そしてマリリン・モンロー殺害にも／完全な合成薬が新境地を開き「ビッグファーマ」誕生への道をつくる

Chapter 4　咳にヘロイン……129

化学者たちは依存性のない「モルヒネ」作りに血道をあげた／染料メーカー、バイエルがアスピリンとモルヒネを開発／モルヒネ依存の治療薬に、乳児にも安全と謳われた、より危険なヘロイン／米国は薬物常用を違法とした／法律で禁止されると、裏の世界が開花する／英国は米国とは違う道を選んだ／人気がゆえか、つづく新薬開発

Chapter 5　魔法の弾丸……150

連鎖球菌に勝てなかった医師たち／またもバイエルが、今度は細菌性感染症に挑む／第一次世界大戦時、目のまえで感染症の威力を思い知らされた医師／感染症に敗北感を抱いた医師がバイエルで闘う／ついに発見したものの……特許を取ることができなかった／ルーズベルト・ジュニアを襲った連鎖球菌／サルファ剤によって大規模な中毒事件が起きる／第二次世界大戦でサルファ剤が活躍／ペニシリンが大活躍／抗菌薬の時代

Chapter 6　最後の未開の地、脳……185

ダンケルクの戦いを生き延びたシロッコの軍医ラボリ／ラボリ、外科医となる／RP－4560という薬／精神病患者が集まった〝ベドラム〟／精神病院に従事する〝無力な傍観者〟／重い精神病患者

に訪れたうららかな静けさ／新たな医者がつぎつぎと精神病患者をおだやかにした／米国に渡ったRP－4560の名は「ソラジン」／米国で向精神薬開発ラッシュが始まる／精神病院の入院患者が減り始める／やはりあった副作用／多くの精神病患者を救ったはずなのに／脳の仕組みに対する考えを変えた／いまもつづく脳の研究と抗精神病薬の開発

幕間　黄金時代……235

Chapter 7　セックスと薬ともうひとつの薬……239

ロックフェラー財団がピル開発に投資した理由／受胎は神の仕事かホルモンのなせる術か／女性による女性のための運動と戦い／進む研究／法律をくぐり抜けるために避妊効果は副作用／勃起不全の解決を学会で「実践」してみせた科学者／心臓疾患薬の臨床試験で起きた副作用／特許取得からわずか二年で承認を受け、バイアグラは大ブームに／ピルとバイアグラは保険適用に値するか否か

Chapter 8　魅惑の環……272

戦後、新薬開発に人もお金も投入され「聖杯」研究が進んだ／再び米国に麻薬ブーム、そして進みそうで進まない代替薬の開発／オピオイドの魅惑の環／ヒトにオピオイドの受容体があるから／それで

も解決・解明できない依存問題／現在もまだみつからない、依存性のない鎮痛剤／世界一のオピオイド消費国、米国

Chapter 9 個人的な物語、スタチン……307

スタチンを飲めというのか？／日本人、遠藤章が米国でみた光景／食生活と心臓疾病とコレステロール／ビッグファーマの巨額の金のダンス／ＡＩとビッグデータによって飲む薬が決められる時代？／心臓病のリスクが本当にあるのか／本当の心疾患リスクとは何か／筋痛と筋力低下が起きている／糖尿病とスタチン／スタチンと認知機能の問題／スタチンのふたつの問題

Chapter 10 究極の血液、モノクローナル抗体……349

免疫系に作用する真の魔法の弾丸／白血球の研究者、ミルスタイン／ミルスタインと若き博士ケーラーの友情／利他の精神と本物の友情がバイオテクノロジーの扉を開いた／商売上手な米国人、遅れをとる英国人／ファージディスプレイ／遺伝学と免疫学の時代

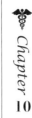

EPILOGUE　薬の将来……373
化学薬品から生物学的製剤へのシフト／デジタルドラッグ／個別化医療／既存医療からもっと絞りとる／これまで聞いたことのない疾患／ビッグファーマのビッグな問題

情報源

参考文献一覧

装幀　金澤浩二

Chapter 1

喜びをもたらす植物からアヘン

始まりは一万年以上まえ

想像してみてほしい。中東の原始的な狩猟採集民が食物を求めて、見知らぬ土地をさまよい、昆虫や動物、植物の味をあれこれ試しているところを。栄養価が高い種子は概して食べてみる価値がある。したがって、種子の周りを囲む果実や鞘の部分もたいていその価値が高い。ある日、彼または彼女は、開けた土地に腰の高さほどの草が群生しているのをみつけた。草の先には重そうな、こぶし大のつやつやした薄緑の蒴果《さくか》（訳注：日本では俗に「ケシ坊主」と呼ばれる）がついていて、重そうに垂れている。

食べられるか試してみる価値はある。匂いを嗅ぎ、少しかじってみた者は、顔をしかめて吐きだす。その果肉は口がねじれるほど苦い。これは悪いサインだ。私たちは多くの有毒なものを苦みで判断する。自然はこの方法で避けるべきものを教えてくれる。苦みはたいてい、腹痛やそれより悪いことを意味する。

だからこの古代の探究者たちは、大きな実をつけたこの植物から離れた。それから一、二時間後、奇妙なことが起こった。さきほどの蒴果をかじった者が夢見心地になり、痛みを感じなくなったのだ。幸せで天にも昇る心地になり、神とつながっているような感覚がわいてきた。この植物は神聖なものとなった……。

始まりはこんなふうだったかもしれない。あるいは、観察力の鋭いひとりの古代人が、蒴果を食べた動物があとになって奇妙な行動を取るのに気づいて、なんらかの影響を及ぼすこの植物は、神からのサインだと考えたのが始まりかもしれない。

いきさつははっきりしないが、だいたいいつ頃のことかはわかっている。人間とこの魔法のような植物との長く甘い関係が始まったのは、一万年以上まえのことだ。都市も、農業も、科学も、歴史も始まるまえのこと。地球上に人類初の都市がチグリス川とユーフラテス川周辺の谷にできたころには、この聖なる植物の種子は食物として食され、蒴果から取った苦い乳液は薬として使われており、そのすばらしさが称えられていた。

現在のシリア北西部に位置する四〇〇〇年まえの宮殿の発掘地で最近、考古学者が台所のそばに奇妙な部屋があるのを発見している。炉が八個と大きな壺がいくつもあったが、食物の残骸はなかった。食物の代わりにみつかったのは、微量のケシとヘリオトロープ、カモミールなど薬として使われていたことが判明している薬草類だった。これは、世界初の薬の製造場だったのだろうか。

この古代の植物のうち、とくに注目を集めたのが、ケシの系統だ。とくに蒴果の外皮を傷つけて得られる滲《しん》出液は、神秘的とさえ思えるほど強力で、非常に高い効果を示す。クレタ島でみつかった三〇〇〇年以上まえのテラコッタ製の塑像は、ケシの蒴果の頭飾りをつけた女神で、その丸い蒴果には、いまでも乳液を採集するときにつけるのと同じ切れ込みがついていた。ギリシャの歴史家はこのように書いている〝女神はアヘンに誘発された無感覚状態にあるようにみえる。その顔は恍惚となり、喜びに満ちている。これは明らかに薬物の作用によって現れた美しい幻影によるものだ〟。考古学者のなかには、この女神が発見された部屋は、ミノス人が乳液を乾燥させて吸引するために使っていたと主張する人もいる。

ギリシャ人はこの植物を、眠りの神（ヒュプノス）や夜の神（ニュクス）、死の神（タナトス）に結びつけ、硬貨や花瓶、装飾品、墓石などに描いた。神話のなかで、女神デメテルは、誘拐された娘ペルセポネを失った心の痛みをケシで和らげていたとされている。古代の詩人ヘシオドスは、ギリシャのコリントに近い都市メコネで紀元前八世紀に詩を書いていた。メコネとは、ざっくり訳すと「ケシの町」という意味で、一部の歴史家は、その町を取り囲むようにケシ畑が広がっていたせいでその名がついたと考えている。

ホメロスは叙事詩「イーリアス」のなかで、この植物のことに触れ、「オデュッセイア」ではヘレネという女性が眠り薬を作っている話を語っている。この薬にはケシの乳液が含まれていたとされている。

ヒポクラテスは、薬の原料として、よくケシに言及した。それは宮殿の儀式の一部に使われ、像に刻まれ、霊廟の壁に描かれた。乾燥させて食べたり、燻したりして用いられたこの薬は、古代の人びとにとっては、非常に強力な鎮痛薬だった。現在は、人間がこれまで発見したなかで、どの薬物よりも議論を呼ぶ、とりわけ重要な薬である。

祖先の薬は植物由来

地球上に存在する三〇万あまりの植物種の九五パーセントが人間の食用に適さないことを考慮すると、ある意味、古代人がなんであれ天然の薬を発見していたことは驚くべきことである。近所の森に出かけて、適当に緑の草を選んで食べたとすると、二〇対一の確率であなたはへたりこんで嘔吐するか、悪くすれば死んでしまう。食べられる数少ない植物のなかで、薬として役に立つものをみつけられる可能性はゼロに近い。

それでも、私たちの先祖は薬をみつけたのだ。試行錯誤を繰りかえし、直感と観察を通じて、有史以前の世界中の人びとは徐々に薬草をみつけ、薬屋を作った。古代の治療師はいまでいう「ロカヴォア」（訳注：地元の食材を食べる人）で、近辺で育つものを治療に使っていた。

ヨーロッパ北部に生育している薬効のある植物には、マンダラゲの根（胃の不調から咳、睡眠障害までほとんどなんにでも使える)、クリスマスローズ(強力な下剤)、ヒヨス(痛みを和らげ、睡眠を誘う)、ベラドンナ(睡眠や目の問題に)などがある。

大麻などの古代の薬は、南や東から貿易路を通じて渡ってきた。シナモンやコショウなど多くのスパイスは、中東やアジアの貿易商から好んで買われたが、調味料としてだけでなく薬としても使われた。

古代の治療師は、地元の植物のなかで、どれが薬草かだけでなく、その使いかたも知っていた。一世紀、ローマ皇帝ネロの軍医ペダニウス・ディオスコリデスは、当時知られていた知識を数巻からなる『薬物誌』(De Materia Medica)にまとめている。これは、最古の非常に重要な薬物の手引きで、何百種類もの薬草とその効果を一覧にしているだけでなく、薬の作成方法と推奨用量も記述していた。植物の葉は乾燥させて砕き、液体を加えて弱火で煎じる。根は収穫したら洗い、たたいてペースト状にするか、生のまま食べる。ワインと混ぜるものもあれば、水に混ぜるものもあった。薬は丸薬や水薬として飲んだり、吸入したり、肌にすりこんだり、座薬として挿入されることもあった。ディオスコリデスの本は、一〇〇〇年以上ものあいだ、薬物の医療的な使用の手引きとして活用されていたのだ。

ディオスコリデスはケシの作用を要約し、危険性の概要をその本のなかでつぎのように記述した。〝少量で痛み止め、睡眠薬、消化を助ける胃薬、咳止め、腹痛止めになる。何度も飲みすぎると害を及ぼし（昏睡状態になり）、死に至る。痛みに効く。酒さ（顔に生じる皮膚疾患）には振りかけ、耳の痛みには、アーモンド油、サフラン、ミルラなどを混ぜて数滴たらす。目の炎症には焼いた卵黄とサフランを合わせて使い、丹毒（訳注：溶連菌による皮膚の化膿性炎症）とケガには酢と一緒に。ただし痛風には母乳とサフランを混ぜる。座薬として指で挿入すると、眠りを引きおこす〟。

この植物と不思議な液はさまざまな文化を渡るにつれ、古代のシュメール語で「喜びをもたらす植物」という意味の hul gil から、中国語の「アヘン ya pian」（ya pian から、薬を〝切望する：yen〟という表現が生まれたという説がある）までさまざまな名前をつけられた。ギリシャ語でケシの乳液は「opion」、これがもとになって、ケシから作られる原薬を表す現在の言葉「アヘン（opium）」が生まれた。

どのケシからもその乳液が取れるわけではない。地球上のケシ属のケシの種は二八種類ある。その大半は、ほんのわずかなアヘンしか作りだせない派手な色の野草である。ある程度の量の薬を作りだせるのは、二八種のうちたった二種類だけで、そのうち育てるのが簡単で、害虫が少なく、水やりをそれほど必要としないのは一種類のみである。これの学名はパパベル・ソムニフェルム *Papaver somniferum* という。（ソムニフェルムはローマの眠りの神、ソムヌスに由来する）。一般的にはアヘンケシ（オピウム・ポピー）と呼ばれるこの単一種がいまだに、天然アヘンのほぼすべてを世界に供給している。

現在、研究者らはこの特別なケシがもとからアヘンを豊富に含んでいたのか、それとも古代人が薬の量を増やすために栽培して交配したのかという点で議論している。いずれにせよ、一万年まえには、現在とほぼ同じように栽培され、ほぼ同じ方法で加工されていた。

歴史を変えた黒っぽいねばねばした塊

二〇〇〇年まえ、ディオスコリデスは乳液の集めかたを記述していた。それはごくシンプルな方法だ。花が咲いてしばらくすると、花弁が落ちる。数日すると、つやのある〝蒴果〟ができ、ニワトリの卵ほどの大きさまで成長する。注意して観察していると、蒴果は乾燥し始めて茶色っぽくなるので、そのタイミングで外皮にいくつか浅い切れ込みを入れる。それらの傷から、不思議な力のある乳液がにじみ出てくる。蒴果の外皮から取れる乳液には薬の成分がもっとも多く含まれている（パンや薬味に広く使われているケシの種子には、ごく微量のアヘンしか含まれていない）。

新鮮なケシの乳液は汁気が多く、乳白色でほぼ活性がない。しかし、数時間空気にさらされたあとは、靴磨きクリームと蜂蜜のあいだみたいな茶色くネバネバしたものに変わる。そのときこそ、薬としての効果が解き放たれる。それを蒴果からこそげ落とし、ネバネバした小さなダンゴ状にまとめ、煮詰めて、不純物を取りのぞき、水分を蒸発させる。そうやってできた固形物が生のアヘンだ。これを丸めて球状にする。

この黒っぽいねばねばした塊が、歴史を変えた。

一九世紀以前でさえ薬は、魔女やまじない師、聖職者の奥の部屋で乾燥させた薬草の束以上のものだった。薬草は加工され、治療と魔術が入り混じった方法で煎じて、お茶や飲み薬になったり、丸薬になり、裕福な患者のために、ミイラの一部やユニコーンの角、粉末にした真珠や乾燥させたトラの糞まであらゆるものを混ぜあわせ、手のこんだ調合物が作られたりしていたのだ。

アヘンは薬の貴重な原料だった。ワインに溶かしたり、ほかの成分と混ぜあわせたりするこ

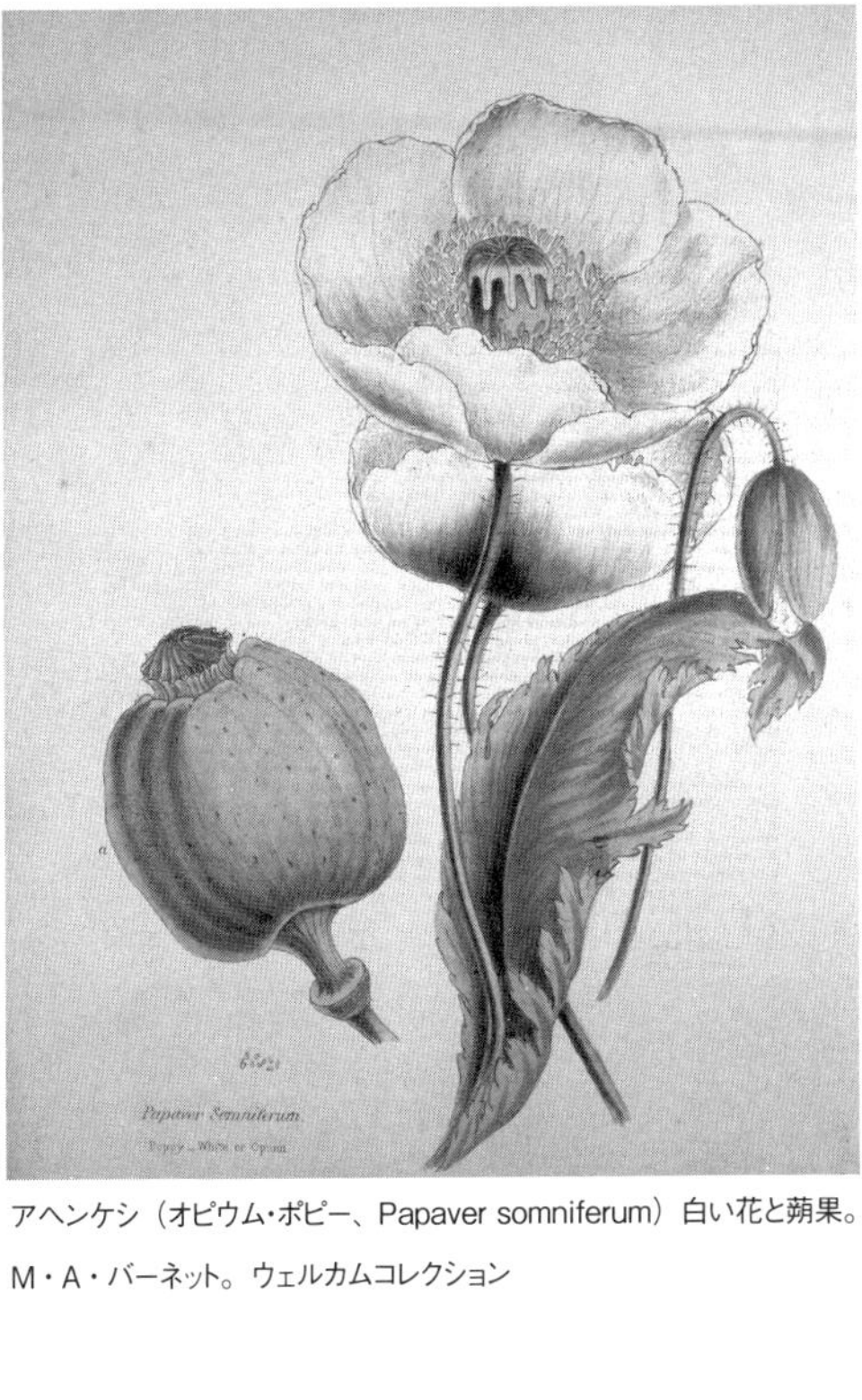

アヘンケシ（オピウム・ポピー、Papaver somniferum）白い花と蒴果。M・A・バーネット。ウェルカムコレクション

とができるし、どのような経路や方法で摂取しても効き、たとえば、口から、鼻から、肛門から、燻しても、液体にしても、固形物にしても効果があった。方法によって効果が現れる速度が速くなることはあったが、どの方法でも効果の種類は同じで、眠気を誘い、幻想がみえ、痛みが消えた。

いちばん重要なことは、すばらしいボーナスみたいなものだが、使った患者が幸福な気分になれるところだ。気分が上向きになるのだ。これは治療を超えた快楽への扉だった。

ある歴史家はこのように述べている。〝アヘンが魅力的なのは、身体が楽になり、想像力がわいてくるところだ。中略……精神的・身体的な不快感は希望と幸福な平穏に取って代わった〟。

これは真に魅惑的な効果だ。痛みはいっとき治まり、幸福を感じ、気持ちがウキウキして、夢へと誘われる。早期の使用者や介護者はその効果をいいあらわすのに「多幸感」という同じ言葉を使った。アヘンによって病気やケガの痛みや苦しみが収まり、しっかり身体を休めることができた。医師にとってこれは、完璧なツールだった（慎重に使っているかぎり、古代の治療師にとっても同様だ。彼らは多く使いすぎると患者を簡単に、眠りは眠りでも永遠の眠りに旅立たせることになるとわかっていた）。

時代を超えて、中東や西欧中にこの薬の使用が広まったのも不思議はない。シュメール人からアッシリア人、バビロニア人、エジプト人、そしてエジプトからギリシャ、ローマ、西欧世界へと行きわたった。

古代の世界で、もっとも良いアヘンはテーベ周辺で産出されたものだといわれていた。あるエジプトの医学書には約七〇〇種類の異なる薬にアヘンが使用されていると記録されている。アレクサンダー大王の軍は、ギリシャからエジプトを経てインドへと征服をつづけるときにアヘンを携帯し、行く先々の現地の人びとに伝えた。ケシの花は一時的にせよ永遠にせよ眠りのシンボルになり、睡眠の神、夢の神、そして生から死への道を示す変換の神と関連づけられた。

「使い始めたら止められない」ことは紀元前三世紀にはわかっていた

ケシと死の関係は、詩的な意味以上のものだ。紀元前三世紀という早期に、ギリシャの医師はすでに、アヘンが患者を恍惚とさせるのと同じくらい危険なものになりうることに気づいていて、患者が犠牲を払う価値があるのかどうか議論していた。ギリシャ人は患者への過量投与を心配した。患者がアヘンを使い始めると、なかなか止められないことにも気づいていた。依存について、初めて記述したのはギリシャ人だ。

しかし、アヘンの利益は危険性よりはるかに重みがあったようである。一世紀か二世紀、ローマが世界を支配していたころまでには、アヘンはワインと同じくらい広く消費されていたといわれており、ローマの道端で、ケシのケーキという形で売られていた。アヘン、砂糖、卵、蜂蜜、小麦粉、果物の果汁で作られたこのお菓子を、民衆は、気分を穏やかにしたり、ちょっとした痛みを和らげたりするために食べていた。マルクス・アウレリウス皇帝は、眠りにつくためにアヘンを使っていて、詩人のオウィディウスも使用者だったといわれている。

ローマ帝国の崩壊後、アラブの商人や貿易商のおかげで、アヘンは新たな市場をみつけていた。商売人たちはその物質を――軽くて、持ち運びが簡単で、買い手によっては金と同じくらいの価値がある――隊商の標準的な輸送品に含めて、インド、中国、北アフリカへ広めた。

医師として、ひときわ優れていたアラブ人のイブン・スィーナー（西欧ではアヴィセンナと呼ばれる）は、西暦一〇〇〇年ごろに、アヘンはアラーからの贈り物のひとつで、毎日感謝をささげていると記述している。この医師は非常に注意深く、多くの有用な使い道とともに危険性も説明し、記憶や理性の問題、便秘、危険な過剰摂取を引きおこす可能性も記述している。アヴィセンナ自身も、肛門からアヘンを投与しすぎたせいで患者が死ぬのを目にしていた。一〇〇〇年まえのこの偉大な医師がアヘンについて下した結論は、現在の考えかたと非常によく似ている。つまり、〝医師は、患者の痛みがつづく期間と程度、および患者の忍耐力を予測し、アヘン投与の危険性と利益のバランスを考えるべきである〟と書き、アヘンの使用は最後の手段とすべきで、医師はできるだけ少量を使うことと推奨している。アヴィセンナ自身が初期のアヘン常用者であった可能性が高い。

彼を含めアラブの医師たちは、アヘンをダンゴのような塊や点滴、湿布、絆創膏、座薬、軟膏、水薬などさまざまな形にした。中世のアラブ人医師たちは、世界最高の薬剤製造者で、ろ過、蒸留、昇華、結晶の方法を開発し、薬を作る技術を大きく発展させた。それらの方法はみな、「アルケミー（al-chemie）」（エジプトを表す〝khem〟に由来すると思われる。つまり、ざくっと訳すと「エジプトの科学」という意味である）と呼ばれる手法のひとつだった。西欧で知られるようになったころの、秘術《アルケミー》の基本的な概念は、天然の原料に働きかけて完璧なものにすることを意味した。自然のものを、粗くて未加工の状態から、洗練され、混じりけのない状態に進化させ、純粋な内なる魂《スピリット》を開放する（この概念は私たちの言語に埋めこまれている。秘術的な蒸留によって、ワインやビールなどの強力な液体が生まれ、私たちはそれを蒸留酒《スピリッツ》と呼んでいる）。アルケミーは、薬や香水など有用なものを作るための手法であったと同時に、自然界を探究することでもあり、あらゆるもののなかにある魂を追求する宗教的とさえいえる行為でもあった。

伝説の万能薬「ローダナム」ブーム

古代のイスラムの記録には、アヘンはすばらしい効果をもたらしうるが、使用者を虜にすることもあると、はっきり書かれている。写本には、危険な幻覚や脱力感、怠惰、気力の低下などを伴うアヘン常用者についての解説もある。著者のひとりは〝ライオンを虫けらに、勇者を臆病者に、健康な人を病気にしてしまう〟と警告した。

ローマ帝国の崩壊後、ヨーロッパでのアヘンの使用は減少したが、十字軍の遠征から故郷に帰る兵士がその薬を聖地から持ち帰り、ふたたび使用が増えた。一六世紀ごろには、イタリアからイングランドにかけて、マラリアやコレラ、ヒステリーや痛風、かゆみ、歯痛まで、あらゆるものの治療薬として用いられていた。

アヘン使用の促進剤となった人物は、医学史上もっとも風変わりで興味深いスイスのアルケミストであり、革命的な治療師でもある、印象的な名前を持つフィリップス・アウレオールス・テオフラストゥス・ボンバストゥス・フォン・ホーエンハイムである。現在は、パラケルススという名前でよく知られているこの男は、比類なき医学の天才で、ちょっぴり反逆者で、ちょっぴり詐欺師、ちょっぴり神秘的で、ちょっぴり気が変な伝説的人物だ。町から町へヨーロッパ中を旅していたこの治療師は、治療薬や器具が入っているカバンと、巨大な剣を持っていたという。そしてその剣の柄頭のなかに、不老不死の霊薬を隠していたといわれている。新たな町に辿りつくと、町の人びとに話しかけ、腕前をふれ回り、病気を治し、異端的な新しい説を主張し、地元の治療師から情報を得て、当時定着していた医学を罵倒した。〝当時の医者は、深刻な病気どころか、歯痛さえ治療できない。私は確実で経験に基づいた［医学］技術の知識を広く求めた。知識を求めたのは技術を学んだ医師からだけではない。羊毛を刈る仕事をしている人や床屋、知恵のある男性や女性、祈祷師やアルケミストや修道士、貴族から貧しい人びとまでさまざまな人を尋ねて歩いた〟とパラケルススは書いている。人びとの話に耳を傾け、議論し、学んで得た最善のアイデアを患者に用いた。

その活動の最中に、いくつか本を著したが、その大半は、パラケルススの死後にやっと出版された。歴史家のひとりに〝読むのが困難で、理解するのはさらに困難〟といわしめたその文章のスタイルはあらゆるものの寄せ集めで、幻想的な錬金術の象徴と、魔術的なほのめかし、占星術の引用、キリスト教の神秘体験、医学的な処方、神聖な啓示、哲学的な思索が混じっていた。しかし、その奥には、医学界の画期的なアイデアの核が潜んでいたのだ。

パラケルススは、大半の医師は〝虚栄心の強いおしゃべり〟で、古代のコケの生えた古い考えをオウムのように単純に繰りかえすことで金持ちになったと考えていた。医師たちは、ローマ、ギリシャ、アラブの権威たちから受けついだ知恵を単に反復するだけで、昔からの間違いを繰りかえしている。これに対し、パラケルススは単純な代替案を提案した。知識の真の探究者は、自然界という本を読むべきである。古代の権威者や医師の書いた古い書物にやみくもに従うよりも、現実の世界で自分が目にした効果を発揮しているものに信頼を置き、自然が提供する不思議な事象に心を開き、新たな方法をみつけ、新たな薬剤を用いて起こったことを確認し、その知識を用いてさらに治療の技術を改善すべきだと考えていた。

パラケルススは、新たな混合物を試し、何が効くのかを確かめ、自分で調合した薬を試験した（現代の科学的感覚では、これは試験とは呼べないことに注意しておくのが重要だ。試験というよりも、〝おもしろそうなものがある。試しに使ってどうなるかみてみよう〟という感覚に近い）。

パラケルススの成功の核になったのは、ほぼどのような悪い状態も和らげてくれるように思える、謎めいた奇跡の丸薬だった。

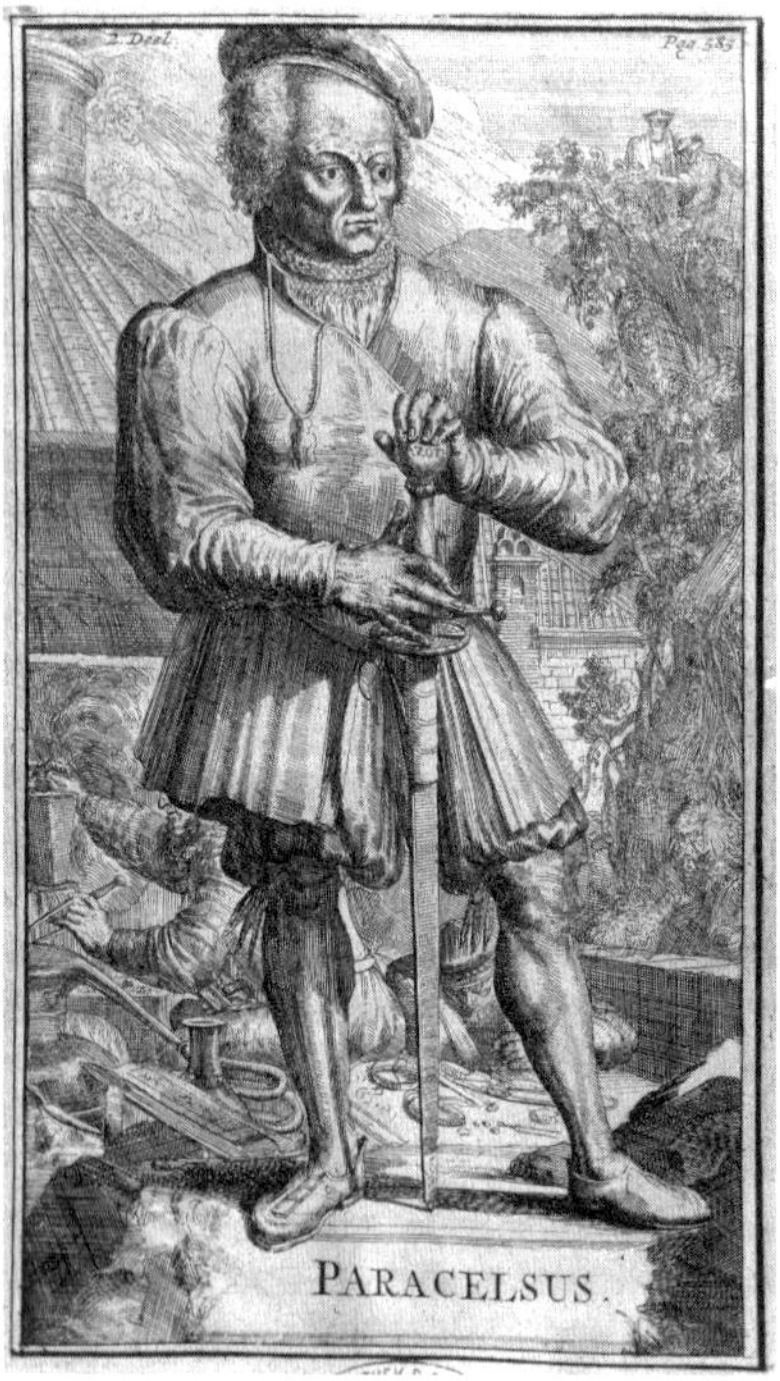

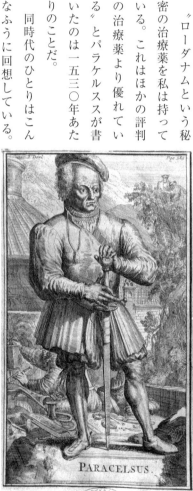

パラケルススの全身のポートレイト。ウェルカムコレクション

〝ローダナムという秘密の治療薬を私は持っている。これはほかの評判の治療薬より優れている〟とパラケルススが書いたのは一五三〇年あたりのことだ。

同時代のひとりはこんなふうに回想している。

〝ローダナムと呼んでいる丸薬を持っていた。それはネズミの糞みたいにみえたが、それを使うのは非常に悪い病気のときだけだった。パラケルススは死人の目を覚まさせられることを誇りにしていたし、実際にそれが本当だということも証明してみせた。死んでいるようにみえた患者がとつぜん起きあがったのだ〟。

パラケルススのローダナムは伝説の薬になった。現在は、彼の秘密の製法がわかっている。小さな黒い丸薬一粒の成分の約四分の一が生アヘンで、残りはヒヨス、ベアゾール石（ウシの腸などから集めた結石）、琥珀、ムスク、砕いた真珠と珊瑚、さまざまな油、雄鹿の胸の骨、そしてなんと少量のユニコーンの角（そう宣伝されたが、これは間違いなく架空の

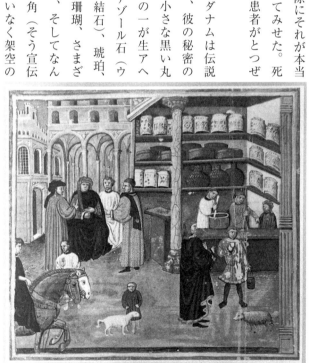

弟子に薬学を説くアヴィセンナ。ウェルカムコレクション

成分で、中世の多くの薬に含まれていた〝ユニコーンの角〟と呼ばれていたものは、大半がイッカクの牙だった）という風変わりなものの混合物だった。成分の多くはほぼなんの効き目もなくローダナムの効果の大半は、アヘンによるものだったと思われる。

パラケルススは〝無知な医師は、病気の人を苦しめるために送りこまれた地獄の使いだ〟というようなことをいったり、これみよがしに、アヴィセンナの本のひとつを人が集まるかがり火で焼いたりした。そんなときのパラケルススは自分の見解に確信があり、あまりに自信満々だったので、多くの人が彼のことを傲慢なホラ吹きだと考えた。

しかし、パラケルススはいんちき医者でなかった。それどころか、薬理学の父のひとりで、薬の研究を、古代の理論の完全な支配から解き放ち、より現代的な土台の上に立たせる手助けを独力で行った。たとえば、アヘンを自分自身や弟子たちに使い、効果を追跡して研究したといわれている。その後の数世紀間は、パラケルススが行ったような自己実験が、医師のあいだでは一般的な方法になった。

アヘン含有量による効果のギャンブルが「標準化」される

一五四一年にパラケルススが亡くなるころまでには、ヨーロッパでアヘンへの欲求が高まっていた。コロンブスは、ジョン・キャボット、フェルディナンド・マゼラン、そして、バスコ・

ダ・ガマのような探検家と同様に、探検航海でアヘンを探して持ち帰るようにという指示を受けていた。その理由はアヘンが、ルネッサンス時代の多くの丸薬や水薬とは対照的に、効果を示したからだ。その人気が高まるにつれ、医師がアヘンを用いる方法も多くみつけられた。一部の聡明な医師は、アヘンをクワとドクニンジンの液に溶かしてから煮て、その調合物を海綿にしみこませた。この薬をしみこませた〝スリーピースポンジ〟は水でぬらして熱すると、痛みを和らげ、患者を眠りにつかせる蒸気を発する。

アヘンは最初の麻酔薬のひとつになった。〝ベニスの糖蜜〟という、蜂蜜やサフランからマムシの肉まで、最大六二種類のその他の原料を混ぜたアヘンの混合物は、ヘビのかみ傷から疫病まであらゆるものの治療に使われた。糖蜜の人気が高すぎて、ロンドンで初の薬剤規制法の成立を早めたほどだ。

一五四〇年、ヘンリー八世は医師に法的な権限を与え、薬剤師の店を調査させ、糖蜜を含む危険で欠陥のある薬がみつからないか報告させた。シェークスピアの時代になるころには、ロンドンでそれを製造できるのはたったひとりで、その男性でさえそれを売るまえに、医師会にお目通しを願わねばならなかった。

早期の医師がアヘンを使う際の問題は、使おうとする薬の効果がどれほど強いのかわからなかった点である。当時のアヘンはさまざまな製造方法でさまざまな国から持ちこまれていたため、個々のアヘンの塊のなかに何が含まれているのか明確にはわからないのだ。製造者によっては別の製造者が作るものの二倍から五〇倍もの成分が含まれている可能性があった。医師は患者に新たなロットの薬を試すたびに、うまく効くようにと祈るしかない。患者は金を払って、チャンスに賭けた。

　薬の標準化への最初の一段を登ったのは、一六〇〇年代の有名なイギリスの医師トマス・シデナムであった。シデナムはアヘンの大ファンで、神から与えられたこの物質は、人間がこれまで自ら作りだすことができたもののなかで、何より治療する力が飛びぬけて優れていると考えていた。シデナムは、アヘンをワインに溶かした特別なチンキを作って有名になった。甘いポートワインとシナモン、クローブを合わせることでこの薬の苦みを中和させたのだ。シデナムのアヘンの水薬は丸薬より飲みやすかった。

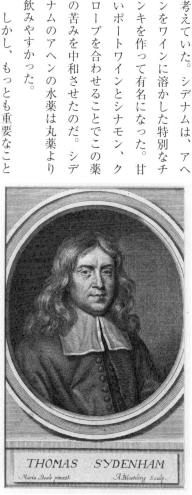

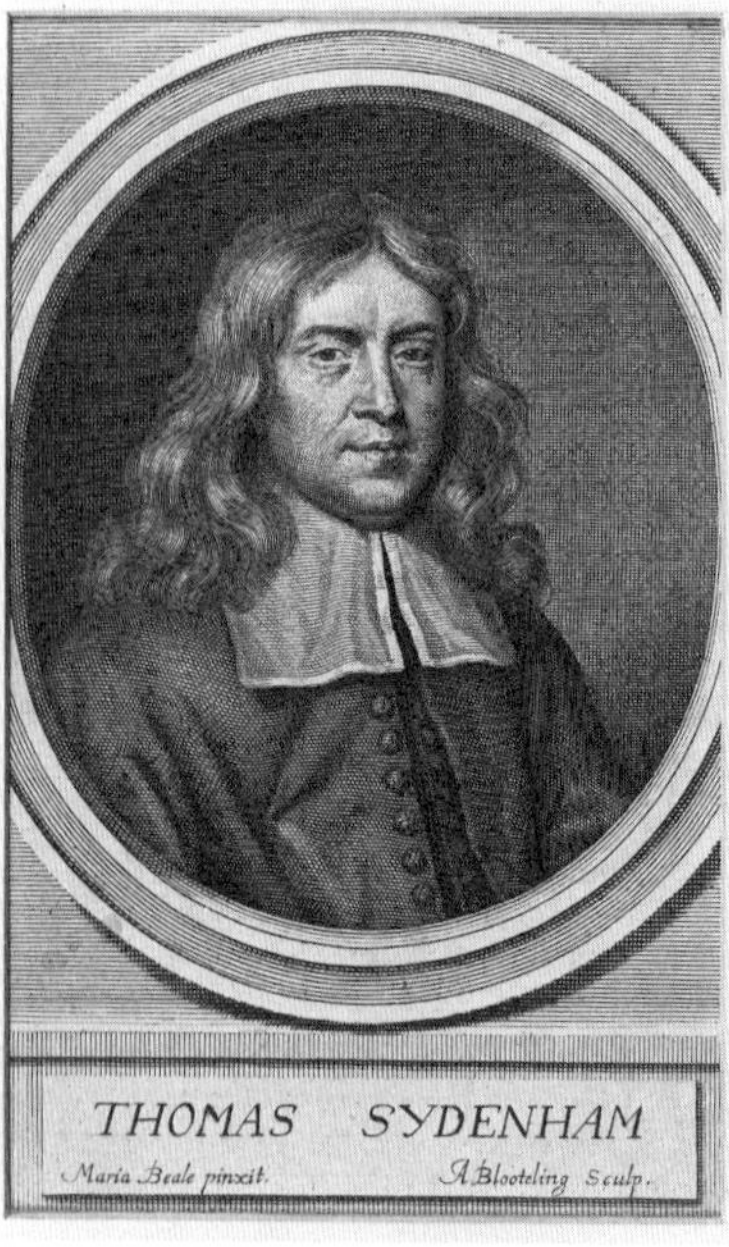

トマス・シデナムの肖像。ウェルカムコレクション

　しかし、もっとも重要なこと

は、シデナムが作った薬は、概して標準化されていたことで、各瓶のアヘンの量が注意深く配分され、一回の用量が慎重に計量されていた。シデナムは、一財産を築いたこの液体状のアヘンを、おそらくパラケルススに敬意を表して、〝ローダナム〟と呼んだ。

シデナムのローダナムはよく売れ、本人が宣伝することでさらに人気が出た。その価値をあまりにふれ回るので、友人たちから〝アヘン好き先生〟とあだ名されるほどだった。販売が伸びるにつれ、その効果を正確に測ることについて科学的な関心も高まり、クリストファー・レンとギデオン・ハーヴェイなどイギリスの研究者が、ネコやイヌにアヘンを用いる実験を行い、確実な効果を得るのに必要な量を確認した。彼らは強度を試験し質を保証するための新たな方法を発見した。アヘンによって薬はある種の術から科学へと方向転換したのだ。

娯楽、息抜き、結核、コレラ、性病……とにかくアヘン

アヘンは娯楽にも使われた。とくにこの薬について英語で書かれた初期の本のひとつが、ジョン・ジョーンズ医師によって書かれた『アヘンの謎を解く（The Mysteries of Opium Reveal's)』（一七〇〇年出版）だ。ジョーンズ医師は、この薬は不安を解消するだけでなく、〝仕事の処理や管理における迅速性、冷静さ、敏速性……熱烈な気質、勇気、危険の軽蔑、寛大さ……満足感、黙従、充足感、落ち着き〟などを高める効果があると述べた。

アヘンは〝最高のニュースを聞いたときや非常にうれしいことがあったときのような、心地のいい爽快感を呼び起こし〝気持ちを上向きにする。ジョーンズ医師はその作用を永続的なオーガズムになぞらえた。この医師の話しぶりはアヘン常用者とそっくりだ。

痛みを和らげるよりも気分を変えるためにアヘンを使うことが、あらゆる社会的階層で流行った。たとえば、一七七三年三月二三日、著した日記が有名な作家ジェイムズ・ボズウェルは〝ジョンソン医師と朝食をともにした。昨日は重い気分だったらしいが昨晩アヘンを飲んで、ずっと気分が良くなったようだ〟と書いている。うつ状態を和らげるためにこの薬が使われていたのだ。

一七〇〇年代後期を通して、「ドーフル散」や「クエーカー・ドロップ」、「ベイツ医師のパシフィック錠」などの名前で、さまざまなアヘン含有薬が新たに売られ、あらゆる種類のアヘン使用が増加した。これらの薬は処方箋が必要なく、医師や近所の薬屋、食料雑貨店からでさえ簡単に買うことができたのだ。これらの薬の使用を制限する法律はなかったため、アヘンはあらゆる場所に広まった。

ヨーロッパの一般市民は熱心にアヘンを求めた。このときは産業革命の時代で、恐ろしい労働環境に直面している工場労働者の集団が急速に増えていた。低賃金労働者は、大きくなりつつあるスラム街で暮らし、お金のかからない気晴らしが必要だった。ひとつの選択肢がジン、もういっぽうの選択肢がアヘンだ。

病気のパターンの変化とともにアヘンの人気が高まった。結核はその一例である。急速に成長し、密集した都会の工業地域は結核などの感染症の温床だった。結核はゆっくりと人の命を奪うため、犠牲者は苦しみ、アヘンでしかその苦しみを和らげることができなかった。コレラは、汚染された水道によって広まり、感染力が強く、スラム街の成長とともに蔓延したもうひとつの疾患だ。コレラにかかると、ひどい下痢になって死に至る。ありがたいことに、アヘンの著しい副作用のひとつが便秘を引きおこす傾向で、コレラ患者に使用すると、穏やかな死を迎えられるだけでなく、命を救うこともあった。

多くの売春婦も熱心な使用者だった。ローダナムは仕事の日常的なつらさをごまかし、性病の症状を和らげ、絶望感を抑えてくれる。客に勧めて習慣づけさせる人もいれば、自殺するために用いる人もいた。医師はアヘンのセールスマンのように、患者に宣伝し、多少の金を稼ぎ、薬屋は人気の薬のなかでもとくにアヘン含有の薬をあてにしていて、大人気と宣伝する。

それが、アヘンというものの特徴だ。使いかたとタイミングによって、アヘンは痛み止めにもなれば楽しむためのドラッグにもなり、命を救う薬にもなれば、自殺の道具にもなる。

世界のアヘン供給源、インド

一八世紀末ごろの西欧で、アヘンは大きな人気を博していた。一部の歴史家は、自然発生的な個人の体験や緩やかなモラル、非現実的なアイデア、夢のような幻想などが重要視されたロマン主義の誕生とアヘンとを結びつけている。たしかに、ロマン主義の時代の多くの著名な芸術家や政治家は、詩人のバイロンから音楽家のベルリオーズ、英国王ジョージ四世やナポレオンまで、程度の差こそあれアヘンを使っていた。パーシー・シェリーはアヘンを飲んで、当時は別の女性と結婚していたにもかかわらず、ひどく恋焦がれていたメアリー・ウルストンクラフト・ゴドウィンの部屋に飛びこみ、片手にピストル、片手にローダナムの瓶を持ち、「死がふたりを結びつける」と叫んだ。ふたりはその後の紆余曲折を経て結婚できるほど充分長く生きた。けれども、メアリーの異父姉はローダナムの過剰摂取で一八一六年に亡くなっている。キーツは大胆に飲んだ。詩人のサミエル・テイラー・コールリッジや、評論家で『阿片常用者の告白』（岩波書店）の著者トマス・ド・クインシーは、完全に依存者であった。

ある歴史家は〝一九世紀の文学はローダナムにひたりきっている〟と書いている。その魅力は知識人のはるかかなたにまで広がっていた。一九世紀なかばには、アヘンはジンと同じくらい安く、英国ではタバコより広く普及していた。労働者階級、農民、貧困者にも使用が広まった。女性たちは単調な日常の気晴らしに飲み、飢餓を紛らわせ、泣くのを止めるために我が子に与える。男性たちは痛みを和らげ、面倒を忘れるために使用する。そして使い残しがあれば、農場の動物に与えて、市場で高く売れるように太らせる。

イングランドの孤立した湿地が多い農村地帯、沼沢地方はケシの王国として悪名を馳せた。発熱を繰りかえすマラリアはその土地でよく発生し、この病気に伴うリウマチのような関節痛や骨の痛みや悪寒もよくみられた。キニーネ（南米の木の樹皮由来のマラリア治療薬）はその地方の農民にとってはあまりに高価な薬だった。それは医師たちにとっても同じだ。ひどく貧しい農民は、単なる薬としてだけでなく、ある観察者が指摘しているとおり〝その使用者は沼沢地方の泥沼と、農業生活の苦役から逃れるために〟アヘンに頼った。一八六三年にこの領域を訪れた軍医は〝鍬にもたれて眠りこむ男をときおりみかけた。近づくとそういう男はしばらくは活発に働いた。重労働にかかろうとするひとりの男は準備として丸薬を飲み、多くがアヘンのかけらをビールに入れて飲んでいた〟と書いている。

アヘンは比較的害の少ない悪癖で、明らかに酒より危険が少ないとみなされていた。アヘンの混じった鎮静作用のあるシロップを与えすぎて意図せず毒殺されてしまった赤ん坊の話はよくあるが、長期間使っていて元気な人もいたからだ。

一八五〇年代のアヘン行商人は、八〇歳の女性が四〇年間毎日、約一五ミリリットルのローダナムを使っていたが、なんの悪影響もなかったという逸話を語ってきかせていた。

では、フローレンス・ナイチンゲール、ランプの貴婦人とも呼ばれ、看護の象徴のような人も、ときにはこの薬を使っていたのだろうか？　もちろん使っていた。害があると考えていたら、ナイチンゲールが患者に使うことはなかっただろう。

英国でのアヘンの売り上げは一八二五年から一八五〇年のあいだに毎年四パーセントから八パーセント上昇した。この増加する一方の国家的な習慣をまかなうために、英国はインドでのケシ栽培を奨励する。

インドはまもなく世界中の国の供給源になった。東インド会社は世界を巡ってアヘンを船で輸送する事業を開始した。アヘンの栽培、加工、輸送、販売によって富が築かれる。英国は始まりにすぎなかった。アヘンが英国でこれほど人気なら、ほかの国でこれをもっと使用するように促せば、商人にとってどれほど価値のあるものになるだろうか。

インド自体がひとつの可能性だった。しかし、英国は植民地内の被支配者には冷静でいてもらう必要があった。標的はほかの国だ。アヘン貿易の拡大が可能で、英国が利益を得られそうな国。英国にとって、その薬によって国力が弱まれば好都合な国。そうして、アヘンは地球上でもっとも人口の多い国家にやってきた。中国の清朝だ。

英国はお茶と取り引きする「何か」としてアヘンを中国に大量に持ち込んだ

中国人はそのときすでにアヘンをよく知っていた。中国でアヘンがどういうものか初めて知られたのは古代、少なくとも三世紀ごろのことだ。アラブの貿易商が持ちこみ、中国のアルケミストは興味深い薬だと気づいた。アヘンは上流階級の人びとが赤痢の治療に用いたり、裕福な男性が妾をなだめたりするのに少量用いられていた。一〇〇〇年以上ものあいだ、ほぼそれ以外の用途には使われていなかった。

その後、最初のヨーロッパの船乗りたちが到着した。彼らはとにかく取り引きを望んでいた。中国人が価値があると考えそうな多くの品を持ってきていたが、中国にはシルクがあるのにチクチクする英国の毛織物やゴワゴワのオランダの亜麻布が必要だろうか？　陶磁器がすでにあるのに質の悪い西洋の陶器が必要だろうか？

それでも、中国人が欲しがるものがいくつかあった。ひとつは「タバコ」と呼ばれるアメリカ産の植物を乾燥させた、新たな娯楽用の薬草だ。中国人は、異国の船乗りが袋から細かく刻まれたこの葉を取りだして、小さなパイプに入れて火をつけ、かぐわしい煙を吸ったり吐いたりする様子に魅了された。これが望ましい効果を及ぼす。中国のエリートたちはすぐにタバコの習慣になじみ、喫煙が一七世紀の中国の流行になったのだ。ヨーロッパ人は取り引きできるものをみつけて気をよくし、広東では船一隻単位でタバコが売られた。供給量が不足しているとき、中国人はタバコにアヘンとヒ素の削りくずなどを混ぜて水増しした。その混ぜ物はマラリアを食い止めるのに役立つと考えられ、たしかに強い効き目があった。

喫煙は中国で広く人気となったが、中毒性の習慣がかなり明らかになると、一六三二年に皇帝はあらゆる形態のタバコを禁止する必要があると考え、確実に禁止するためだけに、タバコ常用者と知られている者をみな処刑することを命令した。タバコは姿を消し、その後に起こった干ばつのとき、一部の中国人はアヘンのみを喫った。

その状況は一八世紀初頭までつづいた。そのころ、もうひとつの価値のある乾燥させた植物が物語に登場する。これは中国で長く栽培されてきたもので、沸騰した湯にひたせば、心地よく活力がわく飲み物になった。お茶だ。中国でタバコが人気になったように、お茶は英国ですぐに大きな人気を博した。

英国でお茶の需要が高まると、商人は中国と取り引きするものがますます必要になる。タバコは禁止されたため、英国の使節は、スズ、鉛、綿布、機械式の時計、魚の干物、その他なんでも気を引きそうなものを携えて皇帝の宮廷に派遣された。だが、どれも興味を引かなかった。〝中国王朝は何もかもを豊富に備えていて、その国境内に不足している製品はなかった〟一八〇〇年前後の中国の皇帝は〝自国の製品と交換するために、国外の野蛮人の製品を輸入する必要はない〟と鼻であしらっていたのだ。

製造したものについては食指が動かなかったかもしれないが、中国人が望む原料がひとつあった。中国の通貨は銀に基づいていて、中国人は貴金属については果てしない飢餓感を持っていたのだ。ところが、これは英国にとっては悪いニュースだった。世界の銀の大半は、アメリカ大陸を所有しているスペインから輸出されていたからだ。英国には少量の銀しかなくて、中国との茶の取り引きでまもなく銀は吸いあげられてしまい、世界の供給のバランスが崩れた。何かほかのものがなんとしても必要だった。

そこで目が向けられたのがアヘンだ。インドでアヘン・プランテーションが広がっていたおかげで、英国は輸出するのに充分なアヘンを大量に所有していた。あとは、中国人に使ってもらえばいいだけだ。

中国の皇帝は興味を示さなかった。タバコの問題に悩まされていた中国政府は、英国が新たな薬を自分たちの世界に持ちこもうとしている状況に直面し、アヘン取り引きを制限するための勅令をつぎつぎと出した。それでも英国はより多くのアヘンを輸入する方法をみつけだす。新たなアヘン喫煙者は新たな収入源になったし、いったん喫煙を開始すると、止めたがらないものだ。中国の多くの農民の生活は、英国の沼沢地方の農民と同じく厳しく、多くが熱心なアヘン使用者になった。中国の裕福で退屈した人びとはおもしろ半分にアヘンを試し、さらに多く買うようになる。市場は拡大するいっぽうだ。一七二九年に英国は、広東港でインド産の球状のアヘンが詰まった箱を二〇〇箱売った。一七六七年には、その数は一〇〇〇箱に増える。一七九〇年には四〇〇〇箱に。当時の中国の皇帝、弘暦《こうれき》（乾隆帝《けんりゅうてい》）と息子永琰《えいえん》（のちの嘉慶帝《かけいてい》）は激怒した。ふたたびタバコのときと同じ、いやタバコよりひどい状態になったのだ。この新たな薬物は習慣性があるだけでなく、使用者を怠惰で非生産的にした。

　アヘンに対する皇帝の勅令はより強力になり、一七九九年にはとうとう完全に禁止され、この憎らしく、嘆かわしい物質の中国王朝

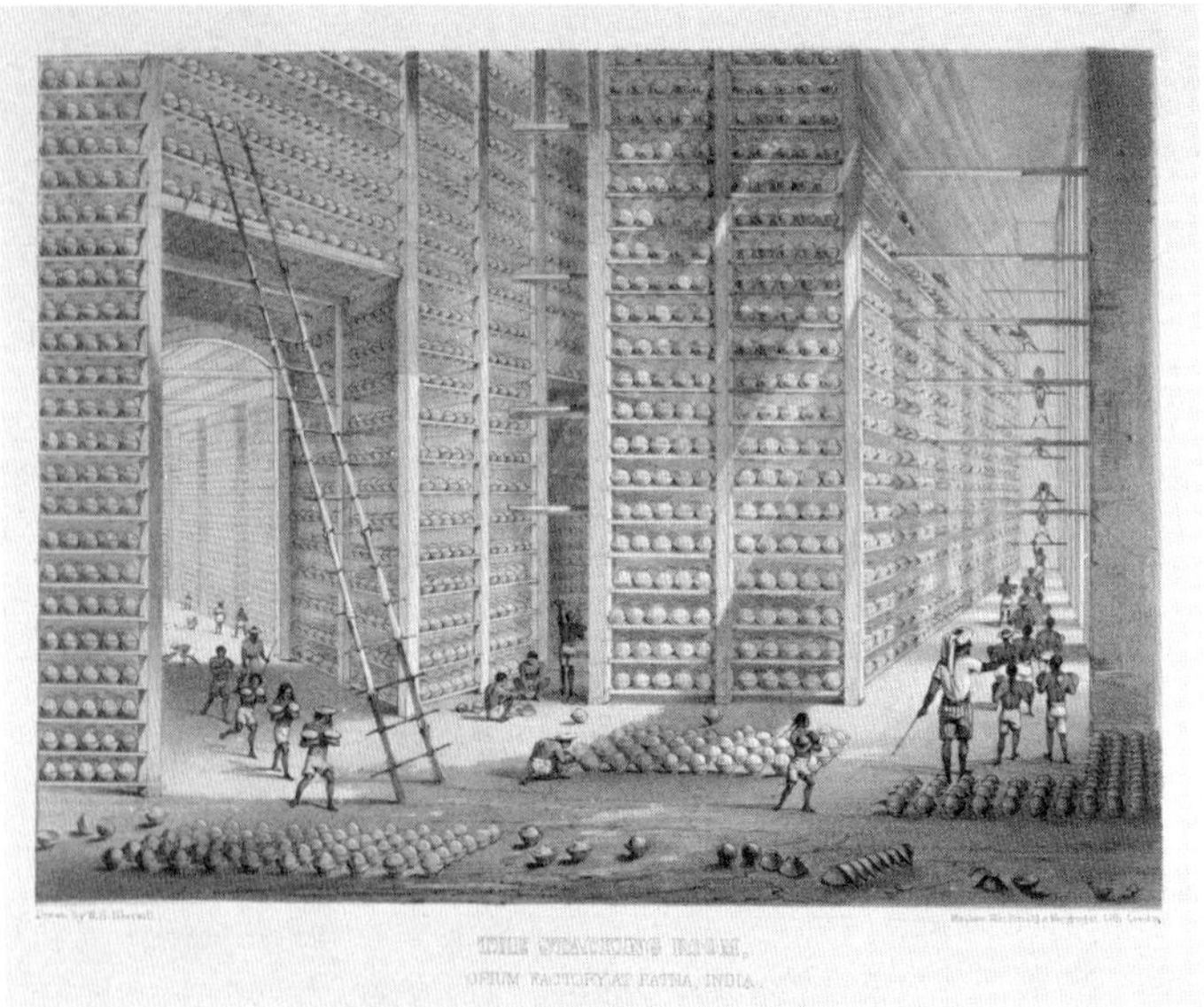

インド、パトナのアヘン工場の倉庫。W・S・シャーウィル（アフター）リトグラフ、1850 年ごろ。ウェルカムコレクション

への輸入は法律で一切禁じられた。公的には、英国はこの法律を守らねばならなかった。するると、自然と密輸が始まる。何年ものあいだ、半分合法な実業家から純然たるならず者まで二〇数組のグループが、アヘンを中国に密輸していた。それらの不道徳な貿易商たちは、中国の海岸沿いにあるごく小さな入り江の港を乗っ取り、その地域の役人を買収し、インドのアヘンを大量に中国に持ちこんだのだ。

英国政府は公には、その事件を非難したが、非公式には見て見ぬふりをした。東インド会社はこの貿易に深くかかわっていた。大量の金が絡んでいた。ある種の活動が見逃され、取り引きが結ばれ、アヘンはインドから中国へと流れつづけ、お茶を中国から英国に輸入するための金を生み、その過程ですでに揺れていた中国政府をさらに動揺させた。それも英国にとっては好都合だ。政府の力が弱まればそれだけ容易に、皇帝の干渉を受けずに商売することができるのだから。

歴史家の推定では、一八三〇年代後半になるころには、中国の人口全体の約一パーセント、つまり約四〇〇〇万人がアヘン常用者だったという。密輸される港の近くでは、人口の九〇パーセントもの人がアヘン常用者になっていたところもあった。一八三二年になるころには、英領インドの国民総生産（GNP）の六分の一がアヘン取り引きに由来するものだった。

その後、中国政府はきっぱりとアヘン取り引きの終止符を打つことを決意した。アヘン戦争が勃発しようとしていた。

アヘン戦争がついに勃発、中国が長年苦しむ

一八三九年、中国軍の大規模な派遣隊が、広東の英国の交易場周辺に現れたとき、マッチが導火線に触れた。中国軍のリーダーは皇帝の名において、いかなるアヘン販売者もすべての備蓄を引き渡すようにと要求する。小規模な英国軍の指揮官は、中国の兵士が集結し、商人たちに従うよう提案しているのを目にする。大量のアヘンが引き渡されると、中国人はすぐに巨大なたき火をたいて、英国人の目の前でそれらを燃やした。異国の密輸業者だけでなく中国の国民へも主張は明確に伝わった。アヘンは今後一切許されない。

侮辱的な行為に刺激され、女王の政府（ヴィクトリア女王が二年まえに王座についたばかりだった）は、軍隊と軍艦を広東に派遣し、ふたつのアヘン戦争のひとつめを開始した。英国は両戦争にわけなく勝利した。英国にとってはそれほど大きな戦いではない。小競り合いがいくつかと小規模な海軍の衝突が英国から遠く離れた世界で生じた。しかし、この戦いは重要なポイントを示していた。

何よりもまず、英国軍は現代的で設備が整っていたので、その強力な戦艦によって、時代遅れで古臭い中国の軍隊がたたきのめされたということ。中国は、西洋人が自分たちより優れた

銃と規律、はるかに進歩した船を備えた強い軍隊を持っているという事実と向きあわなければならなかった。アヘン自体もある種の役割を果たした。一八四〇年代になるころ、中国の大多数の将校や兵士はアヘン常用者で、戦力として使い物にならなかったのだ。

そしてもうひとつ。アヘン戦争は、中国に、こと貿易に関しては英国が舵を握っていることをはっきり示した。戦争が終わったとき、英国は戦利品を獲得した。

皇帝は英国政府に香港の港を譲渡し、さらにほかの港でもより良い条件で貿易できる権利を与えた。清王朝は強制的に自由貿易制に改めさせられたのだ。

とはいえアヘンは別だ。アヘンは決して許可されなかった。英国はアヘン税で得られる富をちらつかせ、アヘンの輸入に関して特別な政府の承認を求めた。しかし、立場が弱められたとはいえ、清の皇帝は一線を画した。

〝たしかに私は、流れる毒の侵入を止めることはできない。利益を求める堕落した者たちは、金儲けのため、快楽のために私の希望をくじくであろう。しかし、我が民の悪習と苦悩から収益を得るという誘いに一切応じるつもりはない〟と清の第八代皇帝道光帝は書いている。こうして皇帝はアヘンの合法化を拒んだ。

この点に関する不屈の精神は、個人的な家族の歴史に関係している部分もある。皇帝の息子のうち三人がアヘン常用者で、三人全員が最終的にこの薬物の影響で亡くなっている。のちに、道光帝自身は、一八五〇年に心痛で亡くなったといわれている。しかしこの皇帝は死ぬまで、アヘン貿易を決して合法化しなかった。

しかし合法かどうかは問題ではない。アヘンという薬物は中国にすっかり定着してしまった。香港は世界のアヘン市場の中心地で、この植民地の英国政府統治者が一八四四年に書き記しているとおり、ここでは〝資本があり、政府の関係者でない者の大半は、アヘン貿易に従事していた〟。

理屈ではなおも、アヘンを中国に輸入するのは非合法だったが、密輸業者の力が強まるなか、英国政府は見て見ぬふりをつづける。アヘンの密輸業者の一部は貿易王に成長した。アヘン・クリッパー（世界的に最速の船）の小船団を買い、インドからの貨物を高速で運び、そうやって得た利益を使って英国の壮麗な屋敷を買うのだ。近海では海賊の大きな船団が押しよせる。これらの海賊の一部は密輸業者によって管理され、一部は密輸業者を食い物にしていた。

中国は無法・無秩序な機能不全状態に陥った。一九世紀なかばになると、高い税金、飢餓、不品行とアヘン貿易への嫌悪感から太平天国の乱が起こる。この乱の指導者は、自身をイエス・キリストの弟と信じる中国人のカルト的リーダーだった。皇帝がこの乱を鎮めるのに一四年かかった。そのころまでには、二〇〇〇万人を超える中国人が殺され、膨大な数の人びとが住む場所を失い、難民となって別の場所に移住している。追い立てられた人びとの多くは移民契約書に署名し、出稼ぎ労働者として身をささげた。これが「苦力（クーリー）貿易」として知られ、中国に長年残った制度の始まりでもあった。

　中国国家が崩壊していくにつれ、飢餓や無法状態が帝国の大部分を占めるようになり、人びとはますますアヘンに頼った。ロンドン・タイムズ紙の推定では、一八八八年には、中国の成人男性の七〇パーセントがアヘンに依存していたか、使用が習慣化していたらしい。

　そしてそのころには、中国外にも使用が広がっていく。中国人のクーリーは、採鉱や農業、鉄道建

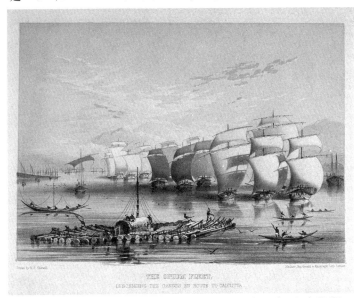

ガンジス河のアヘン・クリッパー船団と小舟やいかだ。W・S・シャーウィル（アフター）リトグラフ、1850 年ごろ。ウェルカムコレクション

設のための低賃金労働者として、数万人単位でアメリカに船で運ばれた。彼らとともに持ちこまれたのがアヘンだ。一八八〇年代のサンフランシスコは、二六ものアヘン窟があることで悪名高い。アヘン窟は、煙のもやの向こうで賭博と売春などもよく行われていて、不道徳な場所だった。アヘンはその街で、いかがわしい女たちや芸術家、ボヘミアン、スリルを求める裕福な白人などから人気を得た。米国のドラッグ・サブカルチャーはこのようにして誕生した。

　アヘン貿易で何十年もさんざん利益を上げたあとでようやく、英国さ

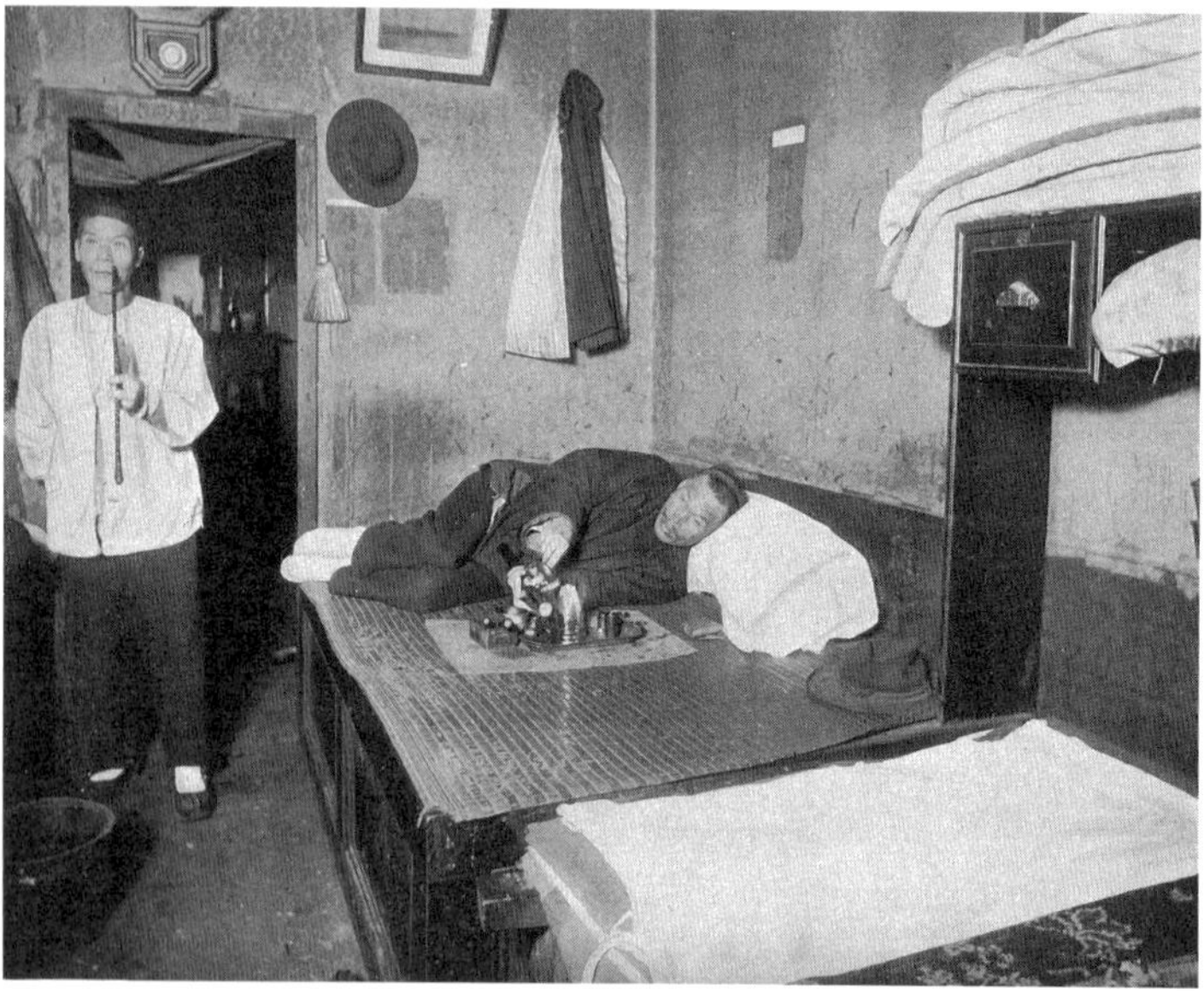

サンフランシスコのアヘン窟。ウェルカムコレクション

えもがもう充分だと感じた。中国での堕落と悲劇に光を当てた、一九世紀後半のセンセーショナルなニュースの数々が英国の支配層を辟易させ、アヘン貿易の停止が議会決定された。こうして、アヘン貿易への支援が、公式・非公式いずれからもほぼすべて消えさったのだ。

だがすでに、中国はダメージを受けていた。第一次世界大戦直前に政府命令が発令された。これは、中国内ですべてのアヘン喫煙を停止し、すべてのアヘン窟を一九一七年までに閉じるという命令だった。

しかしこのときには、皇帝の力は弱く、帝国は無力だったため、この命令に注意を払う使用者はほとんどいなかった。清朝の皇宮である紫禁城内でさえその状態で、裕福なエリートは、国のほかの場所では影響を及ぼしたアヘン禁止命令から免れ、アヘンを喫いつづけた。

これが、中国最後の皇帝の正妻、婉容《えんよう》の物語につながる。

この美しく若い女性は一九〇六年に生まれ、一六歳で幼い皇帝溥儀《ふぎ》と結婚し、気ままで目的のない、そしてほぼ完全に愛が欠落した生活を送る。若いときから婉容はアヘンを喫い始め、その習慣を決して止めなかった。何十年ものあいだ、中国の清朝が衰退していくあいだ、一九二〇年代と一九三〇年代のクーデターや事変、第二次世界大戦、そして、最終的に夫から捨てられたときも、皇后はますますこの薬に慰めを求めた。一九四六年に帝国が消滅したとき、婉容は自分の習慣と中国共産党の囚人となった。

婉容はさらしものにされ、牢屋に入れられ、尊厳を傷つけられ、アヘンから遠ざけられる。見学を許された兵士や農民は列を作って、鉄格子の隙間から婉容を眺め、笑いものにする。婉容は激しい離脱状態になり、嘔吐や糞便で汚れた服のままで、ぶつぶつつぶやいたり、泣いたり、幻想の使用人に命令を叫んだりした。見張り番から、身の回りの世話、食事の手助けを拒否され、一九四六年に栄養失調と離脱症状でこの世を去った。

これは中国の新たな現実だった。一九五〇年、共産党政府は、あらゆる麻薬の栽培、販売、使用を非合法とした。

英国がアヘン貿易から抜けたあと、中国は自国でケシを栽培し始めていたが、このとき、ケシ畑は焼かれ、破壊され、食物生産物の畑に変えられた。貯蔵されていたアヘンは焼かれ、アヘン窟は取り壊された。何万人もの密売人や常用者が投獄され、再教育され、使用をつづける者は殺された。

これが、この国が長い依存状態から脱するために行ったことだ。一九六〇年、アヘンはようやく中国から排除された。

しかし、この薬はあまりに強力で、魅力的すぎて消えることはなかった。

欧州から米国へ、そしてまたもや大ブーム

一七〇〇年代後半のパリへの旅で、トマス・ジェファーソンはラブリュヌを知った。フランス製の色の濃い油のような調合薬で、おもな特性はアヘンの顕著な作用だ。ジェファーソンはひどく引きつけられ、いくつかを米国に持ち帰り、あらゆる痛みを和らげる治療薬として新しい合衆国にいる友人たちに薦めた。

それが大流行の始まりだ。そのころの出版物にあるとおり、新しい機械から、新しいパテント売薬や新しい薬まで、現在と同じく当時も〝米国人はいつも新しいものを試したがる〟のだ。この新たな国には、小規模の薬剤企業が多くあった。それらがアヘン入りの万能薬や抽出物、強壮剤をせっせと作り始める。大半が飲みやすい水薬タイプで、シデナムが作ったローダナムの類似バージョンだった。

一九世紀の米国は、パテント売薬の時代であり、マスコミによる不特定多数への宣伝、薬のショー、売り子によるいんちき薬の販売、誇大広告の時代を迎えていた。当時、この国は薬の市販が自由に行える状態で、金さえ払えば誰にでも、あらゆる薬を売ることができた。いわゆるパテント売薬は、現在の特許権を取った医薬品という意味ではない。王室で用いられる特定の売薬が英国では「開封特許状」を与えられるので、製造者は広告で王室の推奨と謳うことができたのだ（その種の薬を本書では「パテント売薬」とした）。

一八〇〇年代中頃まで、それらが米国では巨大なビジネスになっていた。マスコミによる宣伝が初めて行われ、それで後押しされたこれらの調合薬の販売をさらに促進したのは、ばかばかしいほど誇張された宣伝文句と、高濃度のアルコールと、しばしば混ぜられたアヘンだった。

街角の薬屋はスコットのユニーク・フルーツ強壮剤（ユニークなのは、アヘンが三パーセント含まれているからだ）、ミセス・ウィンズローの鎮静シロップ（むずがる赤ん坊にぴったりの甘みがつけられたアヘン）、クロロダイン（ローダナム、大麻、クロロホルムの混合物）などの薬を提供していた。

医師らはアヘンの特効薬を、リウマチやコレラ患者、そのほか出産から痛風まで身体的な不快感を引きおこしている患者に薦めた。アヘンが含まれたパテント売薬は（一部の製造者が宣伝していたように）ガンを治すことはできなかっただろうが、たしかに痛みを和らげ、咳を軽くし、気持ちを高揚させる。米国でのアヘンの使用は急激に高まり、その薬物の輸入は一八四〇年の一万六千キログラムから、一〇年後には四万四千キログラム、一八七〇年には二五万キログラムに増加した。

使用が増加するとリスクも増加する。偶発的な過剰摂取が子どものあいだでますますよくみられた。そしてそれらのすべてが事故というわけではなかったのだ。親が鎮静シロップを過剰に使って望まない赤ん坊を排除したという報告がときおりみられ、児童福祉機関と慈善団体が警告を発し始めた。

大人のあいだの問題は依存症だ。一八四〇年という早い時期に、大衆の懸念はこの薬を止められない人に焦点が絞られ始めていて、エドガー・アラン・ポーの妻のような症例に注意が向けられた。結核で死にかけているこの女性は痛みを和らげるために、ある歴史家いわく〝驚くほど〟大量のアヘンを飲んでいた。ポー自身も常用者とうわさされていて、ひょっとすると依存症だったのかもしれない。ポーは何千もの人びとのひとりだ。

それでも、多くの医師が、患者にこの薬を推奨しつづけた。依存症は、一八〇〇年代なかばの米国という背景では、それほど恐ろしいものとみられていなかった。アヘンの使用は喜ばしいことではないと気づいていた医師でさえ、患者自身や医師などが監督してこの薬を適切に管理していれば、たいして害のない習慣だと考えていたからだ。いずれにせよ、たしかにアルコール依存よりましだったかもしれない。

飲酒は米国ではとくに災いだった。酔っ払いは大声で叫び、乱暴で、ときどき暴力的になり、銃を撃ったり、喧嘩をしたりする。いっぽうアヘンの使用者は穏やかでおとなしく、驚くほど幸せそうな人が多い。ニューヨークタイムズ紙の寄稿者が一八四〇年に、〝酒は概して動物を興奮させるが、アヘンは興奮を完全に静める。たしかにその状態のとき、人間の性質の非凡な部分が目覚め、人間の心のより気高い感情がすべて、完全に活性する〟と書いた。

大半の医師は、アヘン常用は個人の問題で、不運な個人的な弱さは思いやりで対処すべきであり、患者はゆっくりその習慣から抜ければいいと考えて、必要なだけ、期間に制限をつけずに薬の維持用量を提供した。

けっきょくのところ、多くの、ひょっとしたら大半の依存症は、病気やケガの治療期間中に、痛みを和らげようとする医師の意図によって習慣づけられていったのかもしれない。依存症になっていてさえ、アヘン常用者は最低限の用量でいるかぎり、多少の差こそあれ機能は維持していた。その状態は、それほど悪くはなかった。

その後、近代科学が介入し、この状況に劇的な変化が訪れることになる。

研究者にとっても魅力的だったアヘン

アヘンは研究者にとっても使用者にとっても魅力的だ。古代のアルケミストは、ずいぶんまえから現代の化学者《ケミスト》に道を譲っていた。化学者のパワーは、これまでになく強力な科学的な技術と設備の使用によって途方もなく増加した。

けれどもそれほど変わっていない部分もある。現代の化学者は、それ以前の昔のアルケミストのように、天然の物質を分解して、何が有効なのかをみつけだし、その欠片《かけら》を精製し、新たな方法で再結合しなおすことに関心があった。化学者は、アヘンの効力の中心にあるのはどの成分かを知ろうとした。

医師は患者のために、より純粋で、精製され、標準化されたアヘン製剤を欲しがった。誰もがみな、その薬物の核になる部分を解明したがり、その治癒の力、幸福感を与える特定の化学物質をみつけようとしていたのだ。

最初のブレイクスルーは一八〇六年だ。降ってわいたように、若いドイツ人の薬剤師見習いが現れる。フリードリヒ・ゼルチュルナーは、ひとりで質素な研究室で働いているときに、アヘンの魂の部分を発見した人物だ。ゼルチュルナーは何ヵ月もかけて見つけた新たな方法で、アヘンを徐々に熱して溶解し、粘つく不純物を分離し、さまざまな溶媒と蒸留法を使って精製したあと、蒸気を冷やして液体にし、それを乾燥させて結晶にして、また新たな溶媒に結晶を溶かした。この方法で、何百もの新しい化合物を作り、できた製剤を野良犬に試し、そのあと数人の友人に与え、最終的には自分自身でも試した。

ゼルチュルナーは、アヘンがひとつではなく多くの成分が複雑に混じりあったカクテルであることを突きとめる。

そのなかで、もっとも強力な成分は、アルカロイドと呼ばれる化合物のファミリーだ。アルカロイドはどれも共通の分子構造を有しており、どれも苦い。アヘンには三~四種の主要なアルカロイドと、おそらく多くのマイナーなアルカロイドが含まれていることが明らかになった。

ゼルチュルナーは、アヘンのもっとも重要な成分で、もっとも強力な力を与えているアルカロイドを初めて精製し研究した人物である。天然の混合物から分離されたこの化学物質は同じ重さのアヘンより一〇倍強い効力があった。

ゼルチュルナーは当初、眠気が誘われ無感覚な状態になることから、この物質を *principium somniferum*（主要催眠成分）と呼んでいたが、のちにギリシャ神話の夢の神モルフェウスにちなんで「モルフィウム」と名付けた。現在は「モルヒネ」または「モルフィン」と呼ばれている。

これは、二〇代前半の無名のアマチュア化学者としてはめざましい功績だった。ひょっとするとそのせいか、当時、この発見は完全に無視された。ゼルチュルナーは何者でもなく、彼の研究に注目した専門の科学者はほとんどいなかったのだ。けれどもこの若者は根気よく研究をつづけ、モルフィウムをどんどん純化し、自分で何度もそれを飲み、自分の気分がどのように変化するかを注意深く記録した。

ゼルチュルナーの場合、始まりはとてもすばらしい気分で、何時間か幸福な気分がつづき、夢見心地になるが、最後は痛みで終わる。その後、この若者は便秘を患う。この薬を止めようとすると、ひどく気分が落ちこみ、ほとんど気が変になりそうなほど激しい渇望に襲われる。それでまた薬を使い始め、しかも量を増やしていく。あるとき、大量のモルフィウムを摂取して半時間後、友人三人もろとも自分も殺しかけたことがあった。このときは、ゼルチュルナーが機転を利かせてあらゆる化学物質をみなに与えて嘔吐させ、ぎりぎり命を取りとめた。ひどい経験だった。

何年もの研究を行ったあとの一八一二年、ゼルチュルナーは自分がしたことに恐れおののき、このように書いている。〝私は考えた。モルフィウムと私が名付けたこの新しい物質の恐ろしい効果に、人びとの注意を向けることが私の責務だ。惨事を防がねばならない〟。ゼルチュルナーは一八四一年まで生きた。自分で薬屋を開き、慎み深い生活を送り、無名のまま亡くなった。モルフィウムで財産を築くことはなかった。

モルヒネ誕生、アヘン常用者の希望になるか?

モルヒネはほかの人びとに委ねられる。アルカロイドの研究は、ゼルチュルナーの研究後に本格的に開始された。一八二〇年代に、別のもっと有名な複数の科学者がモルヒネを使って本格的な研究を始めた。ある古いドイツの医薬品会社が大量にモルヒネを作る名人になった。メルクという名前に聞き覚えがあるのではないだろうか。現在、この会社は多くの薬剤を製造しているが、モルヒネは、メルク帝国の礎になった。

原料から物質を単離する能力、つまり純化し活性成分を探る能力は、生命体の分子を研究する有機化学という新たな科学を促進する。有機化学と薬物製造はともに成長したといっていい。一九世紀を通じて、ほかの研究者らはアヘンのカクテルをさらに細かく分析し、未精製の薬物からその他のアルカロイドをさらに精製した。アヘンには多くのアルカロイドが含まれていたのだ。

一八三二年に単離されたコデインは、モルヒネより痛みを和らげる効果は弱かったが、依存症を引きおこす可能性も低いようであった。

現在、コデインは咳止めシロップに使われていることが知られている。その後、テバイン、ノスカピン、パパベリン、ナルコチン、ナルセインが単離され、アヘンアルカロイドのリストは長くなった。

アルカロイド化学者がより技術を高めるにつれ、コカやタバコ、コーヒー、マチン、そして、キナノキの樹皮などほかの植物から、コカイン、ニコチン、カフェイン、ストリキニン、キニーネ、アトロピンなど、より多くのアルカロイドが単離された。アルカロイドのリストはさらに伸びた。それらはすべて化学的に関連があり、すべてが体内で活性化し、すべて苦みがある。

それでも、モルヒネが最初でもっとも重要なアルカロイドだ。

医療上の用途では、すぐにアヘンに取って代わった。モルヒネは正確な基準と強度で製造できたので、正確な投与が可能になり、医師は患者を治療するより良いツールを得たことになる。

アヘンより鎮痛効果がはるかに強く、病院の薬局や医師のカバンにつねに収まっている薬剤になった。

初期のモルヒネの唯一の欠点は、口から飲むか、ワックスでコーティングされた座剤として摂取するしかない点だ。これらの経路では効果が現れるのに時間がかかり、結果もばらついてしまう。液状のものを飲んだあとでさえ、患者は薬が効き始めるまで待たねばならず、効果がじわじわと現れるので、用量を調節するのが困難だった。

医師はモルヒネを体内に取り入れるためのより良い方法を求めた。粉末にして吸入させてみたが、この方法では吐き気が生じる。皮膚に塗ると、水ぶくれができる。皮膚を小さく切開し、針で小さな球状の薬を皮膚下に挿入する方法を試したが、用量のコントロールが困難だった。

答えは一八四一年にみつかった。この年、シャルル・ガブリエル・プラバという名前のフランスの外科医が新たなツールを医学に導入したのだ。プラバは静脈瘤を治療する方法を探していて、血の凝固を遅らせる薬が役に立つかもしれないと考えた。しかし問題は、使いたい薬を口から飲むと、胃でその効果が失われることだった。静脈に直接その薬を届ける方法が必要だった。そこで地元の金属細工師に頼んで、なかが空洞のプラチナの針を作らせ、小さな銀のプランジャーにその針をつけてもらった。プランジャーに薬を入れ、針を静脈に刺し、薬を静脈内に押しいれるというアイデアだ。

プラバは最初の注射器を作ったのだ。この注射器で正確に計量した薬を吸引し、皮膚に突きさして直接体内に薬を送達することで、胃や腸での予測不能な変化を迂回し、効き目を速め、必要な場所に薬のより多くの部分を届けることができた。

プラバはシルクハットに絹で裏打ちしたポケットを縫いつけ、そこに注射器を入れて持ち歩いた。プラバの発明品は〝プラバ〟と呼ばれ、医師のあいだですぐに人気を博した。これによって、より速くより正確に薬を送達する新しい重要な方法を医師たちは手に入れたのだ。

〝プラバ〟はモルヒネの投与にもってこいだった。薬を直接体内に打ちこむことで、苦しみをまたたくまに落ち着きに変えることができた。痛みにもがく患者を目の前にした看護師はモルヒネの注射を引き抜きながら、〝私のことを、いちばんの友だと思うでしょうね〟といったという逸話もある。いっぽう医師は、より正確な研究を行うことができるようになった。

新たに精製された薬物は、アヘン常用者に希望ももたらした。一部の医師は、一回の量を少なくして正確に計量されたモルヒネで常用者を治療することで、アヘンへの渇望を弱め、少しずつ患者をアヘンから遠ざけることができると考えていた。

もちろん、効果はなかった。モルヒネは基本的にはアヘンと同じ薬で、それより強力なだけだ。せいぜい、アヘンの代わりになるだけで、アヘン依存の治療薬にはなれない。モルヒネをプラバで打つと、常用者はより大きな快感をよりすばやく得られるようになり、より依存の危険が高まった。

南北戦争終了後、米国は最初の「オピエート危機」に見舞われる

一八六〇年代に南北戦争が起こったときには、モルヒネは戦場で不可欠の存在となった。傷の痛みを和らげたり、軍のキャンプで猛威を振るっていた赤痢やマラリアを治療したりするために、兵士に注射された。

北軍も南軍も故郷の庭にはケシの花が咲き乱れていた。愛国心に燃える市民が味方の軍のためにアヘンを作り、その原薬を加工してモルヒネにし、前線に送り届けたのだ。数百万回も薬が投与された。膨大な数の退役軍人が、四肢を失い、骨を砕かれ、精神を病むなどして生涯残る傷を負った。彼らは戦争が終わったあともずっと自分で薬を注射できるよう、注射器の使いかたを教わった。

その結果、やってきたのが「兵隊病」と呼ばれる依存症の波である。モルヒネのせいで、オピエート（アヘン製剤）の一人あたりの使用は一八七〇年代と一八八〇年代で三倍になり、米国の最初のオピエート危機が起きる。誰でもモルヒネと注射器を手に入れて打つことができたし、それらはメール・オーダーや薬屋の店頭で売られた。手術や事故、あらゆる疾患や傷などでモルヒネの医学的な使用が増加するにつれ、この薬物に依存する患者の数が増えていった。

科学者はこの新たな流行を「モルフィニズム」と呼び、ますます高まる懸念を抱えながらこれをコントロールする方法をみつけだそうとした。

一八八〇年代のオピエート危機は使用者数が急上昇した状況だけでなく、社会の反応の仕方という面でも現在のオピオイド危機と似ている。最初、医師と政府の官僚は「穏やかな」アプローチ法を試し、アルコール依存より深刻度が低い問題とみなして、この問題を最小化しようとした。薬の推奨を慎み、患者が依存から抜けられるより良い方法を探し、オピエート常用者がそれらの薬物の維持投与を受けられる地方自治体の麻薬診療所で試験さえも行ったのだ。薬屋の経営者も事態を認識している。オピエートは多くの薬屋で重要な収入源だったが、いっぽうでこの薬を一切売らないと決めた薬屋もあった。〝貪欲で罪深い薬屋はモルヒネやコカインを売る〟という看板を掲げたニューヨークのある薬屋では、このように主張した。〝私たちはそんな薬屋ではない〟。

けれども、現在の危機と違う点もある。現在のオピエート常用者は、大都会の下層階級や郊外の貧しい白人と考えられている。

しかし、一八八〇年代のモルヒネ常用者は（退役軍人は別にして）、大半が中流か上流階級の専門職や事業にたずさわる人びとで、痛みに苦しんだことがあり、医師から薬の自己注射法を教わった患者たちだ。医師自身がもっとも熱心なモルヒネ使用者で、一八八五年のある推定では、ニューヨーク市の最大三分の一の医師が常用者とされた。

女性の薬として推奨されたモルヒネ

多くの意味で、モルヒネは女性の薬で、月経痛やヒステリー（当時の、女性が患ったあらゆる心理学的問題のどれにでも対応可能な用語）から、うつまで（その当時の用語でいうと、メランコリー）さまざまな女性の問題の治療に推奨された。

一八〇〇年代にわたって、米国のローダナムやモルヒネの常用者の大多数は女性であったということは注目すべきことである。アルコールとタバコは男性のドラッグとみなされていたが、女性にとって、オピエートは、習慣やしきたりなどでがんじがらめの厳しく制限された生活から逃れる方法になったのだ。医学的にローダナムかモルヒネを薦められて使い始めた多くの女性が常用者となり、静かで個人的な、簡単に隠せる慣習にふけり、多くの専門職の家庭で公然の秘密となった。

モルヒネは、上流階級のさまざまな世代の病弱者に使われていたローダナムに取って代わった。年老いた独り身の叔母や痛風の祖母などが自室に退いてから、疲れきったとか〝神経〟が参ったと泣き言をつぶやきながら、プラバの注射を打って慰めを得た。

ある歴史家が指摘しているとおり、一八七〇年代の〝典型的な南部の常用者は、医学的な使用を通じて依存症になった白人の裕福な女性だった〟。

第一次世界大戦の直前に、医師が陣痛の女性を、「トワイライトスリープ」と呼ぶ半麻酔状態にすることがいっとき流行した。医師は陣痛の始まった女性に、無痛分娩を約束して、モルヒネと乗り物酔い止めの薬を組み合わせたものを投与するのだ。のちに、この治療では痛みはそれほど抑えられず、出産の記憶がなくなってしまうことが明らかになった。女性のなかには、トワイライトスリープ中にあまりに叫ぶので、防音室で寝かせなければならない者もいた。けれども、それらの女性は目覚めると、腕に赤ん坊を抱いているのに気づき、医師に感謝した。彼女らは痛みに苦しんだことを忘れてしまっていたからだ。大都市ではトワイライトスリープ協会が発足された。

アヘン、モルヒネは金になるし、殺しの道具にもなる。そして規制が始まった

医学的な治療がしばしばモルヒネ常用のきっかけになったが、医学は、その習慣を止める助けにはあまりならなかった。二〇世紀に変わろうとするころから、モルフィニズムへの懸念が高まると、医師は少しずつ量を減らすようにと穏やかに患者を励ますようになった。そうすること以外に、医師ができることはたいしてなかったのだ。

依存性という概念は、身体的にも心理学的にも、あまり理解されておらず、メカニズムは不明で、回復は患者自身に委ねられていることが多かった。

大半の常用者は金を持っていたので、薬を止めたければ、主要な都市につぎつぎに作られた多くの民間の治療施設やサナトリウムのひとつに滞在できる余裕があった。現在、薬物更生施設ビジネスと呼ばれているものの走りである。ここで習慣から離脱することができた。しかし、また使い始める人びとを止める手立てはほとんどなかった。

製薬会社にとっては、モルヒネ自体も、モルヒネ常用を治す薬のどちらも金になる。薬と薬の製造はなんの縛りもないビジネスで、ほぼすべての法的管理から自由だったのだ。そして、まさに誰も彼もが、モルフィニズムを含めなんでも治すという触れ込みの市販薬を買うことができた。それらの治療薬の多くが、作用が緩い薬草と大量のアルコールを混ぜたなんの効果もない混合物だった。そのほかはアヘンかモルヒネが含まれていて、それまで病気とされていなかった病態を癒やすだけのものだった。

モルヒネの出現で、アヘンが抱えていた古くからの問題が趣のあるものにみえた。ロマン主義時代は、ローダナムの飲用者はたいてい、一日にだいたい一オンスあたりから飲み始める（大半の製剤でショットグラス約半杯分）。その量に含まれるアヘンは、モルヒネ約六五ミリグラムに相当する。深刻なローダナム常用者はその薬を一日に最大五〜六倍（モルヒネ三〇〇〜四〇〇ミリグラム相当）飲む。対照的に、一八八〇年代の、注射器を使い慣れたモルヒネ常用者は、一日あたり約二六〇〇グラムもの量を打っていた。

このような量を使い慣れていない人に打つと死ぬことがあった。そしてそれがもうひとつの問題だった。モルヒネは殺人の道具にもなりえたのだ。

モルヒネは治療域が狭い薬だ。つまり、有効に作用する用量の幅が狭い。量が少なすぎると痛みが耐えがたいほど残る。けれども、多すぎると患者の呼吸が止まる。必要な用量が致死量にとても近いため、容易に過剰摂取になってしまう。それが、一九〇〇年になろうとする数年間に、モルヒネ常用者に数多く起こったことだった。

一九世紀後半の一部の推計によると、モルヒネは女性の自殺方法としてもっとも多く、男性ではピストル自殺についで二番目に多かった。何十年ものあいだ、殺人の方法としても人気が高かった。モルヒネの過剰摂取は、簡単で安価で、事実上検出不可能だったのだ（血中や尿中のモルヒネを調べる優れた検査が最初に開発されたのは、一九三〇年代だ）。一八六〇年には、アヘンとモルヒネは、米国における全中毒死の原因の三分の一を占めていたと推定されている。

このような悲劇的なモルヒネの物語は、新聞につねに載っていた。一八九〇年代に、尊敬を集めていたウィーンの教授で、女性疾患の専門家エーベルハルト・ザッハーの一〇代の娘が未婚で妊娠した。その娘は中絶に失敗してひどく苦しみ、激痛に襲われた。それで父親が娘にモルヒネを投与したところ、娘は常用者になった。彼は自分自身を責めた。そのつぎに何が起こったのかはっきりとはわからないが、ここまでの話でも心が痛む。騒動と娘の痛みと、彼自身の絶望に囚われ、一八九一年にザッハーは自分の医療備品庫に向かい、注射針を取りだす。数時間後、ザッハーと娘はモルヒネの過剰摂取で亡くなった。ひょっとすると娘の死は事故かもしれない。ひょっとすると計画的な心中かもしれない。いまとなっては事実を知る方法はない。このニュースはウィーンの人びとに衝撃を与え、モルヒネの規制を求める声が上がった。けれども、公的なことは何も行われなかった。できることはほとんど何もなかった。

とはいえ、一九世紀から二〇世紀に変わるころには、もはや何もしないという選択肢はなかった。あまりに多くの自殺、あまりに多くの事故、あまりに多くの殺人、あまりに多くの常用によって壊れた人生があった。何か手を打つべきだ。何かすべきことがあるはずだ。すべてのダメージを払拭することができる新たな薬の製造、新たな発見ができないものか。そこで科学者は、痛みは和らげるが、耽溺《たんでき》や死亡の危険がない、より穏やかな薬をみつけようと懸命になった。これが、より安全で常用性をもたらさないオピエートを探す一世紀にわたる科学的研究の始まりだった。

ふたつめの取り組みは法的な動きだ。政府官僚たちは、オピエートは管理すべきだという事実に気づいた。その結果が、規制の嵐と薬物戦争、薬物とその使用者の悪魔化と犯罪化、そして、政府の活動を通じてこの問題を打破しようとする一〇〇年の取り組みである。

医学と医薬品の絡まりあう歴史に影響を及ぼしたさまざまな薬のなかから、ひとつ選べといわれたら、私はアヘンを選ぶ。

それは、この薬にパワーがあるからというだけでなく、歴史に深く根差しているからだ。またこの薬が、一般的に薬にはふたつの性質があることをほかのどの薬よりも鮮やかにかつダイレクトに描きだすからである。すばらしい効き目を示すいっぽうで、ひどい害をもたらすパワーがある。

短所がなく長所だけを得ることはできない。あらゆる科学的発見は諸刃の刃で、身体的にも心理的にも、利益には間違いなく危険が結びついている。

人は利益に飛びつき、危険は放置してあとで処理しようとする。それこそ、喜びをもたらす植物から生まれた、神の薬であるアヘンに対して人びとが起こした反応である。

Chapter 2

レディ・メアリーの怪物

二重の幸福を備えて生を受けたメアリー

　メアリー・ピアポントは意志が強く、美しく、本が大好きな女性だった。メアリーは人生の始まりから二重の幸運を備えていた。一六〇〇年代後半に英国の貴族として生まれ、裕福であっただけでなく、その地位に負けぬくらい教育に大きく貢献している一族の一員でもあった。メアリーの曽祖父が、世界初の科学機関である英国の王立協会の設立に貢献したのは、彼女がこの世に生まれた一六八九年のほんの三〇年まえのことだ。この一族がおもに使っていた屋敷には、世界的にみても最大級で洗練された個人の図書室が備わっていた。父親は議会議員だった。メアリーは申し分のない子ども時代を送った。立派な屋敷で暮らし、最高の食事を味わい、機知に富んだ訪問者と交流し、その時代の大半の女性たちよりはるかに恵まれた教育の機会を得ていた。やがて、美しい目をした魅力的な女性へと成長し、すばらしい相手との結婚が予定され、結婚して幸せに暮らすと思われた。利口で、自分でもそれを承知していたし、家族も彼女の知性を育てた。十代になると、メアリーは屋敷の図書室で本を読み、自分の生きる道を探し、ラテン語を独学で学び、詩を書き、主教らと文通した。

けれどもメアリーはもっと先を求めていた。希少な存在、つまり女性作家になろうと決意していたのだ。あれをしろと命令されるのに我慢がならず、独立心を愛したので、父親が娘の希望に反する結婚話をいよいよ進めようとしたときは、慎重に選ばれた花婿との関係を反故《ほご》にして自分で選んだ相手と駆け落ちした。その相手はサンドウィッチ伯爵の孫、エドワード・ウォートリー・モンタギュー。スキャンダラスな結婚は、社交界の一シーズンを賑わせる、ホットな話題を提供した。けれども、それほど悪い縁組みではなかった。モンタギューは少なくとも優れた一族で、エドワード自身は政府の仕事で出世するという野望を抱いていた。

メアリーは著したものを出版し、いくつかの詩でわずかなりとも注目を集めた。そのウィットは痛烈で、なかには社交界の人びとをかなり辛辣にあげつらった詩もあったため、匿名で発表された。メアリーはその時代を代表するきわめて聡明な女性として評判を得て、モンタギューは政治の階段を徐々に登っていった。一七一三年には最初の息子が生まれ、人生は順風満帆にみえた。

怪物=天然痘という殺人痘が猛威を振るう

そのとき、斑点だらけの怪物がやってきた。

その怪物はまず、メアリーの弟を襲う。弟はまだ二〇歳でメアリーのお気に入りだった。この病気はとつぜん若者に襲いかかり、痛みと熱の苦しみでベッドに縛りつけ、醜い姿に変え、数週間でその命を奪っていく。

この病は「天然痘」と呼ばれた（英語では〝梅毒＝グレート・ポックス〟と区別して〝スモール・ポックス〟という）。英国では日常的にかかる人が多い疾患で、当時は世界の大半でも同じ状況がみられた。野火のように広まるこの時代最大の殺し屋疾患のせいで、数百万人が影響を受けたとされている。老人よりも若者が犠牲になることが多かったこの病気は、発症して一日、二日は少し発熱し頭痛がするくらいで、風邪と間違いやすい症状を示す。その後、病状が進むと、脈が速まり、熱が高くなり、発汗、便秘、嘔吐、激しい喉の渇きなどがみられる。数日たつと、皮膚にピンク色の小さなかゆい発疹が現れ、それが徐々に黒っぽくなり、穴のように深くへこみ、臭いを放つ膿疱になって、かゆみが増す。胸と背中にかけて数十の膿疱が現れるだけのときもあるが、ときには数えきれないほどの発疹が、患者の皮膚、つまり唇、口、喉、鼻の穴、目、生殖器にでき、それが膿疱のじゅうたんのように変わり、焼けつくように痛みを伴う水ぶくれになり、つらいかゆみに襲われることもある。身体はこの攻撃に反応して熱を高める。患者の皮膚はふくれ、パンパンに膨張し、ときにはその顔が誰かわからないほど腫れあがることがある。鼻のなかと喉も腫れて気道がふさがり、呼吸をしようとあえがねばならないこともある。膿疱はふくらみ柔らかくなり、ベッドのシーツなどに触れて破裂し、どろりとした悪臭を放つ黄色の膿が流れ出る。とても眠ってなどいられない。

一部の医師は最良の治療は汗をかいて毒を出すことだと考え、患者に毛布をかぶせて火をたいた。だがそれは効果がなかった。ほかの医師は逆の方法を使い、患者を冷たいぬれたシーツで包み、窓を開けはなった。それも効果がなかった。瀉血も瀉下も（訳注：いずれも中世ヨーロッパなどで信じられていた治療法。悪いものを体外に排出させるという概念で、瀉血は血液を、瀉下は便を排出させる）その他当時は標準的だった治療法はどれも効果がなかった。なすすべがなかったのだ。

何をすべきか誰にもわからなかった。一七〇〇年代初頭は原因も解明されていなかったのだ。最終的には、不快感を和らげ、心配している家族の支えになり、待つことしかできなかった。膿疱が現れたらその数日中に、つぎのふたつのうちのどちらかが起こる。患者の約四分の一は病気が進行して死に至る。けれどもそうでないとき、患者は病気を克服して、熱が下がり、膿疱は乾燥してかさぶたになる。数日か数週間すると、患者は回復して部屋からよろよろと出て、社会生活にふたたび参加できるようになった。

患者は命を取りとめても、痕跡は残った。天然痘は犠牲者の視力を奪うことがあり、多くの人びとの外見が損なわれ、膿疱があった場所に深く皮膚をえぐるあばたができた。

当時のことをつづった文には〝赤ん坊は、母親が取り換えっ子かと間違えるほど変わり、乙女の目や頬の傷痕は、婚約者の熱情を冷ました〟と書かれている。英国の大半の成人にその傷痕があった。ベールや、本格的な化粧、つけボクロが生まれたのは、この病気の跡を隠すためだったといわれている。しばらくのあいだ、女性のあいだで、布を十字や星型に切って、いちばんひどい傷痕の上に貼りつけるファッションが流行した。

そしてこの疾患の流行は数世紀間つづいた。天然痘は感染力が強い。現在は明らかになっているが、皮膚の剥離片を吸いこんでしまったり、患者の膿疱に触れたり、患者の衣服に触るだけでも感染することがあった。

メアリー・モンタギューの時代は、町に天然痘の患者が現れたら、故郷を離れるほうがいいといわれていた。その当時の致死性のほかの疾患（たとえばコレラは、都市の貧しい地域にたいがい制限されていた）とは違って、天然痘は裕福な者も貧しい者も区別しない。宮殿でもスラムでも同じように猛威を振るい、一般市民と同様にたやすく王族の人びとの命も奪うのだ。

つねに感染症のチャンピオンでありつづけ、人類がこれまで経験した伝染病のなかでもっとも激しい殺人鬼だった。ヨーロッパでは、黒死病（ペスト）より死亡した犠牲者が多く、一六九四年の記録では、〝教会の敷地は遺体で埋まり、まだかかっていない者はつねに恐怖に駆られ、病気から生還した者には、病が力を振るった恐るべき痕跡が残された〟と書かれている。

ヨーロッパの探検隊や征服者は、まだ天然痘と出会ったことのなかった土地にこの病気を持ちこみ、結果として、その土地で大量の死者を出した。アフリカでは複数の種族が全滅し、アメリカ大陸では大半のアステカ族やインカ族の人びとを死なせ、その後もヨーロッパ人とともに広がり、北アメリカの多くの種族の人びとを死に至らしめ、ある種の生物学的大量虐殺によって、白人開拓者の道が拓かれた。レディ・メアリーの時代はちょうど、オーストラリアの原住民を打ちのめし始めたころだった。

たったひとつのいいニュースは（これがいいニュースと呼べればの話だが）、一度病気にかかって生き延びた人は、もう二度とこの病気にかからないことだ。これはある種の恵みだった。天然痘の生存者たちは、この病気にかかるという恐怖を感じることなく安全に患者を看護できたからだ。だが誰も、なぜなのか、本当のことなのかも知らなかった。それは、謎多き時代のひとつの謎にすぎなかった。

当時、病気と命と死の問題は、ほぼ完全に人間の理解を超えていた。病を届け、結果を定め、生か死を選ぶことができるのは神だけだった。

注目すべきことは、現在、天然痘は根絶され存在しないということだ。一九七〇年代以降、地球上で一例も観察されていない。レディ・メアリーの時代から現在までのあいだに、私たちは人類史上最悪の病魔を地球上から排除することになんとか成功したのだ。これこそ、医学界でもっとも偉大なサクセス・ストーリーかもしれない。そのきっかけはメアリーだった。

レディ・メアリー、コンスタンティノープルへの冒険が始まる

弟の悲劇的な死から二年後、レディ・メアリー・ウォートリー・モンタギューは、出世頭の夫とロンドンに住んでいた。あるときメアリーは熱を出し、しばらくすると発疹が現れた。医師はメアリーの病気をほとんど疑わなかった。天然痘の新たな犠牲者はベッドに横たわるしかない。病気が進み、重篤な状態になった。膿疱は広がり、深くなり、メアリーは寝返りを打って身体をかきむしる。医師は夫に、最悪の状況を覚悟しておくようにといった。

けれどもメアリーの運命は、そこでは終わらなかった。危機を脱し、病気から回復し始めたのだ。数週間後、メアリーは寝室のドアをあけ、姿をみせた。まつ毛が消えていた。美しい目の周りの皮膚は赤く炎症を起こしていて、そのせいでいくぶん見た目が損なわれた。その状態は残りの生涯でも変わらなかった。かつては滑らかだった顔の皮膚もあばたや傷痕で台無しになった。けれどもほかの多くの犠牲者のように視力を失うことはなかったし、精神もまったく損なわれていなかった。

そのすぐあと、夫はすばらしい昇進を果たし、オスマン帝国の英国大使に任命され、コンスタンティノープル（現在のイスタンブール）で責務を果たす命令を受ける。モンタギューはひとりで行くつもりだった。一七一五年当時の長距離航海の厳しさを考えれば、夫が海外に滞在しているあいだ、妻と子どもは故郷の国に残るのが従来のやりかただ。けれどもレディ・メア

リーは、従来どおりの妻ではなかった。体力が回復すると、この見知らぬ異国への興味が高まり、この冒険のチャンスを逃そうとしなかった。夫に同行し、息子も連れていくと主張したのだ。

かくして、ヨーロッパを横断し、東部のエキゾチックな土地へと向かう数ヵ月間の長い旅が始まった。旅の途中でメアリーは、行く先々の地域を描写したすばらしい手紙をいくつも書いている。レディ・メアリーは、その時代の大半の作家より率直で、観察眼が鋭く、異国の風習に対して偏見が少なかった。それらの手紙がのちに出版されたとき、旅行文学の初期の名作となった。これも、メアリーの計画の一部だったのかもしれない。つまり、オスマン帝国への旅行は、作家としての名声を築くチャンスでもあったのだ。

コンスタンティノープルのヨーロッパ側に落ち着くと、夫は一日大使館に行きっぱなしになり、レディ・メアリーは、この見知らぬムスリム世界のあらゆることについてできるかぎり学び始めた。とくに女性の生活に興味を持った。一般的にヨーロッパ人は、オスマントルコ人のことを、奴隷を使い、女性をハーレムに閉じこめ、無信仰者を斬首し、塔の上から一日中祈りの言葉をつぶやき、なおも中世の時代を生きているような、野蛮な古い時代の人びととみなしていた。

レディ・メアリーの見方は違う。大使の妻という立場が、この街の重要な女性たちとの友情への扉を開いた。上品で高貴な女性が、自分たちのアパートメントや風呂、食物、習慣、考えかたを教えてくれたのだ。メアリーはトルコ人のシステムを理解した。女性ばかりのハーレムに暮らす女性たちは、礼拝のあいだ分けられ、政治への直接的な活動は拒まれているが、当の女性たちは、閉じこめられているというより、それらを独特な種類の自由への道とみなしていた。新たな友人たちは虐げられているようにも、自由を奪われているようにもみえない。女性たちは教養があり、賢く、非常に幸せそうで、メアリーが想像すらしていなかった方法で力を与えられていた。彼女たちは多くの時間をほかの女性たちと過ごしていたが、そのなかで彼女らは多くのヨーロッパの女性たちより自由に過ごしていた。自由に意見を述べ、自由に自身を表現していたのだ。単純な愛情に基

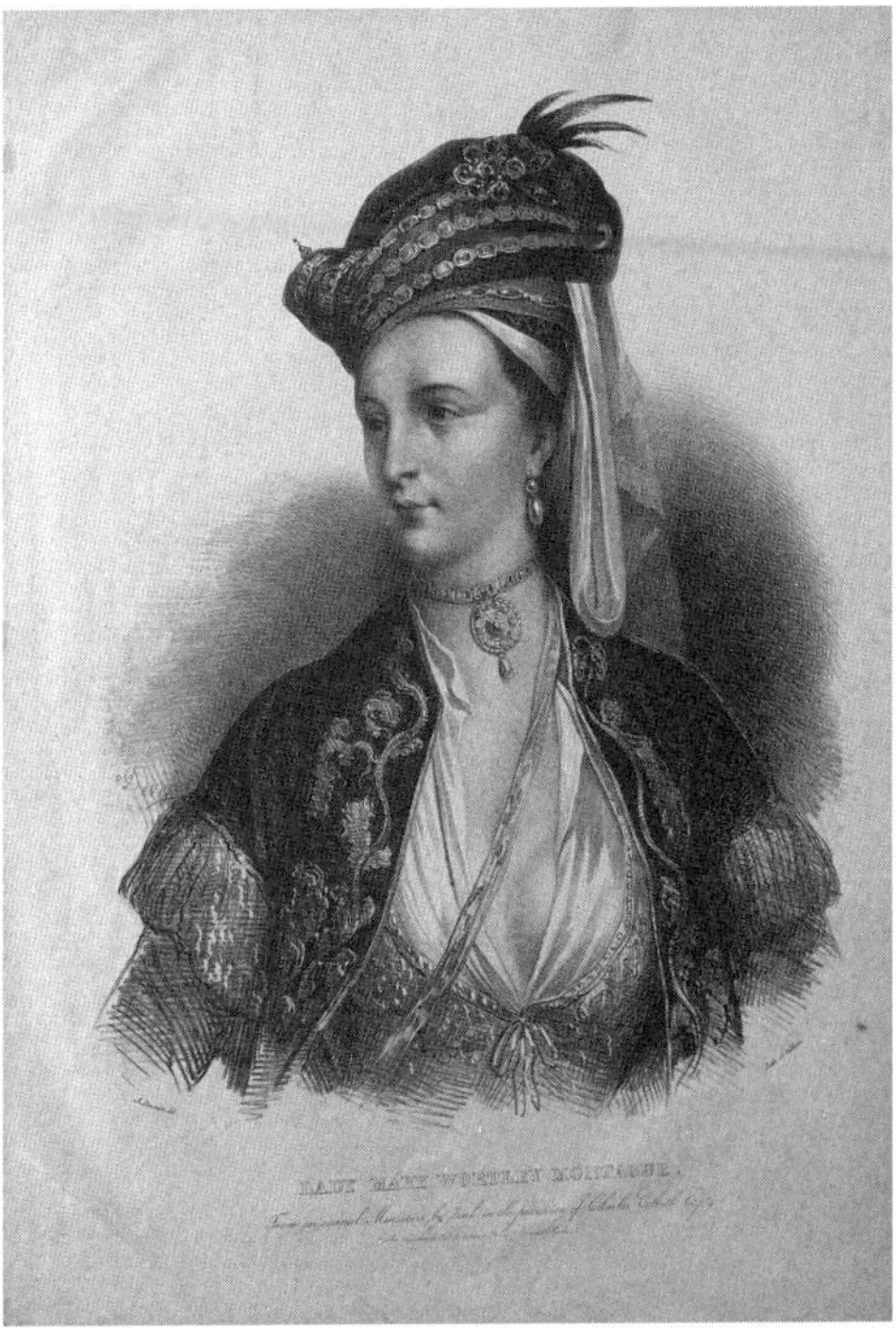

レディ・メアリー・ウォートリー・モンタギュー。アシル・ドヴェリア、クリスティアン・フリードリヒ・ツィンケ（アフター）。リトグラフ。ウェルカムコレクション

づいた女性同士の強い友情で結ばれた、知的で博識な彼女らは間接的に力を振るう専門家でもある。近代的なヨーロッパの女性たちとは異なる人生ではあるものの、充実した生活を送っていた。いっぽうヨーロッパの女性たちはみな、男社会で力と注目を集めようと、ほかの女性たちと競争することにあまりに多くの時間を費やしている。

さらに、彼女らは自分たちの身体に対して奔放で、レディ・メアリーが身に着けている重い服や、硬いコルセット、ステーなど、鎧のような衣服に驚いていた。いっぽうメアリーのほうは、彼女らが気安く裸になって入浴するのに驚いた。多くのささやかな発見のなかでも、注目したのは、ムスリムの女性たちの傷のない美しい肌だ。天然痘の傷痕はどこにあるのだろうか。

「人痘接種」との衝撃的な出会い、自分の息子を実験台に

レディ・メアリーはこの謎を突きとめ、一七一七年の手紙に記している。

〝重要なことをお知らせしようと思います。これを聞いたらあなたもここに来たいと思うでしょうね。天然痘は、私たちのあいだでは死の危険があって、広く日常的に流行していますが、ここではまったく無害なのです。それは「植え付け」とここの人びとが名付けた手技が発明されたから。その手技をビジネスとして行っているのは年老いた女性たちで、毎年暑さが和らぐ九月に行われます。人びとは互いに人を送って、天然痘にかかりたいと思う家族がいるかどう

かを確認し、この目的でパーティを開き、人が集まると（通常は一五、六人）、年老いた女性たちがいちばんいい種類の天然痘の何かを詰めた木の実を持ってやって来て、どの血管を開いてほしいかと聞きます。老女はあなたが選んだ血管を、大きな針ですぐに開き（引っかき傷ができたときくらいの痛みしか感じません）、針の頭につけた何かを血管に指しこみ、そのあと、空洞になった木の実の殻で小さな傷を覆い……その子どもたちはその日はみなで一緒に遊び、そのあとは八日目まで健康そのもので過ごします。その後、熱が出始め、二日、まれに三日寝こみます。顔に発疹ができますが、二、三〇個を超えるのはまれですし、それらは跡になりません。そして八日目には病気をするまえとまったく同じ状態になります……これで亡くなった例はなく、この経験の安全性を私が充分に納得していることが、あなたもおわかりになるでしょう……〟。

この「植え付け」は、私たちがこんにち「人痘接種」と呼んでいる行為を西洋で初めて記述した例のひとつである。この技術についてのレディ・メアリーの記述は正確であるが、〝血管を開く〟という言葉を使った部分は、医学的な知識が不足していたことを示している。

トルコの方法では、通常は腕に、血が出るほどには充分深い小さな引っかき傷を作る。この傷に、軽症の患者の疱から取った乾燥したかさぶたと膿を混ぜたもの、あるいはそのどちらかを針の先ほど付着させる。この〝天然痘の何か〟はそのあと軽度の疾患を引きおこす。その疾患から回復すると、その子どもはもう天然痘にかかる心配をしなくてすむのだ。

レディ・メアリーはこの技術に魅せられた。メアリーはおそらく、英国大使館付きの医師とこの手技について話しあい、フランスの大使と話し、大使から、この方法は一般的で、ヨーロッパで温泉につかるのと同じくらい害がないと保証されていたようである。幾人かのヨーロッパ人の医師がすでに、故郷の国に宛てて肯定的な言葉でこの手技を記述していたが、自国の医療になんの影響も及ぼしていなかった。したがって、メアリーはもっと大胆で、もしかすると、かなり向こうみずなことをしようと考え始めた。そしてこの〝野蛮人〟の「植え付け」を自分の息子に受けさせることにしたのだ。

すばやく行動しなければならなかった。このとき、夫から、英国に呼び戻されると知らされていたからだ。だから夫には知らせずに、レディ・メアリーはこの技術にたけた老女と会う段取りを整え、大使館の外科医チャールズ・メイトランドと話し、やや気が進まない様子のこのスコットランド人医師に立ち会ってほしいと頼んだ。老女は、地元の軽症の患者の新たな疱瘡から取った膿を持ってやって来た。そして、長い（メイトランドいわく、錆びた）針を取り出し、少年の腕に引っかき傷を作った。傷をつけられた六歳の子どもは泣き声を上げた。老女は膿疱の一部を少年の血と混ぜ、傷にそれを塗りつけた。そのあとメイトランドは手技に割りこんだ。結果を確実にするため、植え付けはたいていい両腕に施されるので、もういっぽうの腕に引っかき傷を作るときは自分の手術用のメスを使って、針で引っかかれる痛みから少年を救おうと考えたのだ。メイトランドは自分自身で少量の痘瘡《とうそう》をその傷に塗り、包帯を巻いた。

そして待った。願ったとおり、一週間後、少年は軽い天然痘にかかり、なんの傷痕も残さず完全に回復した。レディ・メアリーは息子を守ったのだ。その少年は、もう決して天然痘にはならないだろう。

当時の英国の治療法、瀉血と瀉下で医師は儲かるが、ばたばた人が死ぬ

これは重大なポイントである。トルコで、レディ・メアリーとメイトランドは、重症でときには死に至る病気になるのを防ぐために、子どもに軽い天然痘を意図的に引きおこしたのだ。これはレディ・メアリーにとっては個人的な問題だった。同じように人痘接種を受けていれば、弟はまだ生きていただろう。メアリー自身も人痘接種されていれば、美しさが損なわれなかっただろう。メアリーはこのトルコ式の技術を故国に持ち帰ろうと決意した。

ただひとつだけ、ためらう理由があった。この手技の採用を英国の医師に任せておけなかったのだ。英国の医師たちのあまりに多くが、天然痘の治療に古すぎる昔ながらの効果のない方法を使って、多すぎるほど多くのお金を稼いでいたからだ。

レディ・メアリーはつぎのように書いている。〝人類のために自分の収入の大きな柱を失く

せるほど徳がある人をひとりでも知っていれば、その人にきっとこの手技のことを手紙に書いていたでしょう。故郷に無事戻れたら、彼らと戦う勇気が出るかもしれません〟

モンタギュー一家がロンドンに戻ってきたあと、メアリーはその戦いを開始した。レディ・メアリーがトルコの「植え付け」について熱く語り始めたとき、英国の医学コミュニティは侮蔑するような態度で反応した。医師たちが反対したのは、一部には宗教的な差別（イスラム教徒から、キリスト教国家が何を教わることがあろう）、一部には性差別主義があり（訓練も受けていない女性が訓練を受けた男性医師に何を教えられるというのだ？）、また一部には医療の問題もあった。

一七二〇年の英国では、天然痘に対処する一般的な方法は、血、粘液、黒胆汁、黄胆汁という四つの体液のバランスを取る「四体液説」という古代の理論に基づいていた。この説は、この四つのうちどれかが失われてバランスが崩れると病気になるというものだった。当時の治療は一般的にこのバランスを回復させるようデザインされている。天然痘の場合、膿疱は明らかに身体が体内から悪いものを放出してバランスを取りもどそうとしているしるしだった。医師の務めは、患者に瀉血を行ったり、下剤を与えたり、嘔吐を引きおこすなどして自然の働きに手を貸すこととされていた。

したがって、患者は衰弱し、ばたばたと死んでいった。

レディ・メアリーが熱意をこめて記述した人痘接種「ア・ラ・トルカ」は、この枠組みに合わない。だから、医師たちはこの主張を退けた。

英国皇太子妃の懇願により英国での実験が始まる

一七二一年の春、また天然痘の流行が始まり、ロンドン中に猛威を振るった。このときの病はとくに致死性が高かった。レディ・メアリーには、コンスタンティノープルを離れるちょっとまえに生まれた娘がひとりいた（そのときは幼すぎて人痘接種ができなかった）。メアリーはこの二番目の子も天然痘から守らねばと決意する。娘はいまや三歳で、人痘接種にはちょうどいい年齢だ。レディ・メアリーは、同じく英国に戻っていたメイトランドを呼び、娘に人痘接種を行うよう頼んだ。スコットランド人医師はまたもやためらった。うまくいかなければ、自分の評判に大きな傷がつくかもしれないからだ。医師の体面を守り、ほかの人びとにこの手技を奨励するために、この手技を見守る立会人が招かれた。レディ・メアリーは、この決断を個人的な決定以上のものにしようとした。娘への人痘接種で、その効果を公的に証明したかったのだ。

メアリーは医師たちにあまり影響を及ぼせなかったため、社交界の仲間にこの手技をおもしろおかしく話した。メアリーには高い地位にいる友人たちがいた。そのなかには王室の、英国皇太子妃キャロライン、つまり英国王の継承者の妻もいた。キャロラインは王室付きの医師自らが立会人のひとりになるようにとりはからった。

鬘をつけた名士たちが集まり、目の前で行われる手技を見守る。メイトランドは緊張しながらメスを使って少女の皮膚を小さく切開し、軽度の天然痘患者から取った膿を塗りつける。

首尾は上々で、レディ・メアリーの娘は予期していた軽い病から難なく回復した。その回復の様子を当時の医学界を先導していた幾人かの医師が見守った。メアリーは娘の様子を観察するよう人びとを自宅に誘った。すると医学関係の人や、社交界の仲間まで人びとが絶え間ない川の流れのように家にやって来た。まもなく、この病の流行がなおも収まる気配がないなか、モンタギューと親交のある多くの貴族が我が子への人痘接種を依頼し始めた。

そのなかでも重要な人物は、英国皇太子妃だ。将来のジョージ二世の妻、ドイツ生まれのキャロラインは、当時、五人の幼子の母で、そのうちひとりはいつか王位を継承することになっている。キャロラインもメアリーのように非常に聡明で、ドイツの偉大な思想家、ゴットフリート・ヴィルヘルム・ライプニッツや当時を代表するそのほかの知識人らと文通していた。フランスの哲学者ヴォルテールはキャロラインを王室のローブをまとった哲学者と呼んだ。キャロラインとレディ・メアリーが意気投合したのも不思議はない。メアリーの娘に起こったことを目の当たりにして、キャロラインは王家の我が子にも人痘接種を受けさせることを決意した。

キャロラインは、義理の父、つまり国王ジョージ一世に人痘接種を許可するよう働きかける。ところが王はそれを拒否した。安全が証明されていない異国の技術で自分の血筋を危険にさらしたくなかったのだ。キャロラインは、試験を行わねばならず、ニューゲート刑務所で囚人の志願者に試験を行った。選ばれた囚人は協力と引き換えに国王の恩赦を受けられる。

数十人の科学者や医師の目の前で、男女それぞれ三名の囚人が滞りなく人痘接種を受け、その後、綿密に観察された。数週間のうちに、そのうちの五人が軽度の天然痘にかかって回復した（六人目は、試験よりまえに天然痘にかかっていて、人痘接種は意味がなかったことが明らかになった）。しかし、この人痘接種で本当にロンドン中で猛威を振るっている「荒々しい」天然痘に抵抗ができるのか？　それを明らかにするために、人痘接種を受けた囚人のひとり、一九歳の女性に重度の天然痘にかかって苦しんでいる一〇歳の少年と同じベッドで毎晩寝るように命令が下された。その女囚は数週間少年の世話をしたが病に倒れることはなかった。これは有望な結果だったが、これで充分な証明になっただろうか。

まだ充分ではなかった。別のデモンストレーションが手配された。今度はロンドンの孤児たち一一人が試験対象となった。結果はふたたび良好だった。

初の「臨床試験」に世間がざわめく

これら早期の実験で、囚人や孤児を使ったことは、その後二〇〇年間の医学的試験の方向性を決定づけた。新しい薬を人のグループで試す必要があるとき、手っ取り早いのは、反対する力がほとんどない被験者を使うことだ。さらに、活動や動きをコントロールでき、経時的に観察することもできる。囚人や孤児は完璧な被験者とみなされていた。のちの精神科の患者や兵士でも同じだ。病院に閉じこめられた患者はもうひとつの選択肢だ。歴史的な観点でいうと、医師がインフォームドコンセントなどについて気づかうようになったのはほんの最近のことなのである。

一七二一年の九月、ニューゲートのドアが開かれ、六人の健康な、新たに人痘接種された囚人が自由の身になった。これは歴史的な瞬間だ。囚人と孤児に行われたそれらの試験は、現在私たちが「臨床試験」と呼んでいる初の試験だった。臨床試験とは、新しい薬や医学的な手技をヒトのグループに試し、それらが安全で有効かを確認する試験である。臨床試験は現在、すべての現代の薬物試験の標準的な構成要素になっている。こんにちの処方薬はすべて、ヒトにとって安全で有効であることが示されなければならず、それを示す唯一の方法は、実際にヒトがそれを使うことである。臨床試験はいまや通常は何百、何千人もの患者を対象としていて、臨床試験という分野はビッグ・ビジネスになっている。

とはいえ一七二一年は、そのような基準はなかった。必要なのは、数人の医師と六人の囚人と、一一人の孤児だけだった。それでも、その当時の基準からすれば、それらは真に科学的な実験だった。これらの試験は前もって検討され、複数の被験者に行われ、注意深く観察され、観察記録がつけられ、結果は公表された。その後ほかの人が同じ方法を試し、結果を比較することができた。医学は科学へと方向転換していた。

メアリーとキャロラインのデモンストレーションは効果を発揮した。人痘接種はさらに多くの科学者や医師の関心を集め、彼らは徐々に、ためらいがちではあるが、この手技を採用し始めた。

しかし、大衆を引きこむにはセレブリティからのさらなる支持が必要だった。それは一七二二年の春に起こった。キャロライン皇太子妃はようやく国王から、上のふたりの娘に人痘接種してもいいという許可を得

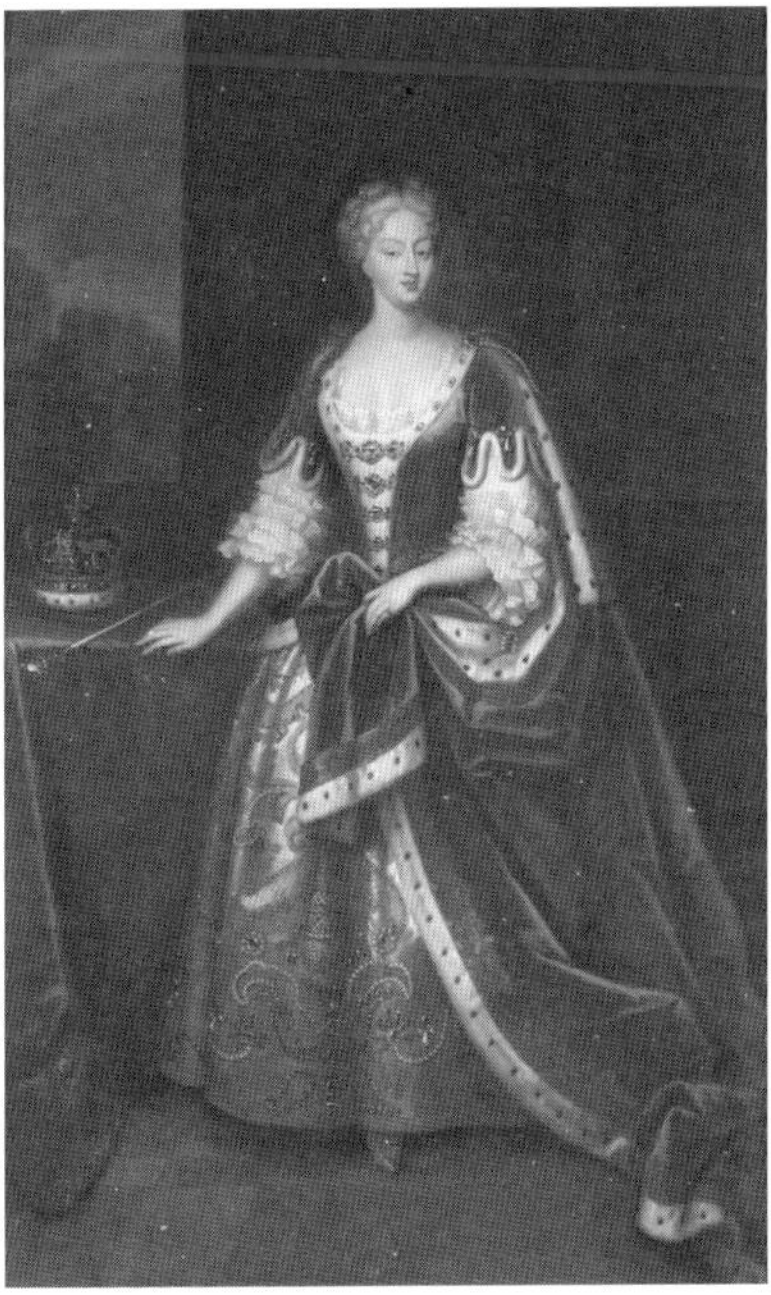

キャロライン・オブ・アーンズバック。イーノック・シーマン作、1730年ごろ

たのだ。注目すべきは、この許可が娘たちにのみ与えられたことだ。王位を継承する可能性のある男子を危険にさらすことを、国王は決して認めなかった。娘ふたりが人痘接種を受け、ふたりとも生き延びた。大衆は喜びに沸いた。

この王室のデモンストレーションはふたつの結果をもたらした。ひとつめは、英国の貴族たちにますます、我が子への人痘接種を促し、連鎖反応で多くの医師たちがますます人痘接種を始めるようになり、それによって一般の人びとも人痘接種を受けられるようになった。

ふたつめは反対運動だ。現在の反ワクチン運動の直接の祖先ともいえる、人痘接種に反対する大衆の活動が始まった。

ジョージ王朝英国の人痘接種反対者らは、パンフレットや新聞、パブやコーヒー店で主張した。この手技を異質で野蛮だと主張する者や、女性たちによる宣伝活動（トルコでの行為さえも含め）ではないかと疑いを抱く者、不信心だとみなす者もいて、多くは危険だと考えた。そこには政治的な要素も含まれていた。つまり、王族が賛成しているなら、反王族派は自動的に疑いの目でみた。

反人痘接種勢力には攻撃の手段が数多くあった。この手技が広がるにつれて、人痘接種を受けた人のうち、ごくわずかにより重篤な症状を示す人がおり、なかには死亡する人もいた。

一七二九年のある報告によると、英国で行われた人痘接種を受けた八九七人のうち、一七人が死亡した。五〇人中一人というこの死亡率は、自然伝播による天然痘の四分の一という死亡の確率よりはるかに良かったため、多くの著名な医師はこの新たな手技を後押ししつづけた。ところが一般市民の一部は、生死を決定する力を持つのは神のみであるがゆえに、人痘接種は反キリスト教的だと主張する聖職者に励まされ、人痘接種から遠ざかった。人痘接種でときに死ぬ人がいるなら、医師は毒殺者のような行為をしているのではないのか？

反人痘接種運動は、手技の失敗や患者の死、患者から病気が感染した家族の死、外国人嫌悪、犯罪的性質への疑問など、派手な事件や話で勢いが増した。なぜ医師たちは、このような悩ましいもので利益を得ることが許されているのか。

一部の医師も人痘接種の実施を拒否した。その他の医師は手技の改善を試みた。人痘接種の到来は、医療の歴史の過渡期を示していた。二〇〇〇年つづいた厳粛な医学の説である四体液説は、科学の応用によって得られた新たな概念に道を譲ったのだ。それぞれの世界に片足を突っこんだ状態の医師らは、人痘接種を古い枠組みになじませようとした。膿疱ができるのは、古い説のなかではいいことだ。「健全な膿」は治癒の前兆でもある……。より良い膿疱が確実にできるように、人痘接種のために針で引っかく代わりにメスを使って皮膚を切り筋肉に達するほど深く切開する医師も一部出現した。古い説にこだわっているほかの医師は、まだ重要とされていた瀉血や瀉下による治療、厳格な食事療法を手技に含めた。

こうして、英国ではトルコの手技のさまざまな変形バージョンが生まれた。もはや人痘接種は引っかき傷をつけて、軽い病気が起こって治るまでしばらく隔離しておくだけのものではない。英国の医師は長く複雑な準備として摂生を主張し、人痘接種の数日から数週間の下剤投与や瀉血、特別な食事療法を子どもにさせた。このため、手技はますます困難で時間がかかり、医師にとってはますます儲かるものになった。初期の人痘接種を受けいれた人の大半は裕福な貴族で、高額の治療費を支払う余裕があったせいもある。したがって、治療の値段はますます高くなっていた。

この手技を受けた多くの子どものなかに八歳の孤児がいた。彼はのちに、数週間かかった〝準備〟について書いている。瀉血と瀉下を繰りかえし野菜の少ない食事をして、ほかの少年たちと〝人痘接種小屋〟に閉じこめられる。膿疱にさらされるころにはその少年は身体がひどく弱っていたため、病気が重くなり、小屋で数週間を過ごしてやっと回復した。それは少年の心に一生残る恐怖体験となった。この少年の名前はエドワード・ジェンナーといった。

とはいえ、ジェンナーの時代になるころには、つまり一七〇〇年代の後半には、大半の医師は少なくとも人痘接種は天然痘と戦うための最善のツールであると認めていた。医師らはその技術に熟達し、徐々に深い切開や瀉血を止め、もとのトルコ方式に戻る動きになった。簡潔で安価な人痘接種法が広まると、利用者がますます増えた。政府が一般市民への人痘接種を支援したともいわれている。

レディ・メアリーの勝利

この手技はアメリカやヨーロッパ中に広まった。アメリカでは、アフリカの自分の種族によって人痘接種を受けた黒人奴隷が一役買い、主人、つまり作家でもあり影響力の大きかった人物コットン・マザーが接種を受けた。

ロシアでは、エカテリーナ二世が秘密裏に一七六八年に人痘接種を受けた。担当した医師は失敗を恐れ、もしものときに逃亡できるよう馬車を待機させておいたとされている。数多くの人びとがこの手技を受けていた。

レディ・メアリーは勝利したのだ。メアリーは長生きし、注目に値する人生を生きた。当時の偉大な思想家たちと親しく付き合い（すばらしい詩人で随筆家のアレグザンダー・ポープから非常に崇拝され、誘いを拒まねばならなかったといわれている）、才能あふれるベニスの伯爵と恋に落ち（彼のためにメアリーは夫のもとを去った）、ヨーロッパ中を旅し、著作では長く名声を得た。メアリーの息子、コンスタンティノープルで人痘接種を受けた少年は、失望に満ちた人生を送り、ギャンブルに手を染める浪費家になった。医学的な証明となったメアリーの娘は、将来英国の首相となる男性と結婚した。

レディ・メアリー・ウォートリー・モンタギューは、一七六二年に没したのち、医学の開拓者として褒めたたえられて当然の人物だったが、ヨーロッパに人痘接種法を紹介したというその偉業は最近まであまり知られていなかった。その代わりに、世界から注目され名声を得たのはエドワード・ジェンナーだった。人痘接種小屋でひどく苦しんだ少年は、その後「ワクチンの父」として有名になった。

動物からヒトへの初めてのワクチン接種

当時、トルコの女たちと同様に、滑らかな肌をしている女性たちがいた。ウシの乳を搾る仕事をしている女たちだ。乳しぼり女は、バラ色の頬とクリームのような肌をしていて、何より天然痘の痕跡がないことを、郊外の人びとなら誰でも知っていた。

それはおそらく彼女らが、ほかの人に比べて牛乳やクリームやバターの豊富な食生活を送っていたせいだろう。それとも、ほかに何か理由があるのだろうか?

ウシの乳房にはときどき、牛痘といわれる軽い病気のせいで発疹ができることがある。それは天然痘に似ていたが、それほど恐ろしい病気ではない。乳しぼり女は搾乳しているときにその発疹に触れることがあり、それに感染すると数日後に発疹が出た。それにかかった少女たちはめったに天然痘にかからない。だから、農場の誰かが天然痘にかかったときは、たいてい乳しぼり女が看護することになった。この話を、農村の人びとはよく知っていた。

農夫も牛痘になることがあった。一七〇〇年代なかば、ドーセット近郊の小作人、ベンジャミン・ジェスティも牛痘にかかった。当時の彼は若く、イェットミンスター村周辺の多くの農場の人びとのように発疹が出て、それが消えたあと、そのことについてはほとんど忘れかけていた。その後ジェスティは地域の中心人物になり、良識があり勤勉で知られる農家として、富を築いた。

ジェスティには多くの友人や知り合いがおり、そのなかにジョン・フュー

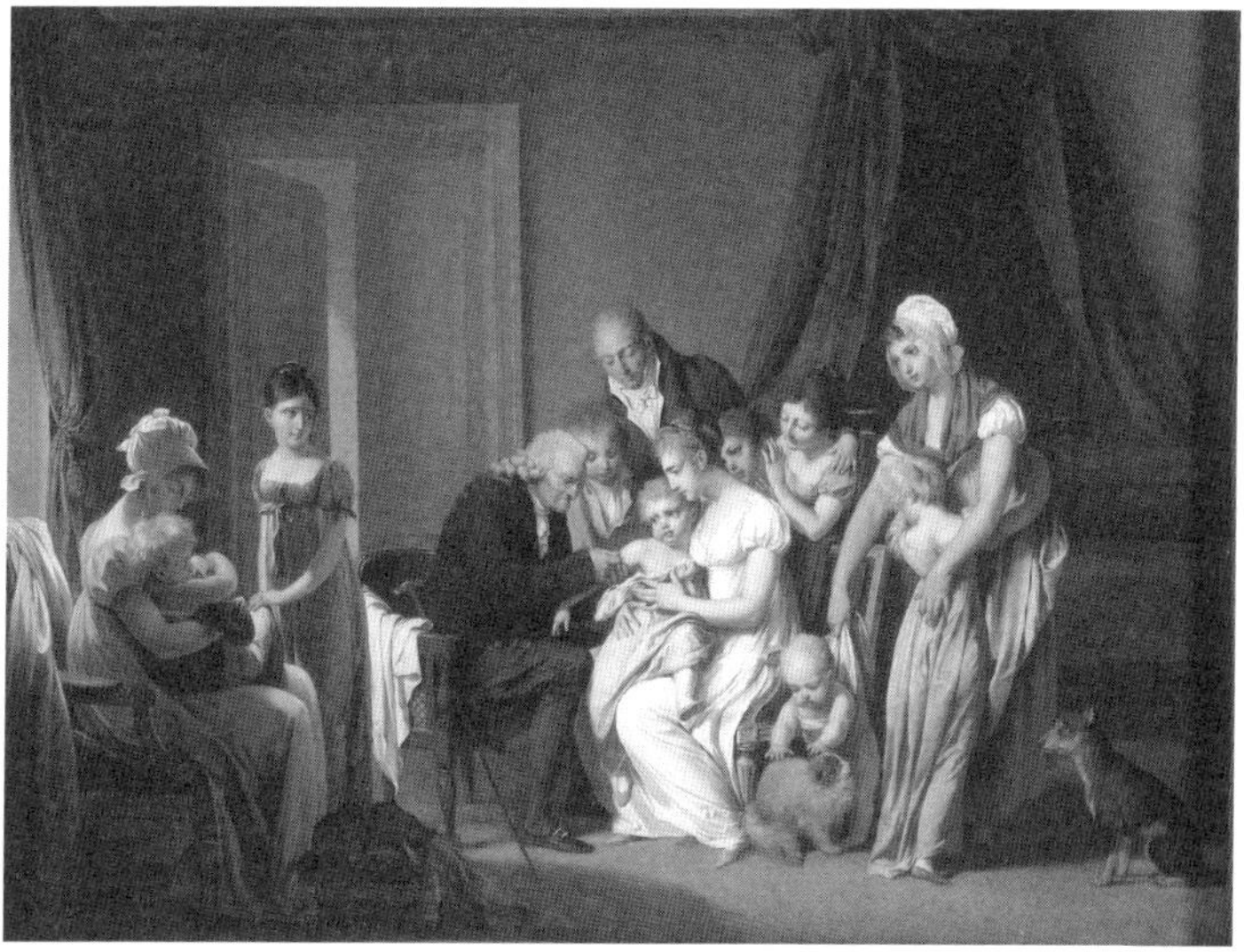

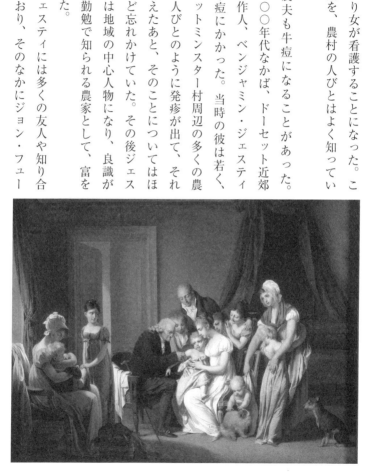

ワクチン接種。1807年、ルイス=レオポルド・ボイリー作。ウェルカムコレクション

スターという人痘接種をしている地域の医師がいた。フュースターは、乳しぼり女と牛痘と天然痘にまつわる地域で信じられている話を知って、ロンドンで一度、牛痘は天然痘を防ぐ力があるようだという話をちらっとしてみたことがあったが、多くの関心を引くには至らなかった。

フュースターは理論を組み立てたのかもしれないが、その概念を行動に移したのは農民のジェスティだ。一七七四年、天然痘の流行が地域を脅かしたとき、ジェスティは、牛痘にかかったことがある自分のことは心配していなかった。しかし妻と幼いふたりの息子は軽い牛痘にも天然痘にもかかったことがない。迫りくる流行のせいで家族が死ぬかもしれない。ジェスティは自分が得たのと同じ方法で家族を守ろうと決意する。近所を尋ねあるき、牛痘にかかっているウシの群れが近くの牧場にいることを知った。家族を連れて牧場を横断し病気のウシのところに出かけ、太い裁縫針でウシの乳房に出ている牛痘の疱疹を引っかいてつつき、その針で妻と子どもたちの腕に引っかき傷をつけた。

この動物からヒトへの伝播は、滑り出しがあまりうまくなかった。妻の腕に炎症が起き、医師を呼んで手当を受けたとき、近所の人びとに真相を知られ、神を侮辱したと非難され、泥や石を投げつけられたのだ。

しかし効果はあった。家族三人ともが軽度の牛痘にかかった。その後、村で天然痘が大流行したとき、この家族は影響を受けなかった。ジェスティは家族の命を救ったようだ。しかしジェスティは慎み深く、近所の人びとと良い関係を保ちたいと考えた。それで、彼はこの件を自慢せず、農業の仕事に精を出した。

この話が公になるのはあとのことで、そのときはジェスティが〝ワクチン接種（vaccination）〟と呼ばれるものを最初に実行した人物として称賛された（vacca はラテン語で「ウシ」の意味）。

この言葉はジェスティの実験から数年後に発明された用語で、この用語を生みだしたのは、この発明の最大の分け前を得た男、エドワード・ジェンナーだ。

一七九〇年代、ジェスティが家族に牛痘のワクチンを施してから数十年後、ジェンナーは慎重に科学的な研究を行った。牛痘によるワクチン接種は天然痘の人痘接種よりずっと安全でより効果があることを、世間の人に信じさせるために必要な研究だった。

ジェンナーこそが、最初は自分のアイデアを攻撃されたものの、最終的には受けいれられ、世界的な名声を得た人物だ。科学者のフランシス・ゴルトンがのちに語っているとおり、〝科学の世界の名声は、最初に概念を思いついた人ではなく、それを世の中に信じさせた人が得るものだ〟。

そんなわけで、レディ・メアリーの先駆者としての取り組みは、科学の歴史のなかでほかの多くの女性の取り組みと同じく、大半の人びとに無視された。

凶悪な殺人的病魔の仕組みが解明される

一八六三年、ゲティスバーグ演説を行って数時間後に、エイブラハム・リンカーンは天然痘を発症したと、大半の歴史家は考えている。リンカーンは四週間後に回復したが、彼の従者はこの病気で亡くなった。

メアリー・モンタギューやベンジャミン・ジェスティ、エドワード・ジェンナーやその他の人が天然痘の予防法を世界に伝えたにもかかわらず、この疾患は世界の多くの場所を荒廃させつづけ、その後一〇〇年にわたって暴れつづけた。

二〇世紀だけでも、天然痘は世界中の三億人の人びとの命を奪ったと推定されている。これは、その世紀のあらゆる戦争や天災による犠牲者数の二倍以上である。

しかし天然痘のワクチン接種は効果が出ていた。多くの人びとがワクチンを受ければ受けるほど、犠牲者が減り、感染症の広がりが少なくなる。ワクチン接種を非常に積極的に推しすすめ、学童にそれを義務づけた国家は症例数を減少させ完全にゼロにすることができた。

自然の天然痘症例が最後に発生したのは、米国では一九四九年、北アメリカでは一九五二年、ヨーロッパでは一九五三年である。すべての国で、同じように積極的なワクチン接種の取り組みが行われれば、この疾患を地球上から排除できる可能性は大いにあることは明らかであった。

天然痘はあらゆる殺人的病魔のうちでもっとも強力だが、根絶を目指すうってつけの候補でもあった。

その理由のひとつが、感染患者を追跡しやすかったことである。数日後に症状が現れるため、広く伝播するまえに患者を特定し隔離することができた。

また、ヒトに感染する株がほかの動物には感染しないという事実も重要だった。ほかの動物に感染するウイルスの場合、動物を宿主にして、ヒトに再感染する機会をうかがうようにその動物の体内に隠れている可能性がある。が、天然痘ではそういうことがほぼなかった（たとえば黄熱病はヒトからサルに感染し、その後ふたたびサルからヒトへ感染することがある）。

三つめの理由は、近年の天然痘ワクチンはジェンナーの牛痘の接種と比べてずっと効果が高く、扱いが簡単かつ安全で、短期間に大きな集団を保護することがたやすくできることである。

現在は、いかにしてワクチンが私たちを守ってくれるのかについて、かなり多くのことがわかってきている。メアリーやジェスティ、ジェンナーは、シンプルな観察を通して発見を行った。彼らは何が効果的かをみて、その効果がより多くの人びとにとっていいものになるようにしようとした。だが、なぜ効果があるのかは知らなかった。天然痘やその他の感染症がなんのせいで起こるのか知らなかったからだ。

その発見は、一八〇〇年代の後半まで待たねばならない。そのころに、ルイ・パスツールやロベルト・コッホやその他の科学者によって、多くの疾患は体液の乱れではなく、「微生物」

と呼ばれる目にみえない有機体によって生じ、伝播されることが示された。病原微生物説は爆弾のように医学界に攻撃をしかけ、古い説を爆破して障害を取りはらい、新たな治療法を導いた。そのなかでも注目すべきは、狂犬病や炭疽熱、麻疹、ポリオなど、ほかの疾患のワクチンだ。適切なワクチンは特定の疾患に魔法のような効き目を示した。

とはいえ、すべての疾患に効果があったわけではない。さまざまなワクチンが試されたが、まったく効果がないものが大半だった。疾患によって効果が違った。一八八〇年代から一九三〇年代にかけて、科学者らはその理由をみつけようとした。なぜ一部のワクチンは効くのにほかのは効かないのか。そもそもなぜワクチンが効果を示すのか。

その答えは身体の自己防御メカニズムにあった。病原微生物説とワクチン開発が組み合わさって、身体内の免疫系について理解が進んだ。免疫系とは、複雑で精巧にバランスの取れた多くのプレイヤーによるシステムで、これによって私たちの身体は、細菌やウイルスなど体内に侵入した有機体を特定し、標的にして破壊することができるのだ。

レディ・メアリーの人痘接種やジェンナーのワクチンは少量のウイルス(細菌より小さな感染性の有機体。最初のウイルスが特定されたのは一八九二年)を体内に送りこむことによって、免疫系を目覚めさせるモーニング・コールのような役割を果たしていたのだ。いったん侵入者が認識されると、身体はそれを覚えていて、ふたたび姿をみせたときはずっと速く防御を開始することができる。それが、その疾患に免疫ができている状態だ。

天然痘は、ひとつは非常に危険な株（大痘瘡）と、もうひとつは軽度の株（小痘瘡）という痘瘡ウイルスのふたつの株によって引きおこされることが明らかになった。ワクチンはどちらの株にも非常によく効く。むしろ、ほかの疾患に対する大半のワクチンより効果が高い。感染症はそれぞれ異なる。たとえばインフルエンザウイルスは、毎年変異し変化した多くの株が登場するため、ワクチンの効果が小さくなる可能性がある。マラリアはそれらとはずいぶん異なる病原体（寄生虫）によって引きおこされる。だから、マラリアにはそれほど効果的なワクチンはない。また、ウイルスや細菌によってはワクチンの効果を弱める術を持つものがある。たとえばＡＩＤＳを引きおこすウイルスは免疫系から隠れる方法を会得している。

だが天然痘ワクチンは非常に効果が高かったので、一九六〇年代には、グローバルな医療プログラムによってこの疾患はほぼ一掃される寸前だった。これは途方もない取り組みだった。職員はジャングルを旅し、山村には空輸され、アジアや南アメリカ、アフリカの遠隔地にどんどん到達し、そこの人びとみなにワクチン接種を行った。この活動のゴールは医学界にとって目新しいものだった。疾患をコントロールするだけでなく、疾患を世界から永遠に葬ることだったのだから。

そのゴールに辿りつくのに長くはかからなかった。一九七七年、二三歳のソマリアの医療活動員で病院の料理人でもあったアリ・マオ・マーランは、歴史に残る、地球上で最後の自然感染した天然痘患者となった。ソマリアは遊牧民族が複数存在し、地形的にもへんぴな場所があり、天然痘ウィルスにとっては最後の砦だった。マーランが疾患を発症したとき、ただちに隔離され、接触した人は誰でも、最近のワクチン接種が確認され、慎重に監視された。マーランは生き延び、その後はポリオ根絶に向けた活動に人生をささげた。

世界保健機関（WHO）の専門家らは急がずに見守った。数ヵ月経ち、大半の研究者がウイルスがヒトを宿主とせずに生きられると考える期間を充分すぎたあとも、天然痘の患者はどこにもいなかった。

勝利が宣言された。天然痘といういつの時代もきわめて破壊的だった疾患はようやく根絶された——と、人びとは思っていた。

研究所のストックで事故が起きた

一九七八年、英国バーミンガムの中年のフォトグラファー、ジャネット・パーカーは風邪らしきものを引いて具合が悪くなった。その後発疹が出て、膿疱になった。

パーカーを診た医師は驚いた。英国ではもう何十年も天然痘の症例をみた者はいない。けれども徴候は疑いようもなかった。その後、医師らは彼女がある地域の病院で働いていたことを知る。彼女の仕事はデータ保管のために組織や臓器の写真を撮ることだった。パーカーは暗室でフィルムを現像していたが、その暗室は医学研究者ヘンリー・ベドスンが研究を行っている研究室の真上にあった。そしてベドスンが研究していたのがなんと、天然痘だったのだ。

そのウイルスは自然世界からは消えたが、世界に点在する一握りの研究室で、後世（と科学的研究）のためにいくつかのサンプルが残され、冷凍され、鍵をかけて保管されていた。ベドスンの研究室はそのひとつだった。

のちにこの事件が表に出たとき、ベドスンの天然痘研究室が問題を抱えていたことが明らかになる。当局はベドスンに研究室が安全性の国際基準を満たしていないため、数ヵ月以内に研究室を閉めるように警告していたのだ。パーカーが病気になった当時、ベドスンはできるうちに結果を出そうと焦っていた。

どのようにしてパーカーが感染したのか、はっきりと断定することはできない。ウイルスが病院の通気口に入ったのかもしれないし、汚染された衣服や装置に触れたせいかもしれない。のちに公式な調査が行われたが、原因を特定することはできなかった。だが、どういうわけかベドスンのウイルスがジャネット・パーカーの身体に入りこんだのだ。

この医学的災害はこれだけで終わらなかった。パーカーの家は封鎖されて消毒された。ワクチン接種記録を確認したところ、天然痘ワクチンを接種されていたが、それは一二年もまえのことだった。免疫を保つには、天然痘ワクチンを数年ごとに接種すべきだ。けれども、周りにもう天然痘がなかったため、パーカーは多くの人びとと同じく、免疫維持に気を留めていなかった。英国では天然痘の症例が長い間現れていないため、人びとはわざわざワクチンを受けようとは思わない。多くの若者はまったく免疫がない状態だ。

パーカーはすぐに隔離され、パーカーの両親やパーカーを病院に運んだ救急車の運転士まで、保健当局がみつけた接触者、全員で約五〇〇名がみな同じく隔離されることになった。

ふいに英国の医療は七〇年まえに引きもどされた。接触者全員をいったいどこに隔離できるのか。伝染病の大半の重篤患者を隔離するために一九〇七年に建てられた、古い「発熱病院」があった。一九七〇年代にはほとんど使用されなくなっていて、職員はたったのふたりまで減らされていた。病院は清掃され、設備がふたたび整えられ、あっというまに息を吹きかえした。パーカーと接触した多くの人びとがそこに収容され、病気の徴候がないか監視された。

注目の多くはパーカー自身に集まった。病状は悪化した。痘瘡が頭皮から手指、足の裏まで身体のいたるところに現れた。呼吸が困難になった。悪夢のような光景だった。パーカーの母親も症状が出始めた。父親は同じ病院に隔離されていたが、娘と妻を心配してパーカーの部屋を訪れているとき、心臓発作を起こし、数日後に亡くなっている。

この悲劇のさなかに、天然痘の研究者ヘンリー・ベドスンは自宅の園芸小屋で喉を切った。

遺書にはこう書かれていた。〝私自身と私の研究を信頼してくれていた多くの友人や同僚からの信頼を台無しにしてしまったこと、とくに妻や愛する子どもたちに不名誉な思いをさせて申し訳なく思う。この行為はいままででもっとも愚かなふるまいだが、これでみんながいくらかでも平穏になれるだろうと思う〟。

一〇日後、天然痘によってジャネット・パーカーがこの世を去った。

彼女の遺体は生物学的危険物質として扱われた。葬式は保健当局が監督し、葬列は覆面パトカーが随伴した。会葬者は遺体に近づくことができず、特別に監視された火葬場で火葬された。火葬場はその後、医療技術者によって洗浄された。

公式調査が行われ、議会で議論され、最終的にはWHOが動いた。天然痘は、多くの研究所で研究するにはあまりに危険すぎるという決定が下された。封じ込めから漏れがあったときのリスクが高すぎるのだ。パーカーの死から数年で、世界中の事実上ほぼすべての研究所の天然痘ウイルスのストックが廃棄された。

これからのワクチン

現在、このまだらの怪物のサンプルはふたつの厳重に管理された研究所、米国のアトランタ州にある疾病管理センター（CDC）と、ロシアのコルツォヴォにあるロシア国立ウイルス学・

バイオテクノロジー研究センター（ＶＥＣＴＯＲ）でのみ保管されている。

私たちの知るかぎりでは、ということである。ほかのどの場所にもそのウイルスの危険なストックがこっそり保存されてなどいない、という保証はない。

一九九〇年代のソビエト連邦の崩壊から、そこで保管されている天然痘サンプルの安全性が懸念された。二〇〇一年以降の国際テロの脅威が大きくなったことも不安をかきたてる。一九九四年、ある研究チームが天然痘ウイルスの全ゲノムを発表したし、最新のツールは遺伝子を操作できる。異常な研究室で生きたウイルスが再構築されないとはいえない。

四〇年間、誰も天然痘に感染していない。ということは誰も治療していないし、この病気に免疫がある人間はほんの一部しかいない。米国では、すべての子どもに対する定期的な天然痘ワクチン接種は一九七一年に廃止され、こんにちでは、天然痘ワクチン接種が必要な米国人は、米軍人で、韓国に駐留する者かその他の特別な例のみだ。現在私たちは、アステカ族やインカ族、あるいは一七〇〇年代の英国の幼児のように天然痘にかかりやすい状態だ。

この脅威に対抗するため、米国は九・一一後にクラッシュ・プログラムを開始し、必要になれば国内の人びとにすばやくワクチンを打てるように、何百万人分もの天然痘ワクチンを作製して備蓄している。

けっきょくはリスクと有用性の問題になる。現在の天然痘のリスクはゼロに近いため、定期的なワクチン接種に戻すことで生じる副作用のリスクは小さいといえども、必要なものではない。けれども、万一に備えてワクチンは保存されている。

すべてのワクチンにこのリスクと有用性の分析を当てはめてみるべきである。インフルエンザの予防接種を受けるべきかどうかなど、いくつかの決定は個人に委ねられている。インフルエンザは一般的に軽度で、予防するためのワクチンは一〇〇パーセント有効というわけではないため、インフルエンザの予防接種を受けるかどうかはあなたしだいだ。帯状疱疹とヘルペスウイルスの状況も同じだ。それらの疾患のワクチンは、利用可能で、安全であるし、リスクが高い集団が利用するのはいいことだ。けれども受けるか受けないかはあなたの自由だ。

けれども、もっと危険な病気の場合は、話が違ってくる。保健の専門家はジフテリアや破傷風などの重度疾患ワクチンの子どもへの接種をはっきり義務づけている（訳注：日本では努力義務という）。これらの病気の場合、病気を避けるというおもな利益が予防接種で生じる小さなリスクをはるかに上回っているのだ。ワクチンの義務化が公衆衛生のためになることは明らかだ。

これは、ワクチン接種反対活動が消えたという意味ではない。むしろ、インターネットを通じて広がっているうわさや不安感に刺激され、運動は過去の世紀より激しくなっている。その理由のひとつは、ワクチン接種の成功にある。現在ワクチンが予防している疾患は、ワクチンによって過去のものにされているため、たいていは、恐怖心を呼びおこさず、害のない幽霊のような存在になっている。

こんにち生きているほとんどの人びとは、これまでに天然痘やジフテリア、ポリオの症例をみたことがない。殺人伝染病によって、レディ・メアリーのように弟を、ジャネット・パーカーの母のように娘を失ったことがない。

私たちのそれらの病気に対する危機感は小さくなり、とうとうワクチンの利益が小さく思え、ワクチンから生じるあいまいなリスクのほうが大きく思えるほどになってしまったのだ。

それは、私が思うに、危険なまでに間違った考えだ。ワクチン接種を受けないと決める人びとが多くなるほど、免疫がない人のプールが大きくなり、万一疾患が復活すれば、それだけ早く広がる。天然痘が地球上から撲滅されたのは、充分な数の人びとがワクチン接種を受け、ほかに動物の宿主がなく、ウイルスが増殖する場所、広がる余地がなくなったからだ。天然痘は滅びた。充分な人びとがワクチンを受ければ、危険はゼロに近づく。これがいわゆる「集団免疫」と呼ばれる利益である。

天然痘に対する勝利は苦労して手に入れたものだ。これによって予防されてきた苦痛は、はかりしれない。膨大な数の死が免れた。現在、ポリオなどほかの殺人伝染病でも、根絶に手が届きそうな範囲に達している。

Chapter 2

レディ・メアリーの怪物

レディ・メアリーは、独立心と既知、影響力と不屈の精神で、これらの奇跡へと通じる扉を開く手助けをした。私たちはメアリーの取り組みを継承することによって、彼女の良識と勇気を称え、記憶に残しておくべきである。

Chapter 3

ミッキーフィンと抱水クロラール

化学と宗教のぶつかりあう中で

アヘンやモルヒネは天然の植物から作られた薬物だ。それと同じく、一九世紀のなかばまで医師が使っていた薬は、ほぼどの薬も植物から作られていた（水銀などの少数の植物性以外の物質もあったが）。それらはみな自然界から精製されたものだった。

しかし、それが変わろうとしていた。現代的な感覚での科学——つまり、観察、実験、発表、再現に完全に基づく学問は、薬の世界に足跡を刻みつけ始めたばかりだ。健康と自然世界を説明する古い医学の構造——ローマとギリシャの古代の理論と、アラビアの知恵が一部混じり、キリスト教の枠組みに無理やり押しこまれた、もつれあった学問はすでに道を譲っていた。新たな科学は新たな多くの薬剤を解き放とうとしていたのだ。

一九世紀なかば、化学ほど医学にとってダイナミックで、革命的で重要な科学的学問分野はなかった。非常にシンプルなレベルでいうと、化学とは、原子がどのように結合して分子を作るのか、そしてそれらの分子がどのように互いに対してふるまうかについての学問である。この分子というレベルで、一八〇〇年代の化学者は宗教とまともに衝突した。

Chapter 3

ミッキーフィンと抱水クロラール

化学者たちは、生の定義をどうにか処理しなければならなかった。西洋では、生と死を区別する線がキリスト教によって長く設定されてきた。このふたつのあいだの違いは、聖なる力の有無で、神から与えられた輝きが生き物と死んだ岩を切り離すのだ。これは宗教的な考えにとどまらなかった。

たとえば、一八〇〇年あたりの多くの科学者は生物内でみつかった化学物質、つまり有機化学物質は、基本的にほかの化学物質とは異なると考えていた。その考えを裏づけるいい証拠がある。

たとえば研究室内での化学反応は、大半がもとに戻すことができる。反応物は生成物になるし、生成物は反応物に戻る。けれども、生物内で生じた化学物質を用いた反応は、当時、もとに戻らないと考えられていた。ワインはブドウジュースには戻らないし、ヒナは卵に戻れない。生物のプロセスに関わった有機化学物質は、ほかの化学物質とは違ってそのなかに何かがあるはずだと考えられていた。生物内の化学物質の挙動はほかと同じように扱ったり研究したりできず、有機化学という新たな学問としてひとまとまりになった。それらは別のルールで動作し、ほかの何か——ひょっとすると生気の輝きのような——によって影響を受けると考えられた。

この生気という概念は、一七〇〇年代から一八〇〇年代早期に化学に浸透した。化学者はどちらかいっぽうを支持した。一部の化学者は、すべての化学物質は同じだと考え、しだいに有機化学は残りの化学を支配しているのと同じルールと一致しているとみるようになった。生気の輝きはなく、生と死を分かつ神秘的な何かもない。ほかの化学者は、生物に含まれている化学物質には、何か別のもっと特別で、神々しいものが含まれているはずだと主張した。

当時の医師の大半は、生命体には特別なスピリットが充満していて、体内の活力がバランスよく流れることで健康が保たれているとずっと信じていた。この「特別な力」という概念は、「四体液説」という表題がつけられ、何世紀ものあいだ西洋医学を支配した。いっぽう中国では「気の流れ」とみなされていた。現在、とらえがたいエネルギーを信じる代替医療のヒーラーたちのあいだにその概念は生きつづけている。

しかし、化学では違った。生者と死者のあいだに引かれた明確なラインについての概念は、メアリー・シェリーの小説『フランケンシュタイン』（KADOKAWA）が一八一八年に出版されたことで、文学的パンチを受けた。これは、死体から集めた組織で命を再生することで神を演じた科学者の主人公が登場する物語である。

さらに、一八三二年には、ドイツの化学者フリードリヒ・ヴェーラーが、生きた体内でしか作られないと思われていた化学物質のひとつを合成できること示して科学的により重大なパンチを繰りだした。その物質は尿素分子で、ヴェーラーの研究室のなかでふたつの〝死んでいる〟

化学物質を組み合わせることで作成された。

これはいまなら、小さなことに思えるかもしれないが、当時は重要な出来事だった。これまでになく強力な事実と技術の積み重ねで、科学は生と死の境界線をぼやけさせていた。科学者は境界線を越えたのだ。

有機体由来でない化合物が麻酔薬の始まり

ヴェーラーのすばらしい友人（むしろヴェーラーより偉大な化学者かもしれない）ユストゥス・フォン・リービッヒがつぎのステップに進んだ。リービッヒは科学界の奇才、真の天才で、すばらしい教師でもあり、あらゆること、とくに生命のプロセスに化学を適用することに情熱を燃やしていた。生物である有機体が無生物（無機体）と相互に影響しあう様子、とくにその相互作用の化学的性質に魅了されていた。

たとえば、植物が生長するためには、窒素、リン、カリウムをはじめとする無機質元素が必要であることを初めて示した。肥料がいかにして作用するかを解明したともいえる。したがって、「農芸化学の父」とも呼ばれている。この気難しくて口うるさく頑固な男は、薬物にも生涯関心を持ちつづけた。リービッヒは医学に化学を使用する「臨床化学の父」としても有名になった。

要するに、リービッヒは、栄養摂取や成長、生命自体のプロセスは神のみから生じるのではなく、化学変化によって生じていることを証明したのだ。この化学者は自らの考えを一八四二年に『動物の化学（Animal Chemistry）』という本にまとめた。

リービッヒのあと、多くの科学者が、生命プロセスは一連の化学反応に効果的に還元できるとみなすようになった。生物の身体はバラバラにして、延々と小さく細かく微細な分子のレベルまで還元することができる。この還元主義的アプローチは、それ以来ずっと生物の研究の大半を導いてきた。もはや、神という言葉が議論に持ちだされることはない。

このような流れのなかで、リービッヒ

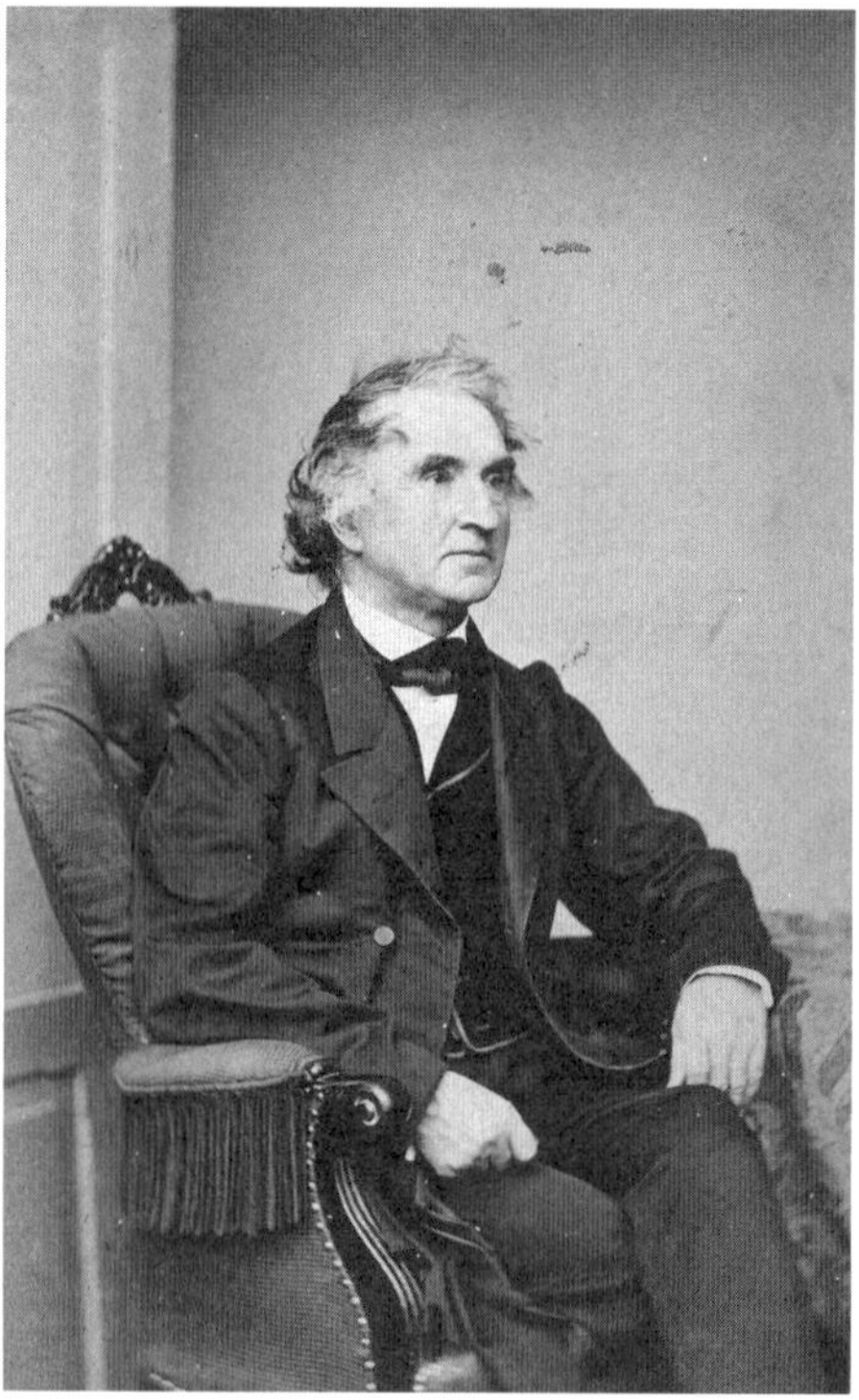

ユストゥス・フォン・リービッヒ。写真：F・ハンフシュテングル。ウェルカムコレクション

は多くの興味深い新たな化合物を作った。

そのひとつが抱水クロラールで、彼の研究室で最初に登場したのは一八三二年のことだった。この完全に合成された化合物は、体内ではみつからない物質だった。それどころか、人びとが知るかぎり、この研究所で合成されるまで地球上に存在していなかった。それが将来、薬として用いられることになるのだ。

リービッヒはそのことを知らなかった。薬として使おうとは夢にも思っていなかった。ただ分子をいじり、ある物質がどのように別の物質へと変化するのか解明しようとしていた。たとえばリービッヒは、抱水クロラールをクロロホルムと呼ばれる重い、甘い香りのする液体に変えることができることを発見した。

一八五〇年代には、クロロホルムは、その臭気で人を気絶させることができるため、手術まえに患者を眠らせる方法として試験されている。けれども、クロロホルムは扱いが非常に困難で、危険すぎた。患者が呼吸過多になり、手術台で事故死しやすかったのだ。したがって、研究者はクロロホルムは脇に置き、別の代わりになる物質を探し始めた。

リービッヒが、研究室で抱水クロラールをクロロホルムに変えられることを示したことはすでに述べた通りだが、同じことが体内でも起こっているのではないだろうか。抱水クロラールはクロロホルムのより安全な代替になるのではないだろうか……。この仮説をもとに、動物を使った試験が開始された。

抱水クロラールは室温では固体だが、アルコールに混ぜるだけで簡単に液体にすることができる。一八六〇年代には、固体と液体、どちらの形態でも、人を眠らせる大きな効果を発揮することが明らかになっていた。リービッヒが初めて作りだしてから医療使用が開始されるまで、数十年たっていたため、特許権を取ることはできなかったが、そのおかげで、多くの企業がそれを製造し、広く用いられた。

アヘンなど天然由来の薬物は使用者を眠りに導いたが、別の作用もあった。そのため、多くの歴史家の目には、抱水クロラールこそが最初の真の睡眠薬、医師らが「催眠剤」と呼ぶ薬の部類と思われた。わずかなクロラールは患者を落ち着かせ、少し増やすと簡単に眠らせることができ、たっぷり使えば気絶させることができる。一八六九年になるころには、睡眠薬として、また手術まえに患者を鎮静させる薬物として売られていた。クロラールは最初の催眠剤だっただけでなく、広く利用された最初の完全な合成薬だった。

数年のうちに、クロラールは世界的に流行した。

モルヒネと同じく、クロラールは医療用にも、娯楽用のドラッグとしても使われた。神経質なヴィクトリア朝時代の人びとは、精神安定剤として用いた。不眠症患者は、寝るまえにむさぼるように飲んだ。パーティではその効果を楽しんだ。《ニューヨークタイムズ》紙は一八七四年のロンドンをつぎのようにレポートをしている〝クロラールはいま流行りの催眠剤で、心地よい眠りと自然ですがすがしい回復を促す手段である〟。

けれども、クロラールは危険でもあった。利用が広がるにつれて、過剰摂取の事故や自殺に用いられるという報告も増えた。そして、さらに悪いことが起こった。

麻酔薬クロラールを使った集団レイプ殺人事件発生

一九〇〇年の秋、ジェニー・ボシーターという名前の一七歳の少女がニュージャージー州パターソンの労働者階級の家族のアパートメントから、姪のベビーパウダーを買いに夜の散歩に出かけた。それきりジェニーは家に戻らなかった。翌朝、牛乳配達人がパッセーク川の岸辺でジェニーの遺体をみつけた。レイプされ、毒を盛られていた。検死の結果、過剰な量の抱水クロラールを飲まされていたことがわかった。

これはやがて、産業復興と成金趣味の「金ぴか時代」注目の事件となった。遺体が発見されてから数日後、馬車の御者が前の夜にある食堂でジェニーを乗せたことを認めた。四人の男がその食堂の通用口から馬車のなかに彼女を運びこんだ。ジェニーはその時点では意識を失っていたが、生きていた。男たちは御者に近くの人気のない場所を指示した。御者が警察に語ったところによると、男たちは毛布を広げ、少女を繰りかえし強姦したそうだ。彼らが動きを止めたのは、少女が嘔吐しているときだけだった。若者らが少女を馬車に戻したとき、少女はぐったりして反応がなかった。レイプ犯たちは不安になった。四人の若者は有力なコネがあるようで、御者に地元で有名な医師の家に行くように指示した。医師はレイプ犯のひとりの家族の友人だったのだ。けれども、間にあわなかった。ジェニーはすでに事切れていた。若者たちは遺体を馬車に戻し、川へ行くよう指示し、死体を捨て、御者に一〇ドル渡して、口を閉じておくようにといった。

だが口止めは充分ではなかった。数日後、御者は警察に行き、警察は医師を訪ね、医師は若者を引き渡した。若者らはみな、地元の立派で裕福な家の出だった。なかのひとりは判事の弟だった。

四人の男は犠牲者が自分から近寄ってきて、いちゃつき、酔っ払って抱きついてきたのだと、少女を非難した。四人は少女にアブサンとシャンパンをおごったことを証言したが、クロラールについては何も知らなかった。彼らは馬車で彼女をドライブに連れていっただけだが、ジェニーが気を失ったので不安になり、死んでパニックになったのだと述べた。なぜ少女が下着をつけていなかったのかは説明できなかった。クロラールの入った瓶が、なぜ遺体のそばでみつかったのかも説明できなかった。

町の育ちのいい者たちは若者たちを信じるほうを選び、奔放な女工、労働者階級のティーンの売春婦が、彼らのお気に入りの息子たちをたぶらかしたとうわさした。社会主義派の新聞がジェニーを擁護し、少女の死は上流階級の変質者たちによる労働者階級への攻撃だと断じると、複数の新聞がこの意見に賛同した。

最終審理は大衆の注目を浴び、法廷は満員でざわついていた。法廷に入れなかった数百人もの人びとが外でひしめきあい、証人が到着すると、非難を浴びせた。

反対尋問では、その地域でいちばんの弁護士たちに助言された四人の若者は、自分たちが語った話に固執した。ところが、証拠ははっきりと有罪を証明していた。三日後、四人全員が第二級殺人の有罪判決を受け、四人のうち三人は三〇年の刑を宣告された。四人目は最終的に罪を告白し、詳細を明かし、一五年の刑を宣告された。全員が、刑期の半分ほどしかたたないうちに釈放された。それは、ある新聞いわく、何年ものあいだ〝彼らの代理としてパターソンの有力者階級が温情措置をしつこく懇願〟したおかげであった。

皮肉にも世紀の発明は史上初のデート・レイプ・ドラッグになった

ジェニー・ボシーターが死亡したのは抱水クロラールとアルコールの混合物のせいだった。これは「ノックアウト・ドロップ」と呼ばれた。史上初のデート・レイプ・ドラッグだ。これにはほかの使い道もあった。

たとえば、「ミッキーフィン」と呼ばれるものがある。

いまは人物よりもその言葉が有名だが、フィンとは、実在の人物だった可能性が高い。シカゴのサウスサイドで世紀の変わり目あたりにあった食堂のバーテンダー兼支配人だったらしい。一九〇三年、「ゴールド・トゥース」と呼ばれていたメアリー・ソーントンという売春婦は、ローンスター・サルーンの支配人マイケル・フィンが客に毒を盛り、盗みを働いていると証言した。フィンか従業員のウェイターか雑用係が客の飲み物に抱水クロラールを混ぜる。薬が効き始めたら、半分意識を失った客を奥の部屋にエスコートし（または運び）、金品を奪い、裏通りに放りだす。犠牲者はあとで目を覚ましても、何があったのかよく思いだせない。

フィンは逮捕され、バーは閉められたが、「誰かにミッキーをこっそり飲ませる」という考えは始まったばかりだった。「ノックアウト・ドロップ」は米国の犯罪の構成要素のひとつになった。

精神病患者にクロラール、そしてマリリン・モンロー殺害にも

クロラールの合法的な用途としては、大半が精神病院での使用で、ほかにはない重要な役割を果たしていた。ときどき、精神病患者は制御が利かなくなり、そう状態や暴力的になって、患者自身はもちろん、周りの人にも危険が及ぶことがある。

古い時代、付添人は患者を管理するために、暴力に訴え、拘束衣などで抑制し、落ち着かせるためにアヘンやモルヒネ、大麻さえも用いていた。しかしクロラールは、効くのが速く、幻覚が生じにくく、よりコントロール可能な方法で患者の意識を失わせることができたので使いやすかった。量を少なくすることで、興奮した患者を落ち着かせることができ、患者も付添人も同じように静かな夜の眠りを確保できた。

世紀の変わり目の約三〇年のあいだは、目隠しをされていても精神病院にいることがわかった。何も不思議なことではない。患者の息から洋ナシのようなクロラールの匂いがしていたからだ。当時の精神科病棟にはその匂いが充満していた。

クロラールの時代は一九〇五年あたりまでつづいた。そのころになると、化学者はもっといい合成薬、バルビツレートを作りだしていて、つづいて一九五〇年代と一九六〇年代には、現在のトランキライザーの初期の形態と、より強力な抗精神病薬が生まれた（一八五ページのクロルプロマジンの章を参照のこと）。

現在は、何百種もの改善された睡眠薬や弛緩薬があり、犯罪者が犠牲者の飲み物にこっそり加える薬もさらに種類が増えている。クロラールはいまだに処方され、使用されている（マリリン・モンローと女優でモデルのアンナ・ニコル・スミスを殺した薬のカクテルに入っていたという話はとくに有名だ）が、いまはマイナーな存在である。

完全な合成薬が新境地を開き「ビッグファーマ」誕生への道をつくる

それでも、クロラールは歴史のなかで重要な位置を占めている。最初に広く利用された完全な合成薬であり、新たな境地を開いたのだ。クロラールは、研究室で試験管を片手に研究している科学者が、天然原料に由来する薬と同じかそれ以上に強力な薬を作りだせることを実証した。メンタルヘルスの専門家による熱心な導入や、一般の不眠患者による熱狂的な使用、不気味な犯罪に対するマスコミからの注目でさえも、すべてが、研究室で作られるほかの合成薬を探求することで得られるかもしれない利潤を指し示していた。

リービッヒやヴェーラーの科学の継承者は、一八〇〇年代後半や一九〇〇年代前半に成年に達した有機化学の世代で、彼らは分子をいじる達人になり、人体に影響を及ぼす分子を作ったり、あちこちの原子を足したり引いたりして、特別な目的に合うよう分子構造を手直しできるようになった。新たな化学物質を作って、動物や人間で試験をすればするほど、健康を促進するために作用するものや、そうでないものについて理解が深まった。化学業界が全般的に発展し始めると、幾人かの化学者はその身をささげるようにして、新たな合成薬を探し始める。ノックアウト・ドロップは、こんにち私たちが「ビッグファーマ」と呼んでいる巨獣の誕生に一役買ったのである。

Chapter 4

咳にヘロイン

化学者たちは依存性のない「モルヒネ」作りに血道をあげた

一九〇〇年の米国のオピエート常用者は総人口約七六〇〇万人のうち約三〇万人にも上った。増加原因の大半は、モルヒネを打ったときに得られる快感と思われる。この数字は、約一〇〇〇人に四人が常用者であったことを意味する。

おおまかにいえば、一九〇〇年の米国のオピエート常用者の率は、約一世紀後の一九九〇年代の率とほぼ同じである。もちろん、過去二〇年間で、オピオイド依存率はかなり急激に上昇した。しかし、この流行についていえば、むかしもいまも同じことがほかにも多くある。むかしもいまも、過剰摂取で毎年何千もの人びとが亡くなっている。むかしもいまも、誰もがアヘン製剤のダークサイドを知っている。誰だって、自殺や過剰摂取、依存や破滅的な行為のニュースを読んでいる。けれども、むかしもいまも、何をすべきか確信している人はいない。

大きな違いは、一九〇〇年当時はアヘンやモルヒネ入りの薬が処方箋なしで手に入ったことだ。街角の薬屋に行けば、誰でもモルヒネを買うことができた。

ところがまもなく、常用の広がりに直面し、この薬物を管理するために何かすべきだと要求する医師や議員、社会活動家が増え始める。とはいえ、全面禁止は選択肢になかった。モルヒネを完全に禁止するには、その医学的な価値が大きすぎるのだ。けれども、なんらかの規制を求める圧力は高まった。

政治家は合法性を議論していたが、化学者は合法性の問題を解消するための何かを探し求めた。痛みを和らげる力は保持したまま依存のリスクがない、モルヒネの新たな形態をみつけようとしていたのだ。この魔法のような薬は、薬物研究者にとって聖杯のような存在だった。化学者はモルヒネ分子を研究し、あちこち側鎖を追加したり、原子をひとつ抜いたりして、分子構造を変化させ、探索をつづけた。

一年ごとに化学者は研究を洗練させていった。一九〇〇年前後の数十年は化学の黄金時代で、タンパク質や糖、脂質など炭素を含む分子、生命分子の科学である有機化学というサブフィールドはとくに研究が進んだ。この時代のすばらしい化学者たちは、体内のどの分子であれ、たいていは望みの分子の類似化合物を作ることができるように思えていた。糖がどのような構造か、食物はいかにして消化されるのか、酵素（生化学反応の触媒）はいかに作用するのかを学んでいた。職人が木や金属からものを作るように、分子から化合物を作ることができた。化学者はなんでも作れるようだった。

しかし、モルヒネはそうはいかない。一八七四年のロンドンで、よくある失敗が起こった。

ある化学者がアセチル基という小さな側鎖をモルヒネに加えようとしたときのことだ。この英国の研究者は、奇跡の組み合わせを探しているその他大勢のひとりで、有望なものをみつけたと考えた。けれども、新たな化学物質を動物に試しても、何も起こらなかった。

動物の試験は、不完全な技術だ。ラボのラット、イヌ、マウス、モルモット、ウサギはそれぞれ独自の、ヒトとは異なる代謝系があり、新たな薬物にさまざまな反応が出ることがある。さらにこっちのほうが重大なのだが、動物たちは研究者に、どんな気分か話すことができない。そのため、薬物の影響を測定するために、科学者は動物の反応を試験するほかの方法をみつけださねばならない。たとえば感染症からの回復を確認するのは簡単だ。しかし、ラットの抑うつの強さを測定するのは困難だ。

それでも、動物を使う試験は、新しい薬物の毒性を確認したり、その効果について大雑把にでも理解したりしなければならない研究者にとっては、非常に役立つ方法である。

そんなわけで、一八七〇年代のロンドンのこの化学者は、新たなアセチル化したモルヒネを動物に投与した。何も起こらなかった。低量を与えても毒はないようだが、効果も現れないようだ。大半の実験と同じく、ここでも袋小路にぶつかった。化学者はこの結果について短い論文を学術誌で発表し、別の研究を始めた。

そのまま二〇年放置された。その間、別の化学者たちは、モルヒネだけでなく、アヘンやコデイン、テバインなどほかのおもなアルカロイドを使って研究をつづけていた。バラバラにして、新たな原子を組み合わせて戻したりして、何百もの類似化合物を作成したのだ。それでも聖杯はなかなかみつからなかった。世界中の名だたる有機化学者が最新の技術を駆使しても、成果は現れなかった。

染料メーカー、バイエルがアスピリンとモルヒネを開発

突破口がみえたのは、世紀が変わる直前のことだった。一八九〇年代後半、ドイツのある染料製造会社が手を広げようと考えた。バイエルには当時すでに一定数の化学者がいた。化学者たちは、コールタール(ガス灯に使われる石炭ガスを作る際に出る廃棄物)を合成染料などの貴重な化学物質に変える仕事をしていた。

ヴィクトリア女王が一八六二年に、化学者の研究室で作られた新たな色味である藤色のドレスを着てからというもの、合成の布染料が大流行していた。化学者はコールタールからまばゆい虹のような新しい色を作り始めた。染料のゲームに加わった者はみな金を儲けていた。しかし、一八九〇年代のドイツには数多くの染料メーカーがあり、マーケットは飽和しつつあった。

そこでバイエルは自社の化学者たちに方向転換させ、儲かりそうな別の化学製品を探索し始めた。それが薬だった。抱水クロラールなどの合成薬の成功に触発されて(一二一ページ参照)、

さらに多くの疾患を治療できる研究室製造の化学物質をみつけだすことになった。

薬剤製造への転身という決断は、いくぶん危険な賭けだったが、見返りは途方もないものになる可能性があった。基本的なアプローチは、染料も薬剤も同じだ。一般的な比較的安価の自然物質（染料用の石炭、薬剤用のアヘンのように）からスタートし、有機化学者はその物質の分子を手直しして、はるかに価値のあるものに変える。これらの新たに創りだされた化学物質はその後特許を得て、途方もない価格で売りだされることがある。

バイエルが製薬に重心を移してまもなく、この会社の若い化学者、フェリックス・ホフマンは黄金を二度掘り当てた。一八九七年の夏、ホフマンもアセチル基を分子に付加する研究を始めた。柳の樹皮（この樹皮は、発熱に効くハーブとして、長く使われていた）から分離される物質にアセチル基をつなげたとき、有効な新たな解熱鎮痛薬ができた。

会社はこれを「バイエル・アスピリン」と名付けた。

そして、これと同じアセチル側鎖を、ロンドンの化学者が数十年まえにしたようにモルヒネに加えた。彼がみつけた分子は、英国の化学者がすでに試験して放りだしたのとまったく同じ分子だった。しかしバイエルはこの分子を放りださず、ホフマンのアセチル化したモルヒネを、さらに多くの種類の動物に試験し、その結果をより肯定的に解釈した。工場の若者数人から志願者を集め、人を対象にこの薬の試験を行いさえした。

結果は驚くべきものだった。ホフマンの新しい薬を投与されたあと、それらの労働者たちは非常に気分がよくなったのだ。よくなったどころではない。幸せで、勇気と自信に満ちあふれ、英雄になったようなすばらしい気分になったのだ。

バイエルはこの結果に満足して、ベルリンのふたりの医師にこの試験薬を渡し、適切と思われる患者に試すよう指示した。そして、またしても印象的な結果が得られた。バイエルのアセチル化したモルヒネは、モルヒネのように痛みを和らげ、咳を抑え、喉の炎症も軽減することがわかった。

新しい薬を与えられた結核患者は血を吐くのが止まった。この薬には、気分が高揚し希望がわいてくるという喜ばしい副作用もあった。重大な合併症や副作用はみられなかった。

これだけ聞けば、充分だった。バイエルは夢中になって、この新たな驚くべき薬を世に出す計画を立てた。だがまずは、キャッチーな商品名をつけなければならなかった。特効薬＝ワンダードラッグを

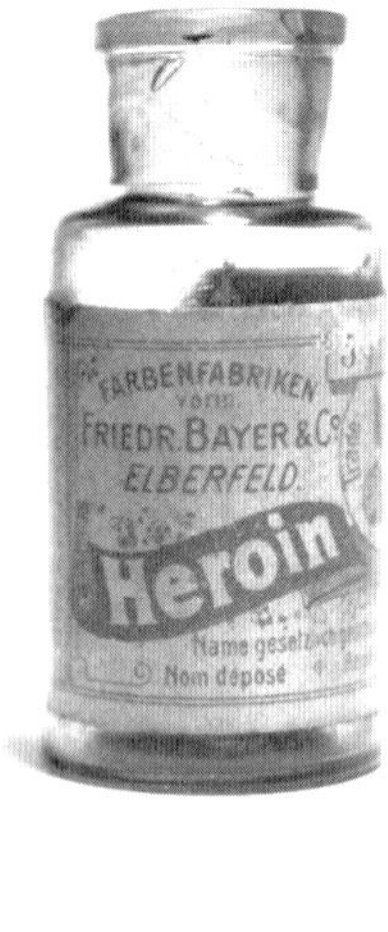

バイエル社のヘロイン、1900 年ごろ

意味する「ヴンダーリッヒ」という名前を検討したが、最終的に、ドイツ語の〝heroisch（英雄的）〟という言葉に似た名前に決め、「バイエル・ヘロイン」とした。

モルヒネ依存の治療薬に、乳児にも安全と謳われた、より危険なヘロイン

彼らの試験では、モルヒネより最大五倍効果が高く、習慣性ははるかに小さく、コデインより一〇倍効果的で、毒性がずっと小さかった。バイエルの専門家は、ヘロインは体内の気道を広げるという新たな珍しい効力があるように思えたため、最初はおもに咳と呼吸障害の薬として、また副次的な効用として、モルヒネ依存の治療薬として売りだされた。

患者は喜んでモルヒネを止めてヘロインを使い始め、新たな薬を愛した。それは医師も同じだ。そして、広く使用されるようになった。世紀の変わり目あたりの使用者は、シアーズ・ローバック社のカタログから一・五〇ドルで注文すれば、美しい箱に入った注射器と二本の針、バイエル・ヘロインの小瓶をふたつ受けとることができた。バイエル・ヘロインの成功を大きく伝える初期の科学的な発表の場では、スタンディング・オベーションが起こった。

しかし、ひとつ問題があった。ヘロインを発見したのはバイエルではなかったという点だ。最初にこの分子を製造したのは、二〇年まえのロンドンの化学者であったため、この薬の特許保護権は弱く、ほかの製薬会社もまもなくこの薬物を製造し始めた。ヘロインはバイエルの商

標名ではなくなり、薬の製造と販売はより広い世界に広がった。ヘロイン入りの咳止め錠が数多くの会社から売りだされた。

ヘロイン入りの万能薬は、どの年齢でも、乳児にさえ安全と謳われた。この薬はまた店頭で売られる市販薬に加えられ、糖尿病や高血圧、しゃっくり、女性の色情症まであらゆる病気の治療薬として宣伝された（少なくとも女性の色情症への用途は、現実的な根拠がいくらかあった。常用者の話によると、ヘロインは性衝動を枯渇させるらしかった）。一九〇六年に米国医学会は、とくにモルヒネの代用品として、ヘロインの全般的な使用を承認した。

バイエルはこの新しい奇跡の薬の特許権が取れなかったため、まもなくヘロインから手を引き、一九一〇年ごろには製造を完全にストップした。それでも、そのときにはバイエル・アスピリンが世界的に大ヒットしており、巨額の富をもたらしていたので、この会社はますます薬に力を注ぐようになった。染料は脇に押しやられ、医薬品が主役に据えられた。

ヘロインが広まるにつれて、医師はこの新しい薬に関するあまりすばらしくない事実がいくつかあることに気づいた。

第一に、呼吸系に効果があるというバイエルの考えは間違っていた。この薬には、気道を開くための特別な作用は何もなかった。

第二に、モルヒネがアヘン依存の治療薬にならなかったように、ヘロインはモルヒネ常用の答えではなかった。むしろ、この新しい薬はずっとずっと依存性が強いことが、のちに明らかになった。

　モルヒネが世に出たときのような物語がまた最初から繰りかえされた。医師は診療所にヘロイン常用者が増えていくのに気づき始め、新聞は過剰摂取のニュースを報じ始めた。ヘロインはモルヒネとは多少異なる部分もあったが、重要な部分は同じだった。アヘンのそれぞれの精製薬、それぞれの新しいバージョンは、依存性を弱めずに強さを増しているだけのようであった。アヘンとそのすべての子孫、つまりモルヒネやヘロイン、現在の新たな合成オピオイドも同様に、いずれも魅惑的な薬で、痛みを和らげるのが非常に得意なだけでなく、使用者の気分をよくするのも得意で（少なくとも初めは）、開始しやすく、しばらく常用すると、止めるのがひど

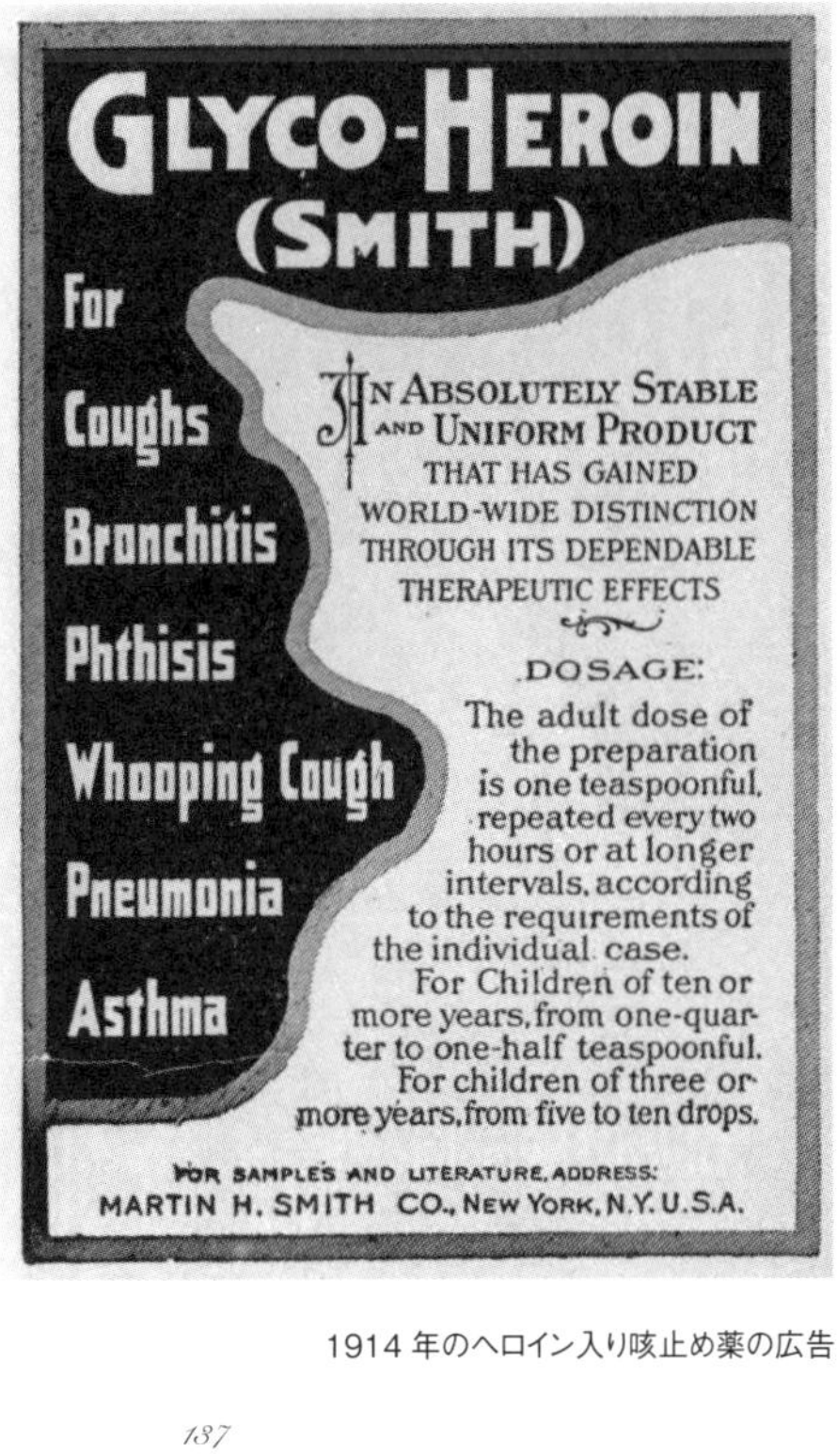
GLYCO-HEROIN
(SMITH)
For
Coughs
Bronchitis
Phthisis
Whooping Cough
Pneumonia
Asthma
AN ABSOLUTELY STABLE AND UNIFORM PRODUCT THAT HAS GAINED WORLD-WIDE DISTINCTION THROUGH ITS DEPENDABLE THERAPEUTIC EFFECTS
DOSAGE:
The adult dose of the preparation is one teaspoonful, repeated every two hours or at longer intervals, according to the requirements of the individual case.
For Children of ten or more years, from one-quarter to one-half teaspoonful.
For children of three or more years, from five to ten drops.
FOR SAMPLES AND LITERATURE, ADDRESS:
MARTIN H. SMITH CO., NEW YORK, N.Y. U.S.A.

1914年のヘロイン入り咳止め薬の広告

くむずかしい。

米国は薬物常用を違法とした

「薬物常用者（drug addict）」という言葉が最初に医学文献に現れたのは一九〇〇年ごろで、同じ時期に、「薬物中毒患者（drug fiend）」という言葉も新聞で広く使用され始めた（用語についての注記をもうひとつ。「オピエート（アヘン製剤）」はモルヒネやヘロインなどアヘンから直接抽出した薬で、いっぽう「オピオイド」は現在の合成鎮痛薬も含めたもっと意味が広い用語である）。

この問題はオピエートだけにとどまらなかった。ほかにも合法的なコカイン（病院や歯科医院で広く使用され、ほんの短いあいだだったが、コカ・コーラの成分にも微量が含まれていた）や、合法の大麻（パテント売薬の一般的ではない成分）、そしてエーテルや亜酸化窒素（笑気）などの合法麻酔薬などがあった。

さらに、ふたつの睡眠薬、抱水クロラールとバイエルの新たなヒット薬バルビツレート睡眠薬があった。毎年、多くの新薬が現れ、大げさに宣伝された。それらに対する規制はほとんど何もなかった。

第一次世界大戦の直前に、米国は薬物問題を抱えているという事実をはっきり認識した。スキャンダルをあさる記者が、パテント売薬から化学物質入りの化粧品まで薬物の危険性を暴露し始めたのだ。

薬物は家族を分裂させ、依存症の女性を売春に駆りたて、男性を盗みに走らせ、財政的に破滅させ、個人の名誉を汚す。

反薬物運動によって、医学専門家や大臣、主婦や新聞の編集者、理想主義の政治家から現実的な警察官までもが結集し、薬物コントロールのための幅広い社会運動が形づくられた。この運動の一部は、聖書に刺激されたアルコールに対する禁酒運動から生じている。また一部は、当時の革新的な進歩主義の政治活動に起因していた。教訓主義と医学といくらかの人種差別が混然一体となったものも、この反薬物運動を突き動かしていた——ごらんあの中国人のアヘン窟を、マリファナでぼんやりしているメキシコ人を、ドラッグでハイになった黒人を。

この運動が頂点に達したのは、セオドア・ルーズベルトが大統領になったときだ。ルーズベルトは進歩主義者で、政府をクリーンにすることと、断固とした活動に身をささげていた。多くの人びとのように、ルーズベルトもパテント売薬の製造会社は、秘密の製法で製造した薬を大げさに宣伝して大衆をだましているし、アヘンやヘロイン、コカイン、アルコール飲料を含んでいる薬が多すぎると感じていた。ルーズベルト政権は、(パテント売薬ロビイストの強い抵抗を受けながら)国家初の連邦薬物コントロール法案、「純正食品薬品(ピュアフードアンドドラッグ）法」の成立を一九〇六年に推しすすめた。

法律は制定された。それが強調していることの大半は、食物が汚染されていないことを確実にすることで、薬の部分はいくぶん力強さに欠けており、パテント売薬の宣伝をより正確なものにするという一連の規則くらいしかなかった。

しかしルーズベルトは、これで終わりにはしなかった。中国のアヘン貿易に手をつけ、一九〇九年に上海で開かれた第一回国際アヘン会議開催を手助けし、二年後のオランダでの第二回ハーグ会議を強く支持する。一九〇九年に、米国は連邦アヘン禁止法（Opium Exclusion Act）を可決した。これは、アヘンを違法とする重要なステップで、その後一九一二年に、米国は初めて国際的な薬物管理の協定に署名した。

さらに、一九一四年、この国初の重要な反薬物法であるハリソン法によって、国の姿勢がはっきり示された。この法律は、麻薬（ナルコティクス）の製造、輸入、流通を規制し税を課すものだった。

ところでナルコティクスとはなんだろうか。医師はこの言葉を、患者を眠らせたり昏睡させたりする麻酔薬をいいあらわすときに使っていた。しかし、警察や立法者にとっては、ナルコティクスは依存を引きおこす麻薬のことだった。したがって、ハリソン法には、使用者を眠らせるのではなく高揚させる作用にもかかわらず、名指しでコカインが含まれている。奇妙なことに、初回バージョンではヘロインの名前は含まれていなかった（しかし数年後に規制対象として追加された）。

おもに、ハリソン法が標的としていたのは、アヘンとモルヒネだ。このとき初めて、米国の医師と薬屋の経営者はみな登録し、手数料を払い、アヘンやモルヒネ、コカインを扱うたびに記録をつけることが定められた。この法律は、米国の麻薬管理の転換点になった。

パテント売薬の製造会社はこれに抵抗し、米国人が長年自分自身で何を使うかを決定してきたその権利を侵害していると主張した。けれども規制制定を止めることはできなかった。ハリソン法が議会を通過したあと、正直な医師は麻薬を処方するたびに記録をつけねばならず、処方を減らすようになった。薬屋の経営者は以前よりはるかに慎重に売るようになった。患者は買うまえにじっくり考えるようになったようだった。米国へのアヘン輸入量は、一九〇六年の四万二千トンから一九三四年には八〇〇〇トンへ急落した。

いまだに尋ねられる疑問へのおぜん立ては整った。つまり、薬物依存はモラルの欠如のせいか、それとも病気なのか。いいかえれば、薬物依存者は犯罪者として扱うべきか、それとも患者か。

ハリソン法はこの問題に鋭く焦点を絞り、政府を真正面から、有罪宣告する側に置いている。これは、多くの医師を厳しい立場に陥らせた。医師は依然として麻薬の処方を書いて、投与することができたが、この法では、〝その医師が専門とする診療の治療においてのみ〟と書かれていた。たとえば、手術後に患者の痛みをモルヒネで和らげるのは認められていた。

けれども、モルヒネ依存症患者を治療する場合はどうだろうか？　これは認められるのだろうか？　この法が制定されるまえは、大半の医師は薬物依存を医療の問題とみなしていた。だから自分たちの仕事はそれを治すことだと考えていた。医師らは依存症患者にモルヒネかヘロインを処方して、質をコントロールして量を減らし、徐々に薬物への依存を弱めていく手助けをした。

しかしハリソン法は、麻薬依存は病気ではなく罪とみなしていたため、治療するために麻薬を用いることは合法の専門的な診療ではなくなった。したがって麻薬を常用者に処方した医師は、医師自身も犯罪者とされた。奇妙だが、これは真実だ。ハリソン法が施行されて数年のうちに、約二万五千人の医師が麻薬の罪で召喚され、うち三〇〇〇人が有罪を宣告され刑務所に送られた。

法律で禁止されると、裏の世界が開花する

合法の薬が手に入れられなくなると、常用者はいつものことながら、裏の世界に目を向ける。ハリソン法後、不法薬物マーケットは大流行した。これが、延々とつづく犯罪と薬物のロマン

スの始まりだった。一九三〇年までに、米国の刑務所で刑期を務めている受刑者全体の約三分の一は、この法のもとで起訴された人びとだった。

ハリソン法は一九二五年に再解釈され、麻薬依存への医学的な処方が一部認められたが、そのときには傾向は定まっていた。政府の視点では、麻薬の常用は犯罪行為であった。アヘン常用者やモルヒネ常用者はもはや、嘆かわしい悪習を持つ隣人ではすまなくなった。いまや彼らは、薬物を求めるあまり気が変になったジャンキーという見方をされた（アヘンに関連する言葉の多くは中国語を由来とする）。フー・マンチュー（訳注：英国作家による犯罪小説の怪人）の恐ろしさは、煙が充満した部屋で無垢な白人女性がいやらしい目つきの中国人の男に脅かされるという数多くの大衆雑誌でつけられたイメージに起因している。それは歴史の残酷な歪曲だった。

英国の貿易商はインドのアヘンを中国に強引に押しつけて、数百万もの中国人をアヘン常用者にしてしまった。今度は中国人は悪者で、ヒーローは、フー・マンチューの宿敵ネイランド・スミスのように、英国人というわけだ。

皮肉なことに、ハリソン法によって最大の利益を受けたのはヘロインだった。バイエルがこの薬の市販を止めたあと、合法的な利用は縮小していき、一九一四年にはほとんどみられなくなった。

そのあとすぐヘロインは闇市場で取り引きされるストリートドラッグになった。モルヒネからや、生アヘンからでさえも比較的簡単に作ることができて、液体のモルヒネより隠しやすく、持ち運びもしやすかったからだ。ヘロインは粉末状に作られ、濃縮されるため、レンガ状の塊数個で街では一財産ほどの価値があった。非常に強力だったので、ほかの薬物や不活性充填剤を混ぜたりして、小さな隠しやすい小袋に入れて使用者に売られた。

若者たちがヘロインを鼻で吸う〝スニフィング・パーティ〟のニュースや、小さな街の路地裏で惨めな常用者が死んでいたというニュースが報じられた。ヘロインの名前がハリソン法に加えられた一九二四年には、ヘロインはすでに前衛的な流行になり、ジャズエイジのシークやフラッパーと呼ばれる若い男女のあいだで人気が出て、とくにニューヨークなどの大都会でもてはやされた。

またハリウッドでは、一九二〇年代に、「ザ・カウント」というニックネームで知られていたある有名な売人は、ヘロインをピーナツの殻に入れてそれを袋詰めにして売っていたといわれている。カウントの客のひとりはウォーレス・リードという、世界一「完璧な恋人」という名声を博した無声映画界きってのハンサムな男性だった。リードはヘロイン常用がひどくなるにしたがって人気が落ち、最後はサナトリウムで、一九二三年に亡くなった。

英国は米国とは違う道を選んだ

米国はそれらの薬物を違法としたが、英国は別の道を取った。

一九二六年にロンドンで、ある特別委員会が開かれ、常用者は医学的な患者で犯罪者ではないという決定が下された。以来、その姿勢が英国の医療を形づくった。たとえば、一九五〇年代、英国の瀕死の患者は依然としてブロンプトンカクテルという、モルヒネとコカイン、大麻、クロロホルム、ジン、風味づけ、甘味料などでできた強力な混合剤を飲むことができた。〝死が迫り、なんの希望も回復の見込みもない患者を楽天的にさせる〟とひとりの医師は書いている。

現在はもはやブロンプトンカクテルを飲むことはできないかもしれないが、英国はいまだに、医師がヘロインを処方することを合法としている地球上で数少ない国家である（とはいえ、処方されることはまれで、たいていは終末期ケアの疼痛管理のために処方される）。さらに、現在の英国のヘロイン常用率は、米国の率に比べればわずかである。

人気がゆえか、つづく新薬開発

ヘロインは一部が天然物質で、アヘンに含まれる天然に存在するアルカロイドのひとつ、モルヒネに由来し、一部は合成で、原子を足したり引いたりして、分子構造をいじってできた物質である。そういうものを「半合成」オピエート薬という。

一九〇〇年以降、多くの研究所が、バイエルが新たな半合成ヘロインを創りだすためにしたことをした。つまり、アヘンに含まれるアルカロイド、モルヒネやコデイン、テバインなどを使って、それらがどのような作用をするのか探ろうとしたのだ。しかしそれらは、研究しやすい分子ではなかった。たとえば、モルヒネは、原子でできた環が五つ結びついた複雑な構造をしている。一部の研究所はモルヒネを、活性している最小の構成要素まで分割し、バラバラの断片にして、分子の中心を探そうとした。そして、断片を使って、別の原子に置き換え、側鎖をつけたし、半合成物質を作った。

第一次世界大戦のころ、化学者は、常用性のない鎮痛剤という〝聖杯〟を求め、何百もの半合成の類似化合物を作り、試験したが、市販に至ったものはほとんどなかった。それでも、いくつか成功したものもある。

一九二〇年に、コデインからヒドロコドンが作られた（これとアセトアミノフェンを混ぜあわせたものが現在のバイコディンである）（訳注：日本では流通していないが、米国では一般に処方される鎮痛薬）。モルヒネに似たようなことをして作られたのがヒドロモルフォンで、一九二四年に特許が取られ、現在もジラウジッドという販売名で使用されている。

一九一六年に、化学者はアヘンに含まれるもうひとつの天然アルカロイドであるテバインを改造してオキシコドンを作った。これは非常に強力な半合成薬物で、パーコセットのおもな成分にもなっていることが知られている（現在、オキシコンチンという名前の強力な徐放性製剤に含まれていることでも悪名高い）。これらはどれも半合成オピエートで、どれも効果の高い鎮痛薬で、どれも使用者を少しぼんやりさせ、どれも依存性が高い。

　きわめて強力なほかの薬物もみつかった。たとえば一九六〇年、スコットランドの製薬チームは、テバインからつぎつぎと半合成剤のバリエーションを作りだしていた。

　ある日、この研究所で働いているひとりが研究所のイスに腰を下ろしてガラスの棒で同僚の分も淹れた紅茶のカップを混ぜた。それを飲んで数分後、幾人かの科学者が意識を失って床に倒れた。ガラスの棒に、

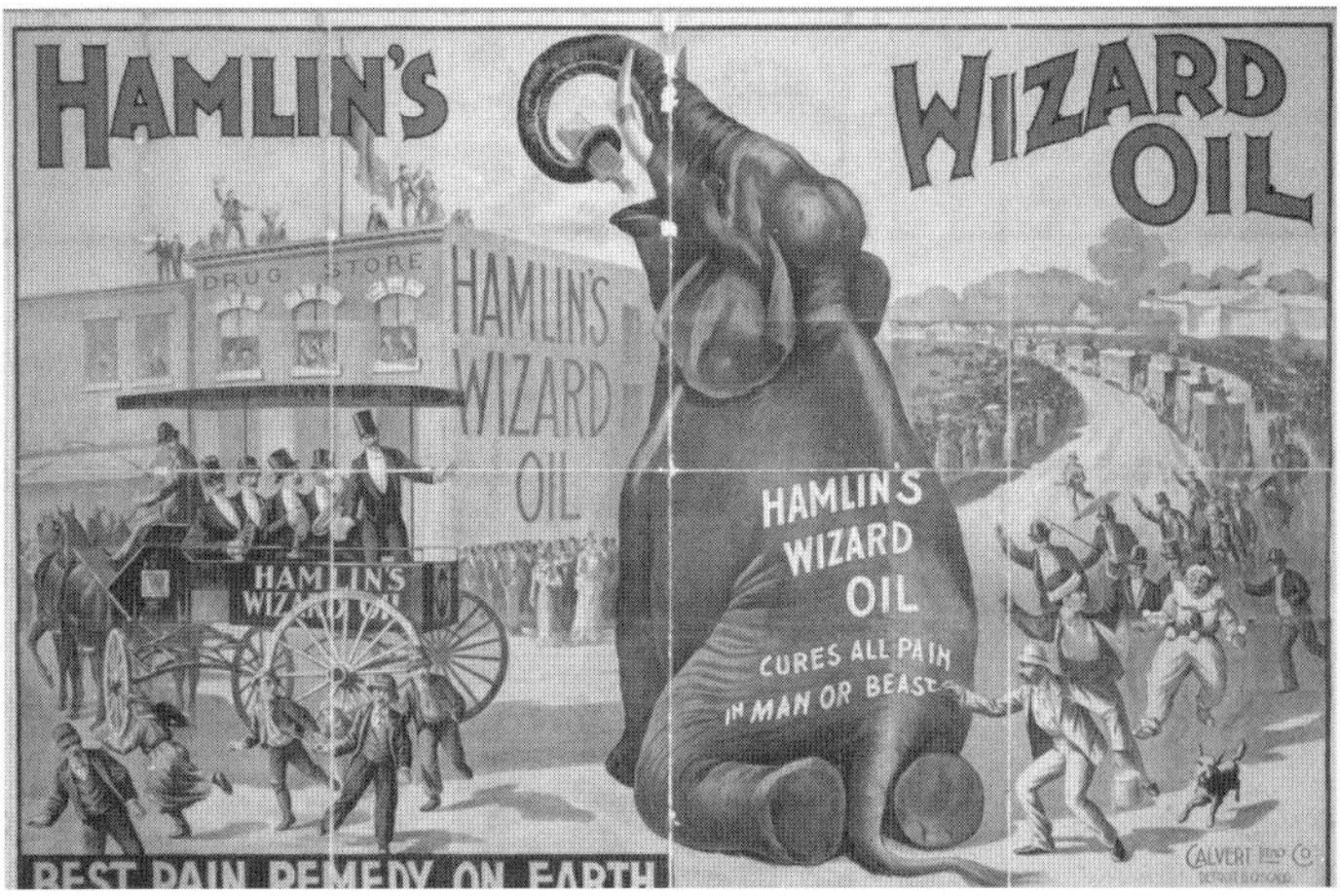

パテント売薬「ハムリンのウィザード・オイル」の広告、1890 年ごろ。リトグラフ印刷。カルヴァートリトグラフィングカンパニー。出典：米国議会図書館

研究中の新しい分子が付着していたのだ。それは、モルヒネより何倍も強力な、スーパー半合成薬であることがわかった。これはイモビロンという商品名でゾウやサイの麻酔薬として矢につけて使われている。

半合成薬オキシコンチン（別名オキシ、コットン、キッカー、ビーンズ、山男のヘロイン）は現在もっとも流行っているオピエートとして多くのニュースの見出しを飾っている。

米国は世界のオキシコンチン供給量の約八〇パーセントを消費している。この薬によって、オピエート常用は都市部のストリートから米国中央部の小さな町に移っていった。どこでも手に入り、まさにあらゆる種類の市民が使っていたが、とくに米国郊外に住む貧しい白人に人気があった。過剰摂取（たいていはアルコールかほかのオピオイドと一緒に飲まれた）と、オキシを使った自殺はこの集団の平均寿命が短くなってきている大きな要因で、下方への移行は医学が過去一世紀のあいだやってきたあらゆることに反している。

オキシがなぜこれほど人気があるのかについては多くの情報がある。だから、あなたはニュースを読めばいいいだけだ。しかし、核になっているのは、一七〇年まえに中国が常用者たちの国になり、またモルヒネが一八八〇年代の国家的なスキャンダルになり、ヘロインが一九五〇年代のもっとも評判の悪い薬物になったのと同じ単純な事実だ。それはオピエートであるということ。そしてどのオピエートも、例外なく、依存性が高いということ。

何十年もの研究と何千もの失敗を経て、半合成薬の道は奇跡のような依存性のない分子には巡り着かなかった。したがって、研究者はつぎのステップに進み、別のアプローチを探した。モルヒネやコデインやその他アヘンの成分を含まない、まったく新しい薬物のクラスを探したのだ。まったく新しい構造の何か。完全な合成薬を。

注目すべきことに、いくつかは見つかった。新しい合成薬のなかで、フェンタニルとカルフェンタニルのようなもっとも強力な薬は、疼痛の緩和という点でモルヒネと勝るとも劣らない効果がある。いや、何百倍も作用が強いものもある。しかし、これらの合成薬も例外なく、依存性が高い。

合成薬も、オピオイド乱用や過剰摂取などの現在の流行を理解するには重要な薬だ。これについてはChapter 8（二七二ページ参照）で詳しく説明している。

Chapter 5

魔法の弾丸

連鎖球菌に勝てなかった医師たち

第二次世界大戦の数年まえあたり、医師たちは、自分たちが完全に現代化できていると考えていた。外科手術に熟練していたからだ。細菌が疾患に果たす役割もすべて知っていた。あるいは知っていると思っていた。効果的なワクチンがどんどん生まれたし、おもなビタミンについてもすべて学んでいた。pHメーターや電子顕微鏡、X線検査機器、放射性同位体のような洗練されたツールが利用できて、それらを使って病気の根本原因を調べることもできる。生命体の遺伝子やタンパク質、その他の分子レベルで究極の答えがみつかり、科学者はもうすぐ生命体のすべてを明らかにするだろうという楽観的な見方があった。

しかし、ある基本的な方法について、一九三〇年の医学は、有史以前のヒトの治療方法と同じくらい進歩していなかった。白衣を着た現代の医師は、もっとも感染力の強い疾患の治療に関しては、鈴や何かを振ってお祓いをするシャーマンと同じくらい無力だった。危険な細菌による感染症が患者の体内で生じると、科学はそれを止めることができず、病状が進行して患者が死んでしまうか、患者が自力で病気を克服するか、どちらかだった。

また細菌は町中に広がり、国中で暴れまわる肺炎やコレラ、ジフテリア、結核、髄膜炎やその他多くの死を招く流行病を引きおこした。大部分の細菌は本来、無害で、むしろ健康に不可欠な存在だ（腸内の有益な細菌がいなければあなたは死んでしまうだろう）。けれどもなかには危険な細菌もわずかながらある。そのわずかな細菌を止めることができなかった。

細菌による感染症のなかでも最悪なのが、連鎖球菌のいくつかの株によって引きおこされる病気だ。それらの手強い細菌は、土や塵のなか、ヒトの鼻や喉、皮膚などどこにでも存在する。大半は無害だ。けれどもいくつかが殺人鬼なのである。連鎖球菌は、悩ましい発疹から連鎖球菌性咽頭炎、猩紅熱《しょうこうねつ》まで、一〇種類を超えるさまざまな病を引きおこす。

もっとも危険な病気のひとつが、連鎖球菌による敗血症だ。一九三〇年代以前は、どの種類であれ連鎖球菌が血液内に入ると、悲劇になりえたし、汚れたカミソリでできた切り傷のような小さなものからでさえ、その菌が血液に入りこむことがあった。いったん細菌が血流に入って増殖し、感染症が生じると、世界中のすべての金と権力をもってしても、その患者を救うことはできなかった。

一九二四年、カルビン・クーリッジ米大統領の一〇代の息子が、ホワイトハウスでテニスをしたあと、足のつま先にマメができていることに気づいた。息子はヨードチンキを塗って、それきり忘れてしまった。しかしその傷が悪くなった。ホワイトハウスの医師が呼ばれたときには、もうすでに手遅れだった。水ぶくれにたちの悪い連鎖球菌がついて、その細菌が少年の血流に入ってしまったのだ。少年は一週間この感染症と戦い、米国でいちばんの医師たちが手を尽くしたが、その命を救うことはできなかった。

連鎖球菌はどの医師にとっても悪夢だった。

またもバイエルが、今度は細菌性感染症に挑む

現在、私たちは当然のように抗菌薬を使っている。子どもが耳の感染症になったら、抗菌薬を与える。おじいちゃんが肺炎にかかったら、抗菌薬を投与される。咳が長引くと、私たちは抗菌薬について尋ねる。これらの薬は数えきれないほど多くの命を救ってきた。あまりに多すぎて、抗菌薬だけでヒトの平均寿命が一〇年延びたと考えている専門医がいるほどだ。

最初の抗菌薬は何かと尋ねたら、多くの人はペニシリンと答えるだろう。けれども、本当の抗菌薬革命が始まったのは、ペニシリンが広く利用できるようになる数年まえのことだ。

それは、ドイツのピンク色のマウスが入っているケージから始まった。そのケージは、ドイツにあるバイエルの研究室のひとつに置かれていた。一九二九年のことだ。

バイエルは一連の薬、ヘロインやアスピリン、新たな睡眠薬や心臓の薬の発見によって財政が潤っていた。つぎに狙いを定めたのが、細菌性感染症の問題を解決することだった。この企

業がたどって来た道はなじみ深い化学物質とともに始まっていた。ここまでにも述べてきたが、それは布の染料だ。バイエルは染料会社として始まったが、病気を治すのに役立つ染料を探してきたことも述べたとおりだ。

医学としての染料のアプローチは、ノーベル賞を受賞した化学者パウル・エールリッヒによって開拓されたが、これはまったく道理にかなっていた。エールリッヒは、染料によっては、動物のほかの組織は染めずに、ある種の組織だけに色をつけられることを知っていた。たとえば、メチレン・ブルーは神経に特別な親和性があった。筋肉の薄片をメチレン・ブルーで染めて、顕微鏡でみると、神経は繊細な青い線維組織のネットワークとして地の色から浮かびあがってみえる。染料が筋肉は染めずに神経だけを染めたのだ。それはなぜなのか?

エールリッヒは染料の巨匠で、新しい染料を発見したり、どの染料がどの組織と結合しやすいかを試験して、その理由を解明しようとしていた。一部の染料がヒトの細胞より細菌にくっつくことも知っていて、そこからすばらしいアイデアを思いついた。この細菌にくっつく特別な染料を薬に活用したらどうだろうか。毒をこの染料に付着させて、周りのヒトの組織には何も手出しせずに、細菌だけにくっつき、細菌のみを殺すガイドミサイルに作りかえればいいのではないか。その方法で、体内の細菌性感染症を治療できないだろうか。

エールリッヒは自分で思いついた新種の薬を「魔法のボール(Zauberkugeln)」と呼んだ。

こんにち、私たちは別の言葉を使っている。たとえば、刑事が人で混みあった劇場のロビーで、殺人犯を追いかけているところを想像してみてほしい。刑事は銃を取りだし、狙いをつけずに人波に向けて数発ぶっぱなす。だが、心配ご無用だ。刑事の銃にこめられていたのは魔法の弾丸で、ヒューッと飛んで無実の人びとをかわし、ひたすらに唯一の標的、殺人犯に向かって進み、部屋のなかにいるほかの人は誰も傷つけずに悪党の息の根を止めるのだ。

これこそエールリッヒが心に描いたことだった。魔法の弾丸のようにふるまう薬。患者の身体は傷つけず、侵入者のみをやっつける薬だ。現在、私たちはこのような薬を「魔法の弾丸」と呼んでいる。

エールリッヒは何年もかけて、自分のアイデアを実物の薬に変えようとした。何百もの化合物を作っては試験し、失敗につぐ失敗に耐えたのち、一九〇九年に、少なくとも一種類の細菌に作用しそうな染料をベースとする薬物を発見した。エールリッヒはそれをサルバルサンと呼んだ。これは洗練されておらず、染料のような核部分は毒としてヒ素と結合しており、ひどい副作用を引きおこした。

けれども、エールリッヒの薬よりずっと恐ろしい殺人病魔である梅毒を止める作用はあった。サルバルサンが生まれるまえには、この病気の患者は増えるいっぽうなのに治療法がなかった。それがいまや、科学研究所から生まれた現代的でハイテクの治療薬ができたのだ。

とはいえ、エールリッヒのサルバルサンはそれほど優れた魔法の弾丸ではなかった。人体の通常の組織には毒性が強すぎたし、梅毒にしか効果がない。それでも、この薬ができたことで、細菌感染を止めるために新たな化合物をデザインできること、そしてそれが効果をもたらしうることが証明された。これは科学者にとって衝撃的な出来事だった。

だがけっきょく、その先はなかった。エールリッヒはさらなる魔法の弾丸を懸命に探したが、別の薬はみつからなかった。一九一〇年代から一九二〇年代のほかの研究者もそうだった。おそらくサルバルサンはまぐれだったのだろう。大半の科学者はこの研究を止めてしまった。

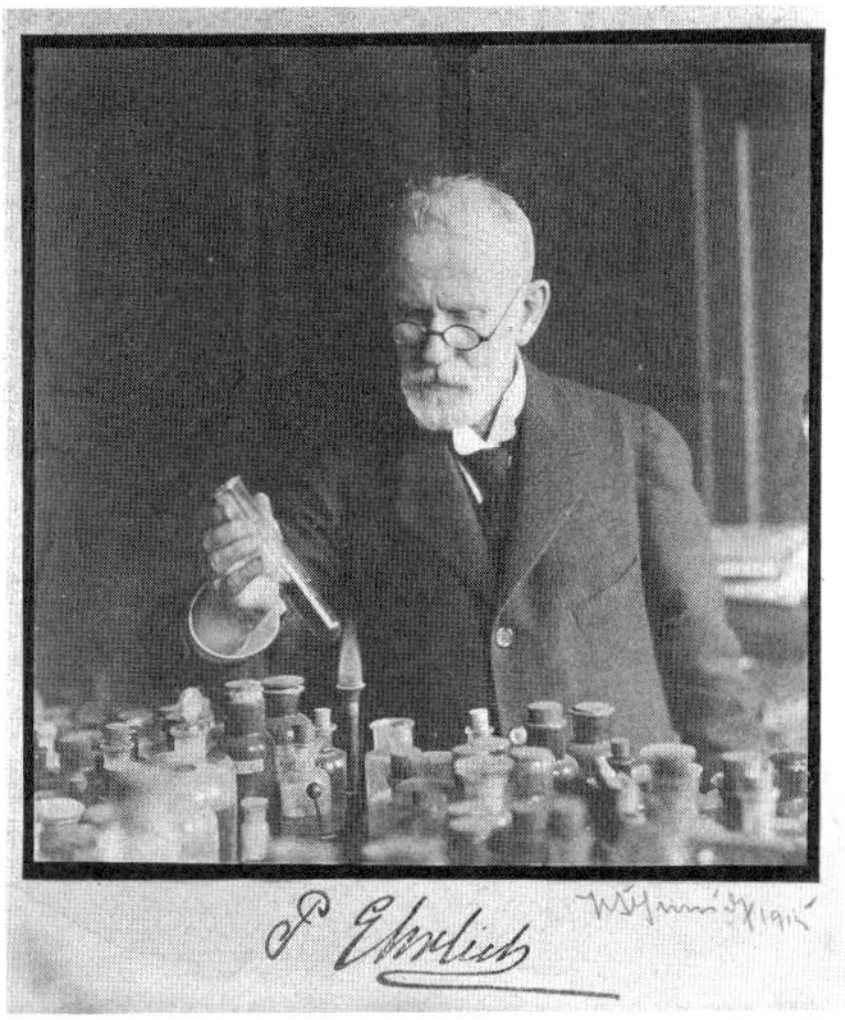

パウル・エールリッヒ。写真、1915年。ウェルカムコレクション

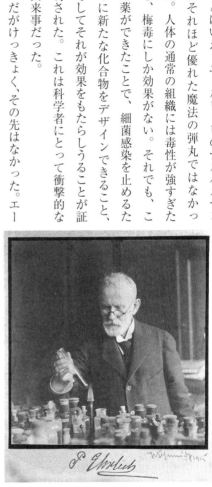

バイエルはこの方面の研究を諦めなかった数少ない企業のひとつだ。一九二〇年代、このドイツの企業は別の抗菌薬の探究にすべてを賭けた。そうするために、バイエルは資金をつぎこんで新しいシステムを創りだした。新たな合成薬を作り、試験し、市販することを専門とする

大規模な統合プロセスだ。エールリッヒのようなひとりの天才の行き当たりばったりなインスピレーションに頼る代わりに、技術者のチームと、現代的な会社組織、多額の資金をこの分野に導入し、薬の開発を工場でのオペレーションに変えたのである。いわば薬剤発見の組み立てラインを作ったようなものだ。米国でヘンリー・フォードが自動車製造のためにしたことを、薬の製造のために行ったのだ。

バイエルには、新たな染料を探す化学者のチームがすでにあった。分子を操作するエキスパートだった化学者らは、いつも新たな物質を目にしていた。その多くはコールタールから作られた合成染料の類似化合物だった。毎月新たな何百もの化学物質が大量に生みだされていたが、医療目的で使用するための試験はほとんど行われていなかった。可能性は無限大だ。もしかすると、染料の研究中にすでに強力な新しい薬物を作りだしていて、ゴミと一緒に倉庫に置いているかもしれない。もしかすると、金鉱が足元に埋まっているかもしれない。

そこでバイエルは、薬として使用できるかどうか、それらすべてをふるいにかけることにした。ひょっとするとすべてではなかったかもしれないが、医師の指導のもとで、数多くを試験し、有望な手がかりを追いかけた。それによって何か新しいものや、わくわくするものが現れるはずだ。ちょっとした肯定的なヒントだけだったとしても、そのヒントを化学者が探求し、新たな類似化合物を作り、分子を入れ替え、修正し、より高い力を引きだすことができるかもしれない。そして、最終的には、別のアスピリンや、もっといえば、細菌性感染症と戦うためのエールリッヒの魔法の弾丸のひとつがみつかるかもしれない。

第一次世界大戦時、目のまえで感染症の威力を思い知らされた医師

この会社には充分な化学者やマネジャーがいて、製造の場所があった。欠けているのは医師だ。そこで、この難題に挑む意欲がある、かなり若い医師を雇った。医師の名前はゲルハルト・ドーマクという。のちにこの医師を選んで正解だったことが明らかになった。

ドーマクは成人に達したときに第一次世界大戦に従軍し、ドイツの野戦病院で、ガタゴトと運搬車で搬送されてくる負傷者を傷の程度で選別し、服を脱がせて身体を洗い、ときには手術の手伝いもした。ドーマクが治療した負傷者たちは、新たな榴弾や機関銃の連射で身体の一部を吹き飛ばされたり、切り裂かれたりして大きな傷ができていた。多くの人が病院に運ばれるまで塹壕の泥のなかに横たわっていたため、その傷は深く、なんの処置もされておらず、不潔だった。

戦場で負傷した人びとの世話をしているときに、ドーマクはある問題に直面し、それによって人生が変わった。数えきれないほどの負傷者に囲まれながら、ドーマクたちは兵士の命を救っているつもりだった。外科医が熟練した技術で傷を修復したあと、傷口を縫われた患者は回復

用のテントに送られた。

けれども、数日経つと、容態が悪化するのだ。傷が赤くなり、体液が滲出してくる。感染症の最初のサインだ。これによって、慎重に縫った組織が化膿し、黒ずみ、異臭を放つただれになる。

このような術後の創傷感染症によって第一次世界大戦時には多くの兵士の命が奪われた。感染症を引きおこしたのは細菌だった。そのことはよく知られていたが、どれほど洗浄し、消毒しても、すべての細菌を排除することはできないようだった。最初はたいてい連鎖球菌の感染から始まり、ガス壊疽が生じ、細菌が血流に入りこんで毒を放出し、進行するにつれ患者の身体をむしばんでいく。医師は感染の先回りをして細菌の進路を絶とうと四肢の切断、再切断を行う。それでも、病魔に負けることが多すぎるほど多かった。何十万も

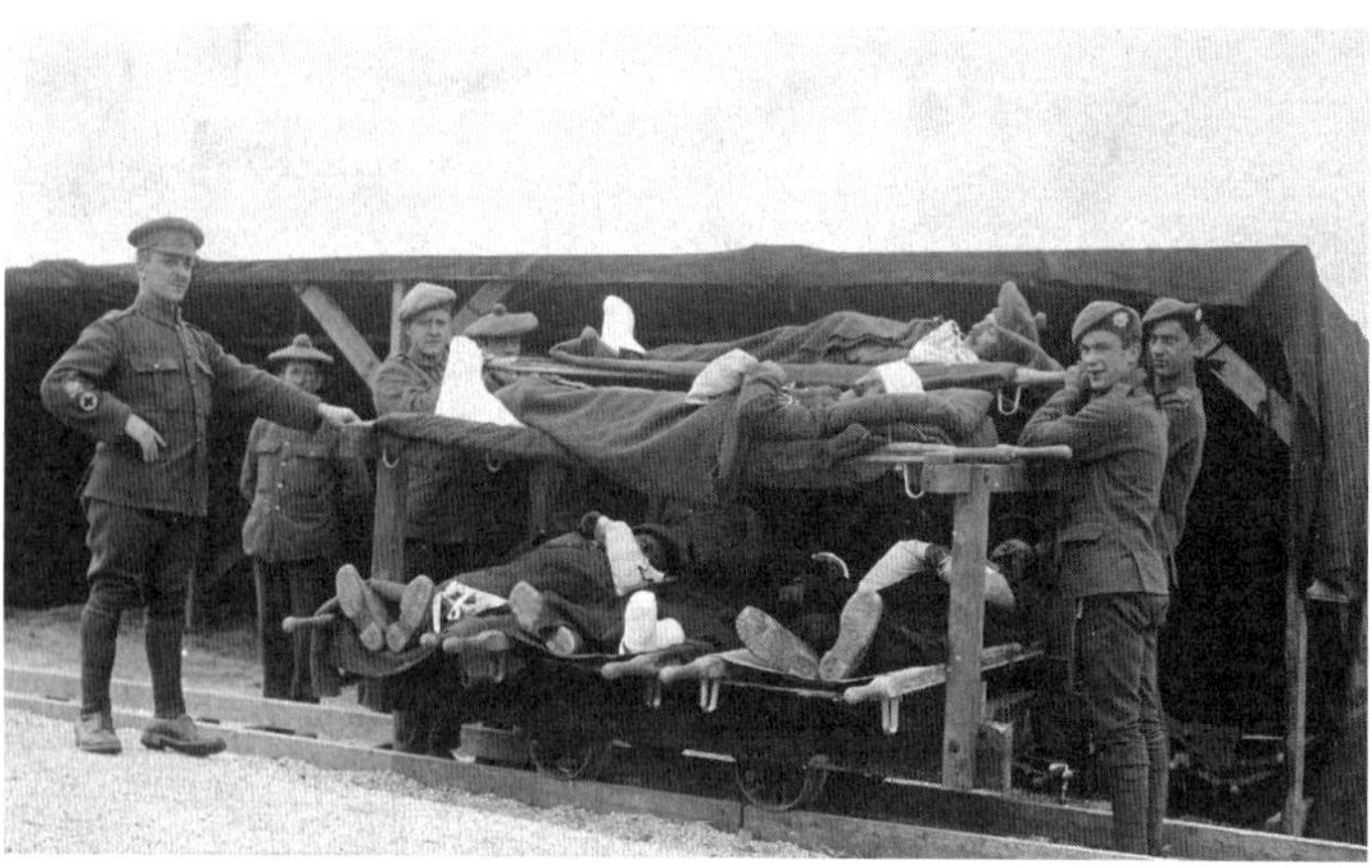

第一次世界大戦：ピュシュヴィエ、フランス。運搬車に乗せられた負傷した兵士たち。ウェルカムコレクション

の兵士が亡くなり、統計によっては、第一次世界大戦時の創傷感染症による死亡者数は銃弾による死亡者数より多いとされた。

　のちにドーマクは、〝私はこの破壊的な狂気を打ち負かすと、神と自分自身に誓いました〟とつづっている。創傷感染を防ぐ方法をみつけることがドーマクの人生の目標になった。

　医学校に行き、医学研究者として大学の研究所で数年過ごした。そこで信頼を築き、注意深いという評判も得て、細菌性感染症と戦うための有望なアイデアもみつけた。けれどもその先に進むことができなかった。ドーマクには幼い家族がいるのに、子どもを養うのに充分な金を得られる道がみつからなかったのだ。

感染症に敗北感を抱いた医師がバイエルで闘う

　しかしそのとき、バイエルから手が差し伸べられ、いい条件が提示されたため、ドーマクは申し出を受けることにした。新たな薬をみつけるためのプロジェクトの責任者になってほしいと頼まれたのだ。いままでより高い給料と、新しい研究室と、充分に資金があるプロジェクトと、とてつもなく大きい責任を与えられた。ドーマクが標的とするのは、戦争中に戦った細菌のどれかになるだろう。一九二七年、ドーマクはドイツのエルバーフェルトにあるバイエルの施設で働き始めた。

ドーマクの活動の場には、ひとそろいの最新の研究室と、動物試験用の部署とオフィスがあり、それらが新しい建物の三分の一を占めていた。その新しい建物のなかには、バイエルの化学者たちが作った未知の化学物質が満ちあふれていた。ドーマクの仕事は、それらのなかに医学的に応用できるものがあるか調べることだった。まずは、工業規模で物質を選り分ける方法をみつけ、毎月数十、一年で数百種類の化合物を検査しなければならない。

ドーマクは細菌性感染症の治療薬に焦点を絞った。半分は戦友たちの仇を討つため、半分は金になると見込んだためだ。最大の報酬は、最大の敵をたたきのめせる薬から生まれるだろう。細菌性感染症ほど大きい敵はほかにない。結核や肺炎を克服できる薬は――このふたつの病が当時は最強の殺し屋だった――巨大な利益を生む。

彼らがすべきことはそれをみつけだすことだった。ドーマクは新たな化学物質をふたつの方法で試験した。

ひとつめは病原菌とその物質を試験管のなかで混ぜ、その細菌が死ぬか調べる試験だ。これはそれほど重要な試験ではなかった。漂白剤から純粋なアルコールまで多くの化学物質によって試験管内の細菌を殺すことができたからだ。この試験にパスしたからといって、いい薬になるわけではない。

ふたつめは、こちらのほうが重要なのだが、生きた動物の体内で試験することだった。使われる動物はたいていマウスで（安価で、小さくて、檻のなかでも繁殖が容易）、見込みの高い候補物質にはウサギを使った。試験の際は、マウスを六匹のグループに分け、各グループをひとつのケージに入れ、各マウスに数日内で死んでしまうほど充分な量の病原菌を注射した。つまり、結核菌や肺炎球菌、とくに連鎖球菌の毒性株などを注射したのだ。その後、試験化学物質のさまざまな希釈液を投与し（または比較対照として、不活性物質を投与し）、疾患、化学物質、用量によって色のついたインクでマークをつけ、観察した。

何年ものあいだ、ケージのなかのマウスは全滅しつづけた。ドーマクの研究室では何千もの工業化学物質をふるい分けした。研究室に積みあげられた研究ノートには残念な結果が記録されていた。何万匹ものマウスが感染させられ、死んでいった。それでも、たったのひとつも興味深い薬が現れなかった。あらゆる染料という染料を試したが、どれもだめだった。一連の金含有化合物も試験したが、だめだった。キニーネ類もだめだった。

ドーマクの試験システムは完全に機能していた。新しい薬をみつけるための完璧な機械だった。しかし結果はどうだろうか。さまざまなささやきが聞こえてきた。化学的な治療薬を探すことなど時間の無駄だ。生命はあまりに複雑で、代謝機能も並のものではない。工業化学物質で何ができるというのか。金のかかる無駄な探索ではないのか、などなど。

しかし、ドーマクの上司は約束を守った。必要なのは、たったひとつ。特許の取れる薬。ひとつのブレイクスルーをみつけること。これがあればそれまでの投資を取りかえすことができる。探求はつづけられ、資金がプロセスにつぎこまれ、大ヒット薬が待たれた。

そしてようやく、一九三一年の夏、ドーマクたちはあるものをみつけた。研究チームのチーフ化学者ヨーゼフ・クラレルは、布を赤橙色に染めるのによく使われるアゾ染料と呼ばれる分子ファミリーを試験していた。それらのアゾの一部はマウスの体内にある病原菌を殺す弱い力があるようだった。手がかりを得て、神経質で途方もなく優秀な若いクラレルは何ヵ月もかけて効果をさらに強くしようと試みた。アゾ染料の中心をいじり、さらに強力な類似化合物を探し求めた。約一〇〇回の試みのあと、ある修正を行ったところ、分子の殺菌力がとてつもなく増強した。

この結果に元気づけられたクラレルは、努力をつづけ、その後、さらに優れた類似化合物をみつけた。これによって、一部のマウスで連鎖球菌感染症が完全に治癒した。

ドーマクは浮き足立った。ドーマクの上司も浮き足立った。

そしてふいにすべてが横ばい状態になった。なぜかクラレルのアゾ染料の複数の類似化合物は機能するのを止めてしまったのだ。誰にも理由はわからなかった。クラレルがみつけた新たな分子はそれぞれ、より強力になる代わりに、それまでより効果が弱まったように思えた。一九三二年の初頭には、その手がかりは行きづまってしまった。化学者は自分の知っている手段をすべて試し、殺菌力を回復させようとしたが、どれもうまくいかなかった。

これは想定外の出来事だった。ドーマクのシステムはこのようなランダムな逆転現象を排除するはずだった。プロセスをより科学的にすれば、あてにならないものが減るとみなされていた。クラレルがドーマクらにちらっとみせた成功は、姿を消してしまった。いったい何が起こったのだろうか。

クラレルが答えを探しているうちに数ヵ月がたった。クラレルは大量の新たなアゾ染料を作った。だが、すべて失敗だった。その後、一九三二年の秋に、ほぼ疲労困憊した状態でもう一度試した。今回は、一般的なサルファを側鎖としてアゾ染料の中心に付加した。その側鎖は何も特別なことはなく、数十年のあいだ、染料製造に用いられてきた工業用化合物で、染料を羊毛により強く付着させるのに役立つものだった。これは、ドイツのすべての染料製造会社の棚に置かれていた化合物で、スルファニルアミドというが、誰もが短く「サルファ」と呼んでいた（訳注：著者は便宜上スルホンアミド類も含めてスルファニルアミド＝サルファとしているようである）。

ついに発見したものの……特許を取ることができなかった

このブレイクスルーが起こったとき、ドーマクは長期休暇中だった。一九三二年の秋、ドーマクは喜んで町を離れた。研究所での失敗からも国のニュースからも離れたかった。ニュースは、まもなく権力の座につこうとしている右翼の非主流派に注目したものばかりだった。彼らは、もと兵士で人びとを魅了する演説家でもあるアドフル・ヒトラーに率いられていた。ヒトラーが首相に就任するまであと数週間足らずというときに、ドーマクは休暇を取った。

ドーマクが休暇を取っているあいだも、研究室の活動はいつもどおり行われ、細菌をやっつける化合物をふるい分けしていた。試験中の化合物のひとつはクラレルのサルファを含むアゾ染料だった。マウスにその試験を行っているのはひとりの女性だった。当時、動物試験を行うドーマクのアシスタントはほぼ全員女性だった。その仕事は、地球上で最悪の疾患に感染させた動物を観察することだった。女性たちは死んだマウスでケージがいっぱいになっているのを目にするのにすっかり慣れきってしまった。けれどもこのとき、アシスタントたちは、ケージのマウスがどれも生きているのに気づいた。のちに女性のひとりが〝跳んだり跳ねたり、とても元気でした〟と語った。ドーマクが休暇から戻ってきたとき、アシスタントたちは得意そうに観察の結果を記した大きな表を示した。〝あなたは有名人になるでしょうね〟と、そのひとりがいった。

ドーマクはそれほど確信を持っていなかった。結果が良すぎる。何か間違いがあったに違いない。ドーマクはすぐにクラレルの新たな分子を再テストし、もう一度テストした。そしてもう一度。試験で得た数値はドーマクがそれまでみたことがないものだった。ドーマクが、というより誰もみたことがない結果だった。

サルファを結合させた化合物は、連鎖球菌感染症からマウスを完全に保護した。この物質は注射で投与しても、口から摂取しても効果があった。さまざまな投与量でも効果があり、重要な副作用は現れなかった（生じた副作用のうち、もっともひどいものは、赤色の薬剤がマウスの皮膚をしばらくピンク色に染めてしまうことだった）。どの種類の細菌にもよく作用するというわけではなかったが、連鎖球菌には完璧に効いた。ドーマクは、チームでそのケージにいる健康なマウスをみたとき、〝電

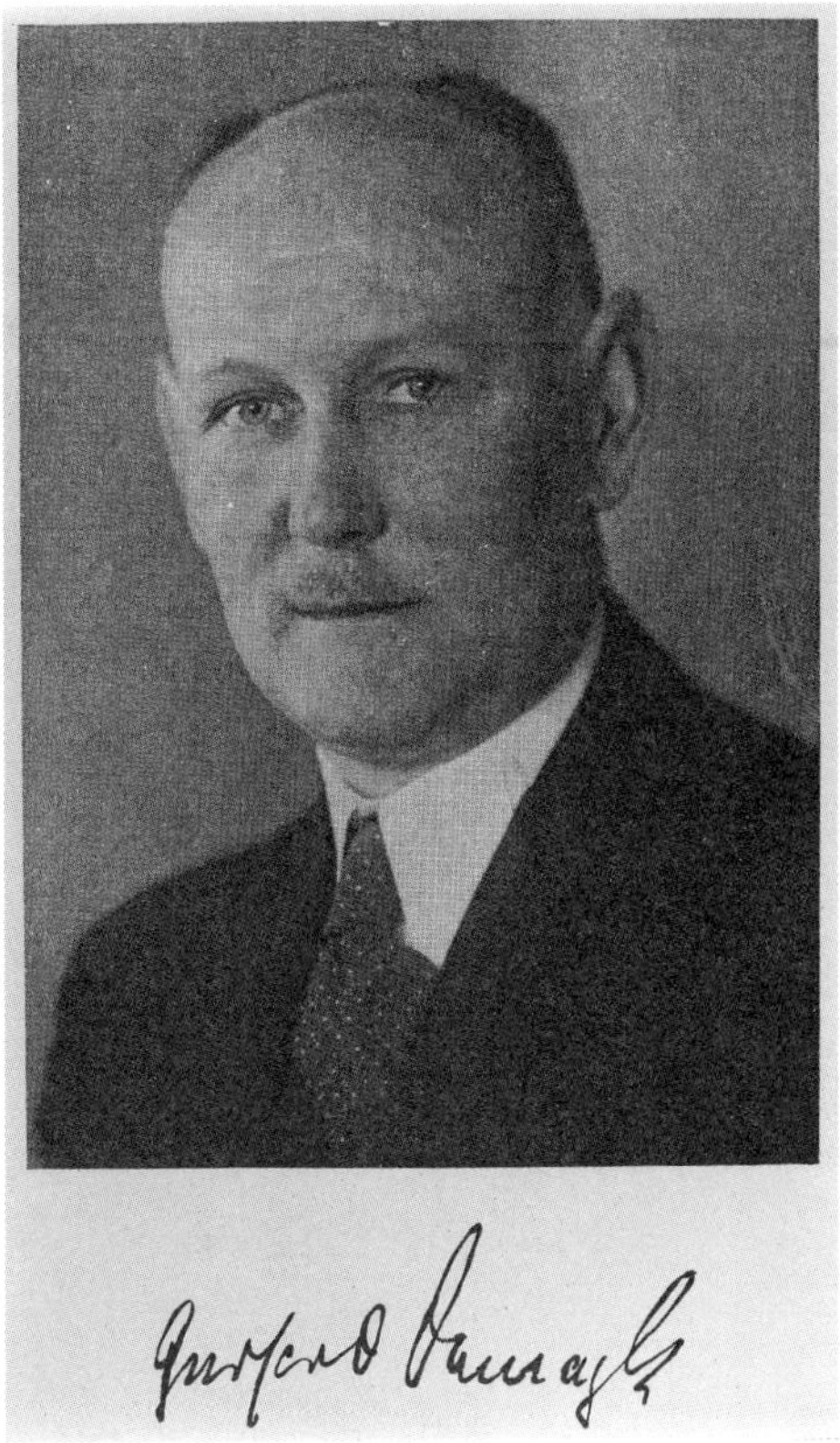

ゲルハルト・ドーマク。ウェルカムコレクション

気ショックでもかけられたみたいに、茫然としました〟と回想している。

ドーマクの上司は歓喜した。失敗つづきの五年を経て、彼らの賭けはようやく成果をもたらしたのだ。クラレルが側鎖としてつけくわえたサルファがアゾ染料の殺菌力のスイッチを入れたようだった。

クラレルにとって、これはスタートラインにすぎなかった。いまやクラレルはサルファ含有の類似化合物に注目し、分子の一部をあちこちに動かして、さらに強力なバージョンを作ろうとした。一一月後半には、これまでで最高の、ストレプトゾンと呼ばれる暗赤色アゾ染料をみつけた。

バイエルはさっそく、この新たな奇跡の薬剤のために特許を申請し、患者に試験するために一部を地元の医師に渡した。医師たちは、死のドアを開こうとしていたかにみえた患者たちをあっというまに治すこの薬の力に肝を潰した。そのうちの何人かがドイツの医学会で発表し、医師たちは別の医師に伝え、ある研究者が〝ライン地方で何かが起きている〟と書いたとおり、うわさはフランスや英国にまで広まった。ところがその後、不思議なことに、バイエルはこの新しい薬について沈黙した。華やかな発表もなく、科学論文も発表されなかった。ニュースもなく、販売もされなかった。

それから二年経って、ドーマクがこの発見について初めて科学論文を発表し、発表があって初めて、バイエルはストレプトゾンをプロントジルという新たな商品名で販売し始めた。

なぜこれほど時間がかかったのだろうか。それは複雑な事情があるのだが、中心にあった問題はひとつ。バイエルがその新たな暗赤色の早期サンプルを手にしてすぐ、フランスの研究者がバイエルの薬の効力は、ドイツ人たちが考えていた赤いアゾ染料ではなく、クラレルがつけたした小さな側鎖に由来すると発見していたからだ。患者の身体は、その薬を飲むと、その薬物をふたつに分解する。染料の部分は皮膚をピンク色に染める以外は何もしない。サルファという何十年もまえに発見されていた白い粉こそが、すべての役割を果たしているのだ。当時のある科学の才人はこう書いた。〝ドイツ人の複雑な赤い車には単純な白いエンジンが積まれていた〟。

問題はこの単純な白いエンジン、サルファは特許を取ることができない点だった。世の中に出回ってあまりに長い期間が経っており、もとの特許は期限が切れていたため、サルファは安価で、作るのが簡単で、大量に手に入れることができた。ケースに詰まったすばらしい奇跡の薬が、何年も倉庫に眠っていたのだ。それを考えると、バイエルが慎重に特許を取った赤い染料バージョンのために割り増しされた金額を誰が支払うだろうか。この企業はどうやってお金を儲けたらいいのかわからず、一年間沈黙してしまったようにみえる。その何ヵ月ものあいだに、サルファは数多くの人びとの命を救えたかもしれない。しかし製薬会社というものは、薬そのものと同じく、とにかくいい会社かとにかく悪い会社か、というものではない。両方を併せもつのだ。

ドーマクが初めて科学論文で、プロントジルの効力を発表したすぐあと、しかしその薬が広く利用可能になるまえに、運命がドイツの赤い染料を後押しした。そして運命は、しばしばそうであるように、偽りの姿でやってくる。この場合は、ドイツの農民の仮装をした裕福なカップルだった。

ルーズベルト・ジュニアを襲った連鎖球菌

このカップルは米国人の憧れの的だった。男はフランクリン・デラノ・ルーズベルト・ジュニア。背が高くて大柄な、ハーバード大学の学生で、米大統領の息子だ。女性のほうは当時もっとも裕福でもっとも魅力的な若き社交界の花、エセル・デュポン。エセルはデュポン家が火薬と化学物質の製造で作りだした莫大な遺産の相続人だった。米国の新聞はこのカップルについてのニュースはいくら報道してもしたりないようだった。ふたりがいくところどこへでも、光るフラッシュがあとをつけまわし、カップルが観戦したスポーツ、鑑賞した芝居、ダンスを踊った優雅なパーティなど、一挙手一投足が社交欄で報じられた。

たとえば、一九三六年一一月、アガワン・ハント・クラブのホックポポ・スキークラブでパーティがあった。ロードアイランドのクラブで開かれたこのパーティは、大恐慌など存在しなかったかのような盛況ぶりで、ボールルームに集まった資産家や政治家や名士など、国の権力構造を担っている人びとは、非常にばかばかしい服装をしていた。これは仮装パーティだったのだ。フランクリン・ジュニアは革の半ズボンにボレロジャケット、羽根のついたチロリアン・ハットというドイツの農民を模した完璧ないで立ちだ。いっぽうエセルもチロルの農婦風のスカート、麦わら帽子、エーデルワイスの花があしらわれたブラウス姿で恋人のコスチュームに合わせた。このコスチュームは、ヒトラーとナチ党について懸念が高まっているルーズベルト政権のことを思えば、奇妙な選択だった。

けれども、あとになってみれば、それは取るにたりないことだった。重要なことは、フランクリン・ジュニアが喉を腫らし、咳が少々出て、（朝まで飲まずに）そのパーティを早々に暇《いとま》したただけでなく、翌日はそのパーティのことを後悔していたことである。喉の痛みはひどくなっていた。数日後、熱が出て、この若者は寝こんだ。感謝祭の直前に、フランクリン・ジュニアは急性副鼻腔感染症でボストンのマサチューセッツ総合病院に入院した。

医師たちは、たいしたことではない、数日ベッドで静養すれば熱が下がって元気になるだろうと考えた。

一九三六年、医学の技術は科学の一分野になろうとしているところだった。過去二世紀のあいだに、解剖学、生理学、薬理学やその他十数個の専門分野が、人体の働きとそれに悪さをするかもしれないものを解明してきた。この時期に、「分子生物学」というタンパク質や遺伝子レベルで生命を詳細に理解するための新たな分野が産声を上げた。外科手術を素手で行うフロックコートで正装した医師は、つやつや輝く現代的な病院で働く白衣を着た医療技術者に取って代わった。科学と、衛生と実際の効果が期待できる医学の時代がやってきたのだ。

ただし、フランクリン・ジュニアを助ける術はほとんど何もなかった。

予想どおりに回復する代わりに、フランクリン・ジュニアの副鼻腔感染症は悪化し、入院が長引いた。母親のエレノア・ルーズベルトはひどく心配し、新しい医師を雇って治療を引き継ぐように主張したので、耳鼻咽喉科のトップの医師が診察した。この医師はすぐに、大統領の息子が思ったよりずっと深刻な状態であることに気づき、不安を覚えた。若者の右頰の下に圧痛のある部分ができていた。これは膿瘍、つまり感染のポケットができ始めているようだった。膿瘍の原因菌のサンプルを採取して検査したところ、それは毒を放出するだけでなく、死の危険がある敗血症も引きおこしうる連鎖球菌のもっとも危険な株のひとつだった。膿瘍からそれらの細菌が飛びだして血液に入れば、大統領の息子は死ぬ確率が高くなる。

その医師は賭けに出た。彼はバイエルの新たな試験中の赤い薬が、連鎖球菌感染症にとくによく効くことが示されたという記事をドイツの医療雑誌で読んでいた。ドイツで得られた結果はほとんど奇跡だった。そして、この薬がジョンズ・ホプキンス大学（訳注：世界屈指の医学部がある米国の大学）で試験されている真っ最中で、そこで熱狂的に受けいれられていることも知っていた。ルーズベルト夫人はこの薬を息子に試すことを許してくれるだろうか。

大統領の息子をモルモット替わりにするのは好ましい選択肢ではなかったが、数日間この問題を検討し、そのあいだにも息子の状態が悪化してくると、大統領夫人は薬の使用を許可した。

一二月の中旬、フランクリン・ジュニアが病院に入院して三週目に、熱がさらに上がり、感染症が悪化した。担当の医師は新しいドイツの薬の注射を初めて患者に打つことになった。

プロントジルという暗赤色の液体はガラスの小瓶に入れられ、慎重に梱包されて米国に送られてきた。医師は薬を受けとったものの、どれほどの量を患者に与えればいいのかわからなかった。この薬は新しすぎて、ほとんど使われていないため、適切な用量がわからなかったのだ。それで医師はフランクリン・ジュニアにかなりの量の薬を投与し、効果を観察し、一時間ごとに起こして、さらに薬を投与した。

エセル・デュポンは恋人のベッドのそばにいた。エレノア・ルーズベルトは病室の外のイスにすわって、刻々と時間がすぎるあいだ、手紙の返事を書いていた。長い夜がすぎたが、あまり変化はなかった。そして翌日、フランクリン・ジュニアの熱が下がり始める。膿瘍の周りの腫れが小さくなっているようにみえる。患者はぐっすり眠っていて、目覚めたときは少し元気になっていた。その日の午後には、熱が完全に下がった。医師たちは患者の回復ぶりを目にして驚いた。連鎖球菌感染症の患者がこれほど急速に良くなるのをみたことがなかったのだ。

クリスマスの数日後、フランクリン・ジュニュアは退院した。連鎖球菌は去った。若者はのちにエセル・デュポンと結婚し（五回の結婚のうちの一回目）、第二次世界大戦の従軍で叙勲され、議会議員を三期務めた。けれどもこれらすべての成果のうち、もっとも重大なものは、世界初の抗菌薬の効力を示した最初の米国人だったということかもしれない。

大統領の息子が奇跡的に回復したというニュースは、米国中のどの新聞でも大々的に報じられ、サルファ剤の大流行に火をつけた。誰もがそれを欲しがり始めた。

そして、ほかの製薬会社はプロントジルの活性成分が特許の範囲外の「小さな白いエンジン」のサルファであることに気づくと、いっせいにサルファ含有薬を作り始めた。純粋なサルファのみでも有効で、その小さくて白い安価な錠剤は、連鎖球菌が引きおこすいかなる病気にも効果があった。さらなる研究によって、薬物化学者はサルファの側鎖を異なる分子に付加することによって、別の細菌に作用するバージョンを作れることを発見した。プロントジルは連鎖球菌性血流感染症や猩紅熱、ガス壊疽、丹毒、蜂巣炎、産褥熱を止めることができた。新たな製剤は、肺炎、髄膜炎、淋病などその他の重大な疾患に、サルファ剤の有効性を拡大した。そして、それらの新たなバージョンは特許を取ることができた。〝長年のうちでもっともセンセーショナルで価値のある新しい薬〟とニューヨークタイムズ紙はもてはやし、クーリエ誌の見出しにはこう書かれた――〝現代の奇跡〟。

あまりに熱狂した医師はこの薬をどの疾患にも使い始めた。ある病院では、患者が病院に来たら、まずはサルファ剤を渡し、一週間たってもよくならないときは診察を受ける、というジョークができたほどだ。処方箋なしでも利用できるため、看護師たちはポケットに錠剤をひとつかみ入れて、患者の世話をするとき、アスピリンのようにこの薬を患者に渡した。費用はほとんどかからず、副作用はほとんどなく、あなたを悩ませるどんな病気にでも効くようにみえた。一九三七年の秋には、米国の製薬会社は、一週間あたりに一〇トンを超えるサルファ剤を作っていた。

この新たな薬とのハネムーンは熱く、明るく、短かった。副作用のない有効な薬などない。使用が広がるにつれ、サルファの副作用がみられだした。缶から出したばかりの純粋なサルファは無害で、まれにアレルギー反応が起こるほかに重大な問題はほんのわずかであった。けれども米国医学会は、この薬が急速に広がるのに懸念を高め、つぎつぎと現れ数を増す新たなサルファ剤は毒性があるかもしれないが、それらの大半は安全性を確認する試験があまり行われていないと警告を発した。

米国医学会は正しかった。

サルファ剤によって大規模な中毒事件が起きる

一九三七年の秋、タルサで子どもたちが続けざまに亡くなった。最初はひどい腹痛を訴えて医師のところにやって来て、そのあと排尿が止まり、昏睡状態に陥り死に至る。短期間に六人の子どもが死亡した。そしてさらに患者がやってきた。

これは謎の現象で、問題解明に地元の保健当局は数週間を要した。この病態の共通のつながりは、パテント売薬を作っている会社マッセンギルが作った甘い新しい水薬、エリキシル・スルファニルアミドだった。この会社はサルファを子どもや女性、黒人社会にとって魅力のある薬にしようと考え、苦い錠剤ではなく、これらの人びとが好みそうな甘い水薬を作った。だが、エリキシルは人びとの命を奪っているようにみえた。

タルサの医師たちは米国医学会に連絡し、その言葉は、食品医薬品局（FDA）というできたばかりの、とても小さな連邦政府の部門に伝えられた。FDAは調査のために数人の局員をタルサに送りこんだ。局員たちは、さらに大きな災害が進行中であることを知った。地元の病院で症例がどんどん増えているのだ。まもなく彼らも、責任はエリキシルにあるのではないかと強い疑いを抱き始めた。すると、問題がひとつ浮かびあがってきた。エリキシルはいったいどこで売られているのだろうか？

この薬は市販されて一ヵ月経っており、国中で売られていた。マッセンギルは自分たちの薬に非があるはずはないと請けあっていた。しかし米国医師会はこの薬を調べ、この企業が不凍液によく含まれている成分で有毒な液体ジエチレングリコールを、サルファ剤を溶解させるために使っていたことを突きとめた。

米国医学会とＦＤＡが調査しているあいだにも、犠牲者は増えつづけた。約九〇〇リットル（二四〇ガロン）のエリキシルが工場から販売員や地元の薬屋、医師や患者へ出回っており、その大半が、記録の保管が乏しく、薬の追跡がむずかしい南部地方に流通されていた。医師らはこの薬を患者に薦めたことを認めたら、医師免許を失うのではないかと恐れた。薬屋の経営者も毒を分け与えたと認めたがらない。薬を買った人のなかには、淋病の治療薬を買う人がそうであるように、偽名を使っていた人もいた。マッセンギルは、自分たちに非はないと主張しつづけた。一〇月のなかばまでに、死亡者数は一三人になった。

ジョージア州の薬屋の経営者でよくみられたのは、エリキシルを一ガロン（約三・八リットル）買って、患者には小瓶に分けて売っていた例だ。ある薬屋店主は、販売した量はたった二〇〇ミリリットルだとＦＤＡに報告したが、残量を調べると、倍の量がなくなっていた。ＦＤＡの局員が店主を問いつめると、別にあとふたりに売っていたことを認めた。その購入者はいずれも亡くなっていた。

新聞は全容をつかみ、警告が広がり始めた。一一月末に農務省（当時ＦＤＡを監督していた）

が米国会に報告を行ったころには、この毒によって七三人の死亡が確認されており、さらにもうひとり、マッセンギルの担当化学者が、自分のしたことに気づき銃で自殺していた。

これは、米国の歴史上もっとも大規模な中毒事件で、全国的な大惨事になった。けれどもひとつ、良い結果ももたらした。一九三八年に連邦食品・医薬品・化粧品法が可決されたのだ。これは、新しい薬は市販するまえに安全であることを証明し、活性成分はすべてパッケージや添付文書に記載することを要求した、米国史上初の法律であった。この新たな法律は、現代のＦＤＡも生みだし、何度も改訂され、拡大され、いまもなお現在の医薬品法の根幹をなしている。

第二次世界大戦でサルファ剤が活躍

第二次世界大戦の映画をみたことがある人なら誰でも、衛生兵が必死になって白っぽい粉を兵士の傷に振りかけている緊迫の瞬間をみたことがあるのではないだろうか。その粉こそがサルファ剤である。この薬は、ゲルハルト・ドーマクが若いころ目にした恐ろしい感染症を防ぐために、第二次大戦中に山ほど使われた。

米国の企業は一九四三年に四五〇〇トン以上のサルファ剤を製造していた。これは一億人以上の患者を治療するのに充分な量である。ドーマクがつづけている研究にも一部助けられ、ドイツではさらに数千トン多く作っていた。これらは作用した。第二次世界大戦時の創傷感染を原因とする死亡者数は、第一次世界大戦での死亡者数からするとかなり少なかった。ドーマクの、創傷感染という〝狂気〟を打ち負かす夢が実現したのだ。

一九三九年、ドーマクはノーベル生理学・医学賞を与えられた。けれども、残念なことに受けることはできなかった。ノーベル委員会が一九三五年に平和賞の受賞者として反ナチの活動家を選んだ決定にヒトラーが怒り、ドイツ人は今後、ノーベル賞を受けてはならないという命令を下したからだ。善きドイツ人のドーマクは、公式には賞を受けなかったが、スウェーデンの委員会にその栄誉についてお礼状を書くという失敗を犯した。しばらくすると、ゲシュタポがやってきて、自宅を調べられ、ドーマクは逮捕され、刑務所に送られた。

のちに、ドーマクはこの件を軽くあしらおうとして、檻のなかに入れられたときのことについてつぎのようなジョークをいった。〝私の房の掃除をしに来た男が、「それであんたは何をやらかしたんだ」と尋ねたから、私は「ノーベル賞を受けたから牢屋に入れられたんだ」と話した。すると、男は自分の頭を軽くたたいてこういった。「こいつ、気が変になってるな」〟

一週間後、政府は充分見せしめになったと考えドーマクを釈放した。しかしドーマクは変わってしまった。〝たったひとりの命を救うより何万もの人の命を奪うほうが簡単なのです〟とドーマクは日記に書いた。研究をつづけることは許されたが、そのまえにノーベル委員会に宛てた、受賞を辞退する由を記したそっけない手紙に署名しなければならなかった。ドーマクは不安と心臓疾患に悩まされるようになった。

ドーマクはサルファ剤の研究をつづけ、新たな類似化合物を創り、その使用範囲を新たな疾患に広げていった。サルファ剤はナチ陸軍病院の中心的な存在になり、それは連合国にとっても同じだった。

サルファ剤は軍の医師が持っていたなかで最良の薬だったが、それは戦争の終末にサルファ剤のおかげでさらにいい薬が登場するまでのことだった。

ペニシリンが大活躍

ドーマクがバイエルに新薬発見のために採用されたころ、ロンドンのある研究所で働いていたスコットランド人が、奇妙なものに気づいた。一九二八年にアレクサンダー・フレミングは、培養プレートの上で細菌を培養していたが、どこからか入りこんだカビにサンプルが汚染されているのをみつけてがっかりした。けれども、このカビはどこか奇妙なところがあった。そのカビをどこで繁殖させても、その周りがきれいに、菌のいない領域になり、菌の立ち入り禁止区域のような部分が生じるのだ。そのカビが菌を止める何かを発しているようにみえた。フレミングはその働きをしている物質を純化しようと試み、「カビのブロス」と彼が呼ぶものについて試験した。それが、現在私たちがペニシリンという名前で知っているものである。けれども、活性のある成分は分離して新鮮に保つことが非常にむずかしく、フレミングはとうとうこのプロジェクトを打ち切った。そして、別のものに注意を向けた。当時多くの科学者が注目していたもの。サルファ剤だ。

　その後のサルファ剤の成功は、ほかの研究者をさらなる「魔法の弾丸」となる薬の研究に引きもどした。フレミングのペニシリンもそのひとつだ。第二次世界大戦中、サルファ剤よりもっと多くの種類の細菌に効果を発揮する何かをみつける必要性に駆られ、科学者たちは

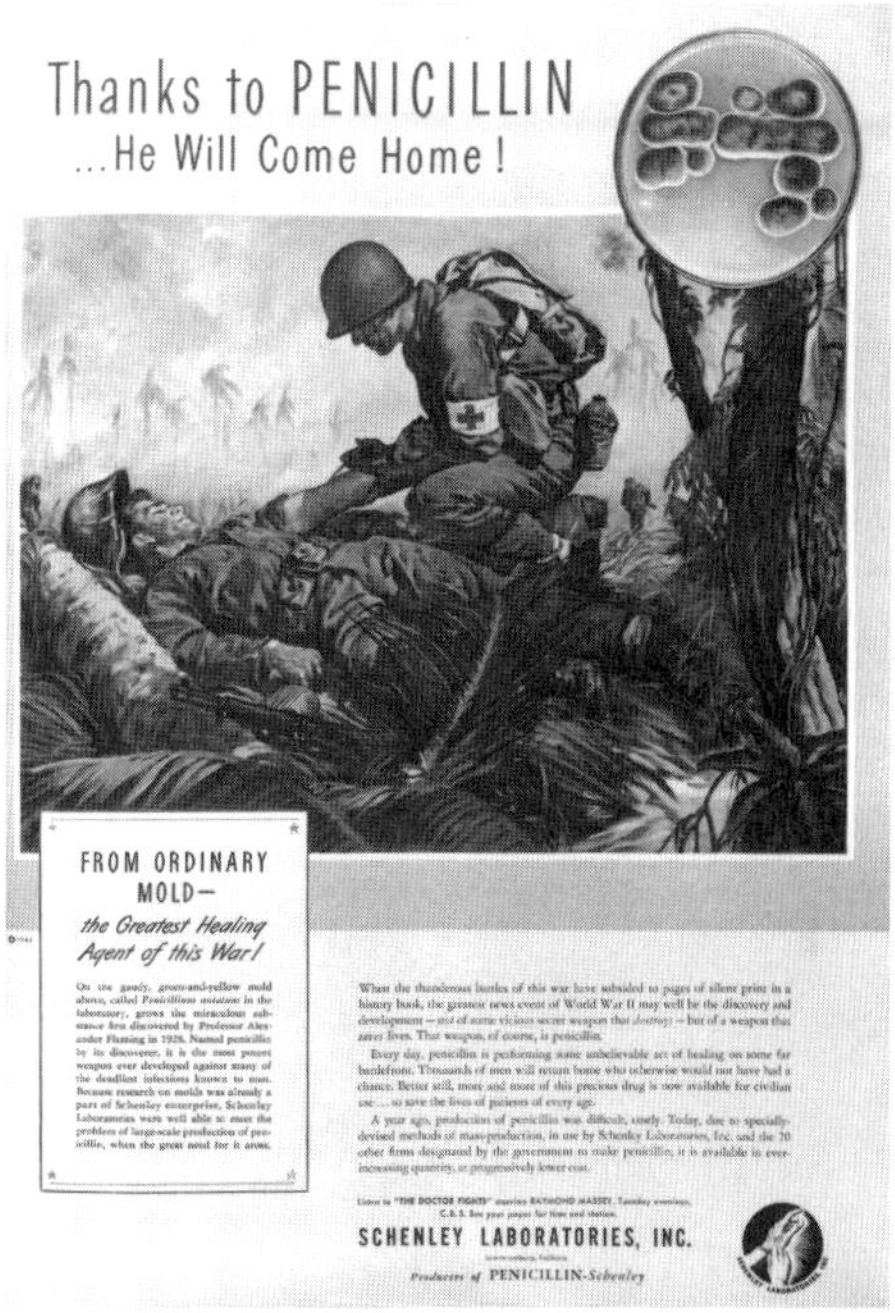

《ライフ》誌のペニシリン製剤の広告。ロンドン科学博物館

ペニシリンを大量に生成し、製造し、保管する方法をみつけだした。戦争がまもなく終わろうとしている時期に、この薬が広く利用できるようになると、ペニシリンは急速にサルファ剤を脇に追いやった。ペニシリンはより多くの種類の菌に対して効果があり、梅毒や炭疽熱など、サルファ剤が手を出せなかった疾患とも戦うことができた。それからまもなく、ほかのカビや真菌からも、ストレプトマイシン、ネオマイシン、テトラサイクリンをはじめその他数十もの殺菌性の化学物質がみつかった。

抗菌薬の時代

抗菌薬の時代が始まった。一九五〇年代の末には、抗菌薬はほぼすべての重要な細菌性疾患の治療に使われていた。毎年膨大な数の人命を奪った病気の大流行も、過去の話になった。第二次世界大戦後の二〇年間、小児期の疾患による死亡率は九〇パーセント以上低下し、米国の平均寿命は一〇年以上延びた。人口統計学者はこの薬がもたらした著しい変化を〝大きな死亡転換〟と呼んでいる。そのきっかけはサルファ剤だった。微生物から作られるほかの多くの抗菌薬とは異なり、サルファ剤は研究室で作られる。けれども、サルファ剤は同じ目的を果たす。つまり、ヒトの身体はそっとしておいて選択的に細菌を殺す。まるでエールリッヒの〝魔法の弾丸〟みたいに。そしてサルファ剤によって、このような薬をさらにみつけようという医学的関心がふたたび呼びおこされた。

しかもサルファ剤はそれ以上の役割も果たした。より強力な薬剤をより多く発見するための新しいシステムの方向性も指し示したのだ。

潤沢な資金を使った大企業らしいアプローチを実現することによって、バイエルは最初の現代的な製薬会社のひとつという地位を確固たるものにした。ここで信頼を得たからこそ、バイエルは長期的に考え、大きな賭けにも打ってでることができ、クラレルのすばらしい分子操作や、ドーマクの効果的な試験システムや、医師の指導の下で、専用の研究調査ラボや動物試験施設を組み合わせたシステムの建造に意欲的に投資したのだ。これは、こんにちの複数の巨大製薬会社の下地となっている。

もはや薬の発見は、ひとりの天才の直感に基づいた研究で行われるものではなくなった。化学構造を道案内として、標的とする問題に科学者らがチームで協力して行うものになっていった。薬の発見は匠の技から産業科学へ進化していった。

サルファ剤は薬の発見方法を変えただけでなく、薬の安全性を確実にするための規制誕生のきっかけにもなった。エリキシル・スルファニルアミドの大量中毒事件と一九三八年に制定された法律によって現代のＦＤＡが生まれ、薬がたしかに安全で有効であることと、どのような添付文書をつけるかということを決定する現在の法制度の土台が築かれた。一九三八年の米国の法律は、世界中のその他の国々の法律のひとつのモデルになった。

これらの出来事だけでもサルファ剤は歴史上で非常に重要な薬といえる。けれども、クラレルが発見しドーマクが有効性を証明したこの薬には、より深いレベルでそれ以上のものがある。サルファ剤とそれにつづく抗菌薬によって、一般大衆が医薬品に絶大な信頼を寄せるようになったのだ。薬は本当に奇跡のようにみえた。薬は鼻水や頭痛だけでなく人類を死に至らしめる多くの病気など、さまざまな病気を治すことができるのだと、多くの人びとが認識するようになった。サルファ剤が出回るまえは、薬というものは、効果が弱く、大半が症状を緩和するだけのもので、効果の範囲も限られており、街角の薬屋で処方箋なしで売られているものだった。どんな病気であれ、病を治癒させる薬はほとんどなかった。ところが、フランクリン・ジュニアの奇跡的な回復後にすべてが変わった。サルファ剤とその他の抗菌薬が生まれたあと、これらの薬で勢いづいた楽観主義な見方では、人類はそのうち、さまざまな薬をみつけてあらゆる病気を治せるようになるだろうとされた。

とはいえ、いいニュースばかりではない。抗菌薬は細菌による感染症には効果があるが、ウイルスや寄生虫（マラリアなどの疾患を引きおこすまったく異なる病原体）には効かないため、ウイルス疾患を防ぐ最善策はいまなおワクチンであり、寄生虫についても、画期的な抗マラリア薬はいまだ探索されているところである。したがって抗菌薬の効果は限られている。

ひょっとすると、より重大な事実は、薬が標的とする病原体は、薬の攻撃に対抗する方法をみつけるのが得意ということかもしれない。病原菌の一部は抗菌薬を中和する化学物質を作りだすことができるし、一部は変装する方法をみつけているし、効果的な防御策をみつけたとき、それらの菌はたとえ密接な関連がない菌にも、その方法を上手に伝達する。このプロセスを〝抗菌薬耐性〟という。そしてこれが最初にみられたのも、サルファ剤だった。

米国の医師が最初にこの現象に気づいたのは、兵士たちを治療しているときだった。多くの兵士は休暇を取る直前に淋病を予防する方法として、サルファ剤を服用した。そして万一淋病にかかったら、休暇から戻ってきたときに、さらにサルファ剤の投与を受けた。効果は絶大だった。

一九三〇年代後半に、サルファ剤は淋病の九〇パーセント以上を食い止めていた。けれども、一九四二年あたりになると、その率は七五パーセントに下がり、その後も下がりつづけた。ドイツ軍も同じ問題を抱えていて、症状がなくなるまでしか充分な薬を飲まず、菌がすっかり消滅するまえに薬を止めてしまった兵士にこの問題が多く生じた。生き残ったわずかな菌は大半がサルファ剤に耐性を示した。それらの菌はふたたび増殖し広がった。サルファ剤耐性は連鎖球菌患者でも同じように増え始め、一九四五年の米海軍で行われた連鎖球菌感染予防策としてのサルファ剤の一連の大規模な試験は、あまりに多くの兵士がこの感染症になったため中止された。細菌がサルファ剤に打ち勝つ道をみつけたため、この薬は効き目を失いつつあった。

けれども、この早期の警鐘は、ペニシリンやその他の抗菌薬が生まれ、社会全体に幸福感が満ちていたため無視された。ひとつの抗菌薬が効かなくなれば、別の抗菌薬に変えればいいだけだ。耐性ができるまでそれを使えばいい。現在、薬剤耐性は非常に大きな問題になっている。すべての一般的な抗菌薬に耐性を示す少数の菌の出現によって、問題がさらに浮き彫りになってきている。賢明な医師たちは抗菌薬の処方を減らし、その使用を慎重に監視するようになった。現在、疾患予防や家畜の成長促進のためなど抗菌薬の幅広い使いかたに、さらに厳しい注意が払われるようになっている。私たちはいまだに、これらの驚くべき薬の過剰使用や誤使用によって課されるかもしれない重いペナルティについて学んでいるところだ。

ところでサルファ剤はどうなったのだろうか。

サルファ剤はいまでも私たちの周りにある。さまざまな剤形で、耳の感染症や尿路感染症、その他の疾患の治療に使われているし、抗菌薬耐性菌のせいで、最近また使われだしている。サルファ剤は一九五〇年代ですでに時代遅れの薬になり、だんだん使用されなくなったからだ。したがって、いまだによく効き、慎重に使用すれば、感染症に抗える貴重なツールになる。とはいえ、いまでは市販抗菌薬は一〇〇種類を超えていて、サルファ剤はそのなかの平凡な抗菌薬のひとつになってしまった。

Chapter 6 最後の未開の地、脳

ダンケルクの戦いを生き延びたシロッコの軍医ラボリ

アンリ・ラボリは水面に顔を出してあえいだ。もう少しで溺れるところだった。シロッコが沈没したあと、暗い闇のなか空気を求めて懸命に水を蹴った。ライフジャケットを着けていた者はわずかしかいなかったが、ラボリは幸運だった。海はパニックになった男たちで波打っている。燃料に火がつき、海面に炎が上がっている。三人の兵士を撃退しなければならなかった。ラボリいわく〝不運な愚か者〟の三人は泳ぎかたを知らないようで、あわてふためき、両腕をグルグル回しながら、浮かんでいるものはなんでもつかみ、ラボリを救命ボート代わりにしようとしたのだ。〝三人を追い払わねばならなかった〟とラボリはあとで書いているが、どのようにしたのかはまったく書かれていなかった。ラボリは死にゆく男たちや火、浮かんでいる死体から距離を取り、あおむけに浮かんで（水中で生き延びるときのコツ）星空を眺めた。

一九四〇年五月三〇日の夜中の一時をすぎたところだった。アンリ・ラボリは、フランスの小型駆逐艦シロッコの下級軍医官だった。ナチの電撃攻撃が三つの連合軍隊に襲いかかり、生存者は港周辺の小さなエリア、ダンケルクに閉じこめられた。ラボリたちはそれらの生存者を

イギリス海峡へと退却させる大脱出の手助けをしたところだった。日帰りの観光用汽船を含め、あらゆる連合軍の船が先を争うようにその領域へ急ぎ、フランスの地から生存者たちを救出した。ラボリが乗っていた駆逐艦は作戦が行われている真っ最中に到着し、黒煙の雲と半分沈みかかった船のあいだをジグザグに海岸に向かって進んだ。兵士は、堤防や浜に沿って並んでいる。幾人かは腰のあたりまで海につかり、ライフルを頭の上に持ちあげている。ドイツ人は動く者をみな殺そうとしていた。〝クルーたちは心のなかで、もう死が近いと考えていたに違いなかった〟とラボリはのちに追想している。しかしシロッコはどうにか、八〇〇人のフランス軍ライフル銃兵を甲板に乗せ、日暮れとともに出発した。あとは英国に向かうだけだ。

ドーヴァーは八〇キロほどしか離れていないが、ダンケルクの沖は浅く不安定で、ドイツの戦闘機がそこらじゅうにいたため、シロッコはゆっくりと海岸に沿って何キロか進み、日暮れを待って、逃げるチャンスをうかがっていた。誰もが厳戒態勢に入っている。真夜中近く、英国へ向かおうとするちょうどそのとき、誰かがブイの背後からドイツの魚雷艇が出現したのをみつけた。ラボリはふたつの魚雷が飛んできたがわずかにそれ、舳先の向こうに落ち、暗闇に水しぶきが光るのをみた。だが、つぎに発射された魚雷は命中した。シロッコが揺れる。ラボリは船体が持ちあがるのを感じた。ドイツの急降下爆撃機が炎の上に狙いを定め撃ってくる。ふたつめの大きな爆発でシロッコが裂ける。船の弾薬庫が攻撃されたに違いない。ライフル銃

Chapter 6

最後の未開の地、脳

兵の身体が空中に吹き飛ばされるのがみえ、気づくと自分も海中に落ちていた。

船はあっというまに沈んだ。爆撃機はほかの獲物をみつけるために飛びさり、ラボリはあお向けに浮かんだ。何時間とたつうちに、周りの男たちがゆっくりと衰弱していく。ラボリは寒くてたまらず、意識がさまよい始めた。戦争の直前に医師として訓練を受けたので、何が起こっているのかわかっていた。冷たい海水のせいで体温が奪われ、低体温症になりかけているのだ。この状態が長くつづけば、やがて死んでしまう。時間はどれほどだろうか。手と足の指はすでに麻痺し始めていて、ひざから下の感覚も鈍くなってきている。体温が低くなりすぎると、ある種のショック反応が起き、血圧が急落し、呼吸が浅くなり、身体が白くなり、やがて動かなくなる。そうなるまで一時間くらいか。それとも数時間あるのだろうか。

自分の周りでそれが起こっているのがみえた。ダンケルクで助けたライフル銃兵の九〇パーセントがその夜に命を落とし、シロッコのクルーの半数も帰らぬ人となった。

ラボリは身体を動かしつづけた。まだヘルメットをかぶっていることに気づき、ばかばかしくなりストラップをぎこちなくいじってヘルメットを外した。そして、それにゆっくりと海水がたまっていくのをじっとみていた。穴が開いているに違いない。ヘルメットはゆっくり沈んでいった。意識がもうろうとしてきた。

どうにか夜明けまで持ちこたえた。薄明りがいくつかみえ、遠くで叫んでいる声が聞こえる。

英国の小型の軍艦が生存者を探している。男たちが最後の力を振りしぼって手足をばたつかせ、乗せてくれと騒いでいるのがみえる。甲板の船員がロープを投げると、海の男たちは先を争ってロープをつかもうとする。混乱が起こっていた。シロッコの生存者たちはあまりに弱っていたため、甲板に登れない者もいた。途中まで上がるのだが、握力を失って、ほかの者の上に落ちたりしていた。複数の男たちが溺れていた。ラボリは自分を抑えてすぐには近づかず、混乱が収まるのを待って、力を振りしぼってそばに泳いでいき、ツルツル滑るロープをつかみ、身体を持ちあげた。手すりに辿りつくと、身体を引っぱりあげられ、すぐに気絶した。意識を取りもどしたときは、温かい湯の張った浴槽のなかで誰かに頬をたたかれていた。〝起きろよドク！　しっかりしろ！〟

ラボリ、外科医となる

ラボリは疲労と長時間海水にさらされていた影響に苦しみ、フランス軍病院に入院した。そこで回復していったが、奇妙なふわふわした種類の抑うつに襲われた。現在、私たちが心的外傷後ストレス障害と呼んでいるものである。ラボリがわかっていたのは、足の下の固い地面が流砂に変わったみたいに、バランスが崩れそうな気がするということだけだった。〝生きつづけていかねばならないと考えると動揺してしまう自分に気づいた〟とラボリは回想している。

Chapter 6

最後の未開の地、脳

当時、ラボリは二六歳だった。

ラボリは病と戦って復帰した。大衆から注目されたときはとまどった。マスコミがシロッコのヒーローと呼ぶ者のひとりになり、勲章を受けたが、医師として仕事をしているほうが気が休まった。ブラックユーモアの感覚を身につけた。それでも、何もかもに少し距離を感じ、窓の外から人生を眺めているような気がして……。

フランス軍が充分回復したと判断したとき、ラボリの指揮官は景色を変えたほうがいいと考え、北アフリカ、セネガルの首都ダカールの海軍基地にラボリを派遣した。太陽と砂漠の国で、ラボリは午前中の数時間、総合内科で診療し、残りの時間は絵を描いたり、書き物をしたり、乗馬をしたりして過ごす。ラボリは華奢だったが見目はよく、濃い色の髪をした映画スターなみのハンサムな顔立ちで、賢く、野心家で、金を使い慣れていて——父は医師で母は貴族一家の出であった——やや気取り屋だ。妻と小さな子どもたちと一緒にうだるように暑い〝発展の遅れた〟アフリカに追いやられているのが気に入らず、フランスに戻りたくてたまらなかった。退屈しのぎに、外科を専門とすることに決めた。ダカールの医師のなかから指導者をみつけ、地元の死体保管所の死体を使って、切ったり縫ったりする技術を基本的には独学で訓練する。手先は器用で技術は身に付いたが、根気がほとんどなかった。

そしていざ、生きている患者の手術をし始めると、技術があり、最大限の努力をしているにもかかわらず、うまくいかないことが多かった。一見なんの理由もないのに、手術の最中に、傷を負った兵士の血圧が急降下し、呼吸が浅くなり、心拍が速まる。これは悪い兆候だ。患者は、手術それ自体のせいではなく、「手術ショック」と呼ばれる状態のせいで手術台で死亡することが多かった。なんのせいでこれが起こるのか誰も知らなかったし、当時はこれを防ぐ手立てはほとんどなかった。ショックに陥る患者もいれば、そうならない患者もいたが、その理由はわからない。二者のあいだに何も違いはないようにみえる。

ラボリはなんらかの答えをみつけることを決意する。戦争の残りの期間ずっと、病院から病院へ移動しながら、手術ショックに関する医学論文をできるだけ探した。さまざまな情報を集めているうちに徐々に全体像がみえてきた。大半の専門家は、ショックとは、(手術台に寝かされ外科医によって身体を切り開かれることも含め)損傷に対する反応であると考えていた。研究者らは、傷を負った動物が血液中に大量の化学物質を放出して損傷に反応することを認識しつつあるところだった。動物の恐怖に対する「戦うか逃げるかすくむか反応」を誘発するアドレナリンなどの分子である。アドレナリンは心拍数を上げ、代謝スピードを速め、血液の流れを変える。ラボリは、手術ショックの鍵は、傷を負ったときに血液中に放出される化学物質のなかにあるに違いないと考えるようになった。

それはひとつのアプローチであったが、それだけではない。一部の研究者は、ショックは身体的というより精神的なものだろうと考えた。ショック反応は、傷だけでなく恐怖によっても、引き起こされている可能性があった。誰かをナイフで脅かしたら（あなたが本気で傷つけるつもりだと信じさせたら）、その人の心拍数は上がり、呼吸は乱れ、汗が出てくる。いいかえれば、精神的なストレスそれ自体によって、ショック反応が起こりうる。ラボリは自分の患者でその現象を目の当たりにしていた。手術の何時間もまえから、ときどき非常に緊張して、痛い思いをするのではと不安になる患者がいて、そういう患者はメスが皮膚に触れるずっとまえからショックの徴候を示し始めた。おそらく、手術ショックは単純にこの状態が拡大した結果だろう。つまり、自然な反応が度を越し、なぜか制御不能になるほど反応が強くなるのだ。

ラボリはこのふたつの考えをまとめ、つぎのように考えた。手術まえに患者が抱く痛みへの不安や恐怖が引き金となり、化学物質が血流に放出される。その後、手術による身体的なショックでその状態が一段階上がり、精神的なストレスと身体的な反応が結びつく。

したがって答えは、手術まえの恐怖を和らげて、このプロセスを絶ちきることだろう。恐怖を和らげ、不安を減らせば、血中の化学物質が致死的なショックを招くのを遮断するか遅らせることができるかもしれない。

しかし、この化学物質はなんなのだろうか。

そのころ、アドレナリンのような分子についてわかっていることはごくわずかだった。それらの分子はごく少量しか放出されないし、すばやく血液中に混じり、ほぼ検出できないほどの濃度まで薄まり、数分ですっかり姿を消してしまうからだ。アドレナリンについてはまだまだわからないことが多くあったし、分子はそれだけではなく、まだ同定されていないものもあった。ラボリはこれに関するものをいろいろ読んでいたおかげで、生化学と薬理学を深く理解していたまれな外科医のひとりになり、体内のストレス物質を調節することについてのアイデアを試し始めた。

ラボリの患者はテストの被験者になった。戦争が終わったとき、ラボリはなおも北アフリカにいたが、もう憂鬱な気分は消えていた。自分の研究に没頭していたからだ。患者を落ち着かせ、手術のまえに気を楽にさせる方法をいろいろ探っていた。不安を軽減させるためにデザインした化合物のカクテルにさまざまな薬を混ぜてもみた。成分の正しい混合比をみつけるのは至難の業だ。それまでにも医師らは患者を静かにさせておくために、ウイスキーや睡眠薬、モルヒネ、ノックアウト・ドロップ（一二五ページ参照）まで多種多様なものを試してきた。しかし、ラボリからすると、どれもみな完璧とはいいがたい。どれも副作用があり、そのいくつかは患者に危険が及ぶ恐れがあった。それらは患者をリラックスさせるが、機能を弱めもしたからだ。また、患者を眠らせてもしまう。ラボリは手術まえに患者を強く、穏やかに、不安がらせないようにしたかったが、手術台に上がるまでは意識を保たせておきたかった。

ギリシャ語にはこの状態をぴったりいいあらわす「アタラクシア」という言葉があった。精神状態はストレスや不安がないが、同時に力強く、堂々としている状態だ。ラボリは薬で「アタラクシア」の状態を作りたかった。だから、探して試験しつづけた。

ラボリはこれにもうひとつ概念をつけくわえた。シロッコが沈没したあと海で過ごしたときの経験がヒントになったのかもしれない。患者の体温を下げてみようと考えたのだ。患者の代謝を緩やかにすれば、ショック反応を緩和することができるかもしれない。薬とともに氷を使って患者を冷やす、自ら「人工冬眠」と称した手技を開拓した。

この方法は、歴史家がのちに書いているとおり、画期的だった。ほかの研究者たちは反対方向へ向かっており、ショックが始まると、アドレナリンを打つことでそれに対処しようとしていた――これは明らかに間違っているとラボリは考えた。そして、人工冬眠と正しい薬剤を組み合わせた方法こそ効果を示すと確信していた。

RP-4560という薬

一九五〇年に、ラボリは立てつづけに研究の肯定的な結果を医学雑誌で報告する。この研究の成果によって多くの注目を浴びたため、ラボリの指揮官は遠い異国からラボリを救いだし、フランスの中心、パリに呼び戻した。

おお、パリよ！　パリは野心的なフランスの男や女にとってかけがえのない場所だった。国家の政治指導者の本拠地であり、企業の本社がひしめき、宗教の中枢でもあり、軍の高官たちもいる。最高の作家や作曲家、芸術家たちが集い、フランス最高峰の大学（ソルボンヌ）があり、優れた知識人たち（アカデミー・フランセーズ）もいて、洗練された劇場があり、美しい音楽やファッション、おいしい食物、最高の図書館、研究施設、博物館、訓練施設があった。あなたがフランスにいて、ある分野のリーダーだったなら、パリでの職に憧れただろう。

さて、ラボリはパリに到着した。ソルボンヌから数ブロックのところにある、フランスでもっとも名高い陸軍病院、ヴァル・ド・グラースに配属された。ここには、多様な専門家と膨大なリソースが身近にあり、ラボリは研究を拡大する。

薬物の専門家を必要としていたラボリは、ピエール・ヒューゲナルという熱心な研究者をみつけた。ラボリとヒューゲナルは、アトロピン、プロカイン、クラーレ、さまざまなオピオイド、睡眠薬などを混ぜたカクテルと組み合わせて、人工冬眠技術を完成させようとしていた。

損傷に反応して身体が放出する化学物質には、アドレナリンのほかにヒスタミンもある。この化学物質にふたりは目をつけた。ヒスタミンは、損傷に反応して放出されるだけでなく、体内のあらゆることに関わっていて、アレルギー、乗り物酔い、ストレスとも関連していた。もしかすると、ヒスタミンがショック反応のひとつの役割を果たしているのかもしれない。

そこでラボリは、もうひとつの成分をカクテルに混ぜた。抗ヒスタミン薬という、アレルギーの治療薬として開発された新しい種類の薬だ。そのとき、おもしろいことが起こった。

抗ヒスタミン薬は、もうひとつの奇跡の薬として偉大な化合物ファミリーになりそうだった。花粉症から乗り物酔い、風邪、パーキンソン病まであらゆる病気に作用する。製薬会社はそれらすべてをきちんと分類して、特許が取れる薬を作ろうとしていた。

しかし、すべての薬と同じく、この薬にも副作用があった。そのひとつがとくに、市販にあたって問題になった。抗ヒスタミン薬は、ある観察者いわく、「厄介な傾眠」をよく引きおこした（現在の眠くならない抗ヒスタミン薬が登場するのは、数十年先のことだ）。

これは、鎮静剤や睡眠薬によって引きおこされる眠気とは違っていた。抗ヒスタミン薬は体内のすべてをスローダウンするわけではない。むしろ、神経系の特別な部分に狙いを定めているようだ。一九四〇年代の医師はそれらを交感神経と副交感神経と呼んだ（現在、自律神経系とまとめていわれている）。それらは、身体の奥の神経系、つまり無意識下で働いている信号と反応を構成している。たとえば、呼吸や消化、心拍などを調節している神経である。ラボリはそれらの神経に、ショック反応の秘密がみつかるのではないかと考え、意識があるときの気分などにはあまり影響を与えずに、それらの神経だけに作用する薬を探していた。抗ヒスタミン薬は目的にぴったりかなっているようだった。

そこで、ラボリとヒューゲナルは試験を開始した。手術の何時間かまえに、適切な用量で適切な抗ヒスタミン薬を追加すると、患者は意識があるが、ラボリいわく〝痛みを感じず、不安もなく、手術のことを覚えてもいないことが多かった〟。追加的な利益として、ラボリは、痛みのために患者が必要とするモルヒネの量が少なくなったことに気づいた。抗ヒスタミン薬を含めたカクテルと人工冬眠の組み合わせで、手術ショックが減り、死亡者が出なくなった。

しかし、まだ充分ではない。ラボリは抗ヒスタミン薬をカクテルに入れたいわけではなかった。アレルギーや乗り物酔いを治療しているのではなく、抗ヒスタミン薬の副作用のひとつが欲しいだけなのだ。つまり一部の患者にみられるような、不安がなく、幸福な静けさだけを求めていた。それで、ラボリはフランス最大の製薬会社ローヌ・プーランに手紙を書き、そこの研究者に適切なものを探してくれないかと依頼した。

幸運なことに、ラボリは格好のタイミングに格好の人びとに連絡を取った。ローヌ・プーランは、新たなより良い抗ヒスタミン薬をかなり積極的に探しているところで、すべての製薬会社と同様に、毒性が強すぎるものや副作用が多すぎるものなど多くの失敗作が棚に並んでいた。この製薬企業は失敗作を再試験し始めた。

数ヵ月後、一九五一年の春、ラボリのもとにＲＰ―４５６０という試験薬が届いた。この薬は抗ヒスタミン薬としてほとんど使えないため、研究が中止されていた。けれども、神経系には強い作用があった。動物試験では、比較的安全であることが示されていた。ラボリが求めている役割にぴったりかもしれない。

試してみると、これまでカクテルに混ぜたもののなかでいちばんいいことがわかった。非常に強力で、少量で事足りた。そして、その仕事をきちんと果たしたのだ。ケガの治療から小さな手術までさまざまな種類の外科手術のまえに投与されたＲＰ－４５６０は、患者の不安を抑え、気分を改善し、ほかの薬の量を減らすことができた。

この薬を投与された患者は目を覚ましていて意識があったが、痛みに耐え、意識を失わせるための麻酔があまり必要ではなかった。これは本当に奇妙なことだった。痛みが消えているわけではなかった。痛みは感じていたのだが、それを心配している様子がなかった。手術で痛みがあるだろうとわかっていたが、気にならないようにみえた。ラボリは患者が〝ストレスから切り離されて〟いて、関心がないように思えた。

ラボリの研究結果はローヌ・プーランでうわさになった。そしてラボリはこの薬の熱心なプロモーターになった。ある日、職員食堂で昼食をとりながら、友人——同じ病院の精神医学科の科長の嘆きを聞いていた。重度の精神疾患患者に拘束衣を着せねばならないのが辛いという。これは、何世代にもわたって精神病患者を世話してきた者たちが発する、古くからある悲嘆の言葉だった。悲しいのは、多くの場合、精神病患者はあまりに興奮し、あまりにそう状態が強く、あまりに危険なため、拘束なしでは世話できないことだった。患者は叫び、手足をばたつかせ、ときには他人を攻撃したり、自分自身を傷つけたりする。だから、薬で眠らせるか、ベッドに縛りつけるか、拘束衣を着せねばならなかった。気の毒なことに。

それを聞いて、ラボリはあることを思いつき、ランチのテーブルで、その同僚に話した。拘束する代わりに、それらの精神病患者にRP－4560を与えて、氷で身体を冷やしたらいいかもしれない。

精神病患者が集まった〝ベドラム〟

毎朝、サンタンヌ病院の待合室には精神病患者がいた。まえの晩に警察や家族に連れてこられた患者たちが〝激怒しているか、苦しみに打ちのめされるか、疲れはてるかしていた〟と、ある医師は回想している。そこには、そう病患者や、ふるまいがおかしな人、幻覚や幻聴がある者、落胆している人、道に迷った者などがいた。

それらの人びとは症状がひどくなると、最終的にはサンタンヌ病院に流れついた。ここはパリ市内で唯一精神科がある病院だった。どの大都市にもその街のバージョンのサンタンヌがある。政府出資の精神病院で、社会から精神を病んだ者を追い出すためにデザインされた保護施設だった。それらの人びとを助け、安全を保持し――目につかないようにするための場所だ。

それらの施設が精神的〝保護施設〟と呼ばれていたのももっともだ。精神を病んだ人びとは避難場所を必要とした。歴史の大半で、精神を病んだ人びとはその人の家族のなすがままになってきた。まれに例外はあるものの、奥の寝室で隠れるように暮らしたり、地下に閉じこめられたりした。優しく扱われる人もいたが、鎖でつながれ、殴られ、食事もろくに与えられない者もいた。

それが、産業革命と都市の拡大によって変化した。ストレスが高まり、家族の離散が増え、ホームレスになる精神病患者が増えた。それらの患者は家族以外の人びとが責任を負うことになり、つまり誰も責任を負わなくなった。

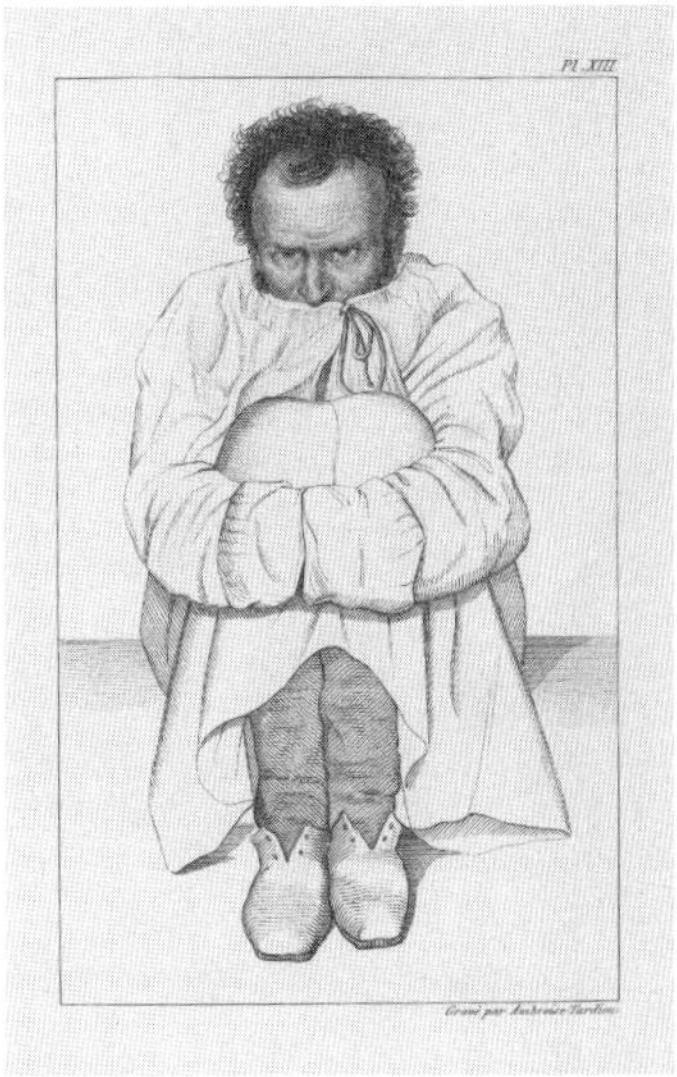

拘束衣を着せられた男。フランスの精神病院。1838年、ウェルカムコレクション

慈善団体が設立され、彼らを人道的に扱うべきだとする社会運動が高まった。そのためにはベッド、食物、医療を整えねばならなかった。米国での一九世紀の答えは、大規模保護施設の建造だった。それらは、公園みたいなグランドや、優美な作業場、精神障害に特化した

治療訓練を受けた医師によって監督される、専門的なセラピーなどを備えた高度なケアモデルとしてデザインされた。これらの施設のデザインは、男女、暴力的な患者と暴力的でない患者、治療可能な患者（しばしば正面のもっとも目に付く病室に居住）と治療不可能な患者（叫び声や臭いで訪問者が悩まされないよう、しばしば奥の病棟に閉じこめられた）に分けられるようになっていた。食事は健康的でシンプル。罰はめったに与えない。あるライターが書いているように、ここでは〝彼らは病院の環境が健康に及ぼす影響に、最終的に感謝の念を抱くようになった〟。

医療科学にとっても利益があった。あらゆる種類の精神病患者が一ヵ所に集まることで、精神科の医師はいくらかコントロールされた環境下でさまざまな病態を研究し、精神疾患をより深く理解することができたので、それによって治療法をみつける機会も増えた。

ともかく、それが理想であった。そして、さまざまな意味で、うまくいっていた。

たとえば英国では、ほんの数千人の患者が、ロンドンのはずれにある、別名ベドラムという名前で知られる悪名高いベツレヘム・ロイヤル・ホスピタルのような一握りの精神病院に収容されて（しばしば閉じこめられて）いた。一八世紀、ベドラムは退屈している訪問者に小銭を払わせて、院内を歩きまわって収容者を見世物のように眺めさせ、狂気を夜の娯楽に変えたことで悪名を馳せた。一世紀後、ロンドンの地域だけで一六の大規模な精神病院があった。病院ごとの平均患者数は、一八二〇年の六〇人未満から数十年間で一〇倍に増えた。米国でも、患者数が同じくらいのスピードで増加した。一九〇〇年ごろ、米国の精神病院は精神病患者一五万人を抱えて崩壊寸前だった。

その大半は、州や郡の予算で公に、または慈善団体によって支援されていた。その結果、それらの公共の精神病院の医療費は低くなった。多くの家族が、高齢の祖父母やアルコール依存症の叔父、精神障害のある我が子を格安で入院させられるこの

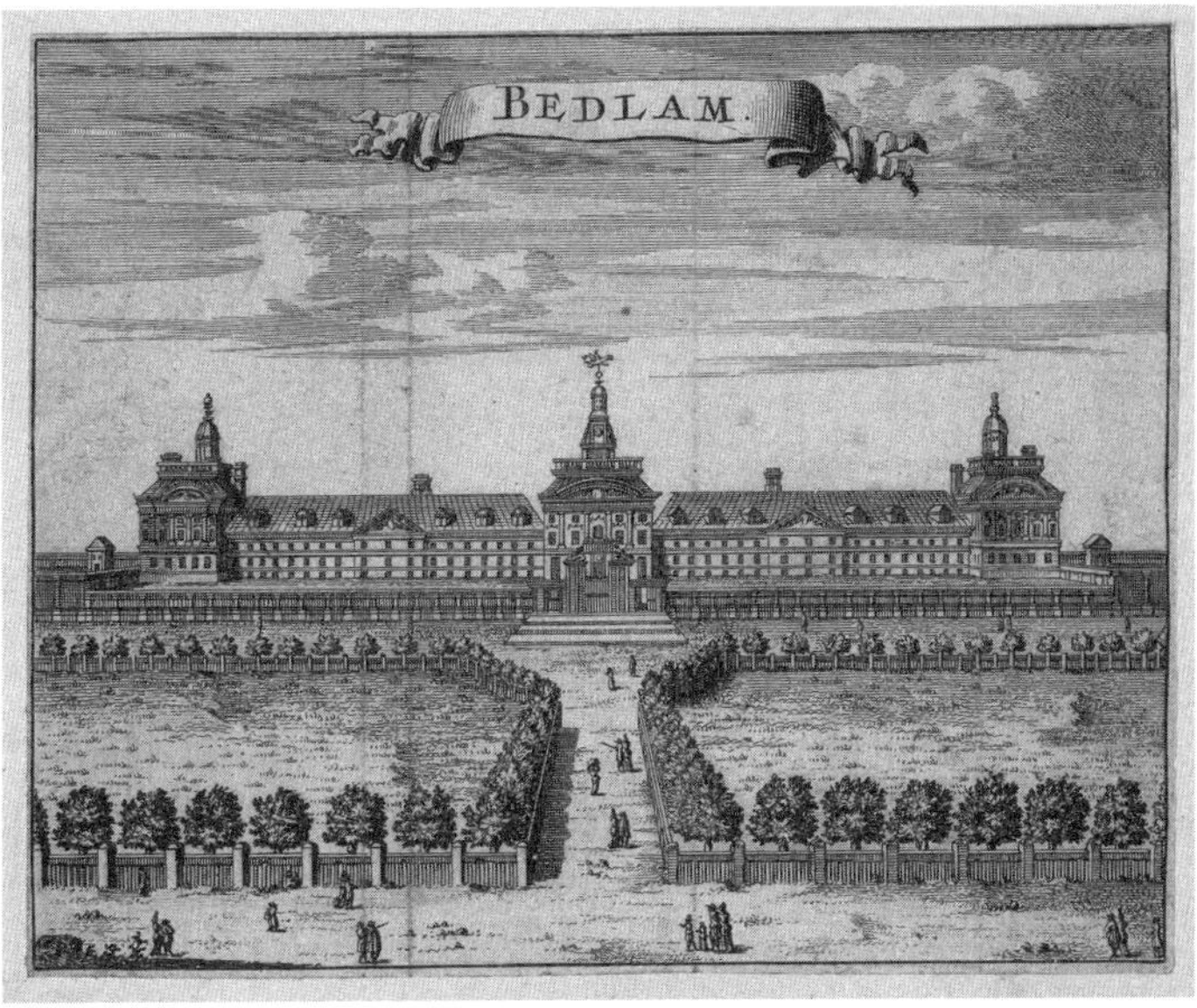

ロンドン、ムーアフィールズのベツレヘム（ベドラム）病院。北からみたところ。人びとが前景を歩いている。版画。ウェルカムコレクション

施設を利用し、入院患者数はどんどん増えていった。警察も、薬物常用者や通りでバカ騒ぎしている者、平和を乱す者を同じように扱った。貧民授産所、救貧院、病院、刑務所は、自分たちの施設からはみ出た人をそこに入れた。巨大な精神病院はあふれそうなほど患者でいっぱいになった。

これらの収容者の多くは治療可能な患者だった。保護施設は、一時的な神経衰弱で苦しんでいる人や、心的外傷を克服しようとしている患者には非常に有効な場所で、数週間静かに休息を取れば、退院することができた。

けれども、治療不能とみなされる患者も多かった。そのなかには、「耄碌《もうろく》した」老人や（現在では、アルツハイマー病のようなある種の認知症といういいかたをする）、発達障害、現実世界との接触を完全に失ってしまい、戻れなくなった人びとなどが含まれた。

後者のグループは、部屋の隅で丸くなり、何ヵ月もじっと動かない者や、延々と意味不明なことを話しつづける者や、存在しないものがみえる者、命令する声が聞こえる者などさまざまだったが、まとめて精神分裂症患者と称された。そして、これらの疾患はどれも原因がわからなかったため、治すこともできなかった。

ある専門家は〝一九五二年、両耳に挟まれた直線距離にして一五センチメートルほどの領域は、地球上でもっとも探索が進んでいないテリトリーであった〟と述べた。明らかなことはっぎの事実だけだ――これらの〝治せない〟患者はいったん保護施設に入ると、もう決してそこから出られない。これらの患者は生涯奥の部屋で過ごし、毎年その数が増えていった。全体的な患者数が増えつづけ、治療できない（世話をされるだけの）症状が重い患者の割合は年を追うごとにどんどん大きくなっていった。二〇世紀初期には、ほぼすべての精神病院が定員過剰で職員不足の状態だった。静養と保養の場は、騒々しく混みあった一時保管用の檻、あるいは安全や鎮静より治療との関連が薄い〝妙な人たちの収容所〟に姿を変えた。ある専門家の言葉を借りれば、〝見込みのない患者の吹きだまり〟となったのだ。

さらに――これがあとで重大なことだと判明するのだが――、この施設がこれまでにないほど政府予算の金食い虫となる。大型の精神病院の大部分は、国や郡などの税金で支援されているため、精神病院が増えるにつれて、毎年のように政府予算の負担が増加した。費用削減が試みられるたび、人道的な扱いが減っていき、患者虐待の報告が増えた。納税者はこのことにうんざりし始めた。

科学はどうなっているのだろう？　こちらでも、いいことは何も起こっていないようだ。一九五〇年に精神病院で治療を受け治癒する可能性は、一八八〇年のそれとたいして変わらなかったというのが、悲しい現実だ。二〇世紀の初頭に、ロボトミーや電気ショックという療法が初めて導入されたときは、より良い治療の可能性に大きな興奮がわきおこったが、その熱気が冷めるとまもなく、新たな進歩はどれも、取るにたりない一歩だったことが明らかになった。もっとも重い症例に関しては、とくに精神分裂症の場合、精神病院の医師の役割はほとんど前進していなかった。精神科医は、これまでにないほど増大しつつあるメンタルヘルスに関する知識を蓄積していたものの、もっとも重い患者の大半を助けることができなかった。

精神病院に従事する〝無力な傍観者〟

一九五二年のサンタンヌ精神病院での朝の日課はつぎのようなものだった。

ぱりっと身なりを整えた、病院の主要病棟の責任者が待合室に来て、夜のうちに玄関にどんな人びとが集まっているか確認する。待合室は、精神に変調をきたしたあらゆる種類の人びとでいっぱいだ。医師は精神障害のさまざまな例をみつけることができるし、最新の研究で関心が向けられている症例に合致する患者がいることもある。サンタンヌ精神病院のある医師は、この朝の診察を、〝精神疾患の市場に行く〟みたいなものだったと書いている。

もっとも興味深い症例は、関心がありそうな研究者のために区別された。重症度が低い患者は治療でよくなる可能性が高く、志願入院患者のための拘束のない病棟へ連れていかれた（〝志願〟というのは誤った名称だ。自分自身で入院する患者は少数で、大半は警察や家族に連れてこられた人びとだった）。病状が重い患者は制限のかかった男女別の病棟に入院することになる。その病棟ではドアに鍵がかけられ、患者はそこで注意深く監視され、必要に応じて拘束された。

一九五〇年代前半のこのような朝、病院のその他の場所で、部下の集団を引きつれて廊下を闊歩し、院内を歩きまわっていたのは、サンタンヌ病院の精神科長、ジャン・ドレーだった。ドレーは背が低いが、威厳があり、二〇世紀なかばの真の知識人で、さまざまな分野に明るく、多方面に関心があり、どこまでも懐疑的な人物だった。〝フランスの精神科医のなかで、もっとも優秀で、もっとも秘密主義で、もっとも独立していて、もっとも繊細で、もっとも厳格だった〟と、ドレーの死後に同僚が記している。ドレーはまさに〝医学界の芸術家〟だった。

若いころ作家に憧れていたドレーは、メンタルヘルスの研究に加えて、好評を得た小説や伝記を含め一四の文学作品を著し、文学と思想の知的頂点、つまりアカデミー・フランセーズのメンバーに選出された。

そういうわけで、上品なダークスーツを着た力強い様子のドレーは、サンタンヌ病院を見守り、遠くから眺めるように現場を評価し、検討し、分析し、また興奮して爆発寸前の患者を冷徹な事実のグラフに変換し、自分の気持ちは外に出さずに、役に立つ研究に焦点を絞り、測定可能な結果を求めた。

ドレーは何事においても注意深く、正確で、几帳面だった。フロイトとその信奉者は精神分析とトークセラピーを流行させた。裕福な神経症患者はみた夢やセックスライフについて話をしていくらか安らぎを得ただろうが、それは精神病院ではなんの意味もないことをドレーは知っていた。

精神病院の患者はもっと深い問題を抱えていて、脳の物理的な障害が、根本的な原因になっているようにみえた。ドレーは、重度の精神疾患は個人の経験によって生じるのではなく、生物学に由来すると考えていた。当時としては、ドレーは進んでいて、精神医学をフロイトの夢判断や実証されていない説から解放し、測定と統計学を土台とする現実の科学の方向へ進め、一般に受けいれられているほかの医学の分野のなかに堂々と精神医学の地位を築きたいと考えていた。その鍵を握るのが、脳の組織と化学物質だとドレーは信じていた。

しかし、ドレーの才能や信念は治療という面ではほとんど実を結んでいない。これは、すべての精神科医が直面していた問題に根本的な原因がある。けっきょくのところ、精神疾患を引きおこしているのは何か、誰も知らなかったのだ。したがって、治療法をみつけるのはほぼ不可能だった。精神科医は効き目があるものをみつけたいという希望を持って、あらゆる治療法を試しつくすが、深い狂気の軌跡を変えられそうなものは何もないようだった。

多くの精神病院の医師と職員は、何年も何度も壁にぶつかったあと、気落ちしてしまった。うつ状態は、介護者のあいだでよくみられ、自殺も珍しくなかった。それは、もっとも助けを必要としている患者を助けられないという事実のせいだ。ドレーの優秀な部下のひとりは、サンタンヌ病院に勤めて一〇年後につぎのように感じていた。〝一〇年近くのあいだ私が学んだことは、精神疾患を治療するときに役に立ちません……私は無力な傍観者にすぎないのです〟

重い精神病患者に訪れたうららかな静けさ

精神を病んでいて暴力的なその若者は、パリの陸軍病院ヴァル・ド・グラースへの入退院をすでに二度繰りかえしていて、二回とも医師たちはできるかぎりのことをしていた。鎮静剤や麻酔薬を投与し、インスリン昏睡療法を行い、電気ショックは二四回も行った。報告書で〝ジャック・Ｌｈ〟と呼ばれたその患者は、治療に反応し始め、少し穏やかになり、無事に退院する。しかし、数週間後、ジャックは、どうしようもないほど暴力的な状態で戻ってきた。

一九五〇年一月のこのとき、医師たちは新しい薬を試した。ラボリの試験薬ＲＰ―４５６０だ。手術の患者には、五～一〇ミリグラムで良好に作用したが、ジャックにどれほどの量を与えればいいのか誰にもわからない。したがってヴァル・ド・グラースの医師は手術患者の一〇倍の量を与えることにした。数時間後、ジャックは眠っていた。

ジャックが目を覚ますと、医師は驚いた。つぎのそう病が起こるまで一八時間ものあいだ、ジャックは起きているのに静かだったのだ。医師たちは彼にもう一度、もう一度、と必要と思われる頻度で望む効果が得られる量の薬を投与した。鎮静剤やその他の助けになると思えるものはなんでも与えた。

すると不思議なことが起こった。ジャックが穏やかでいる期間が長くなったのだ。三週目の終わりには、ジャックの病態は劇的に改善し、報告によれば、トランプでブリッジができるほど充分理知的だったそうだ。そして、ジャックは退院した。

試験薬に関するこの単一症例の話は、その年の後半に発表され、精神医学会に小さな動揺を巻きおこす。一部の医師はラボリの薬を試験したがったが、ほかの医師らは、精神疾患を薬物で治療するという全体的な考え（患者を眠らせること以外、薬物には失敗の歴史がつづいていた）にも、ラボリ自身にも疑いの目を向けていた。ラボリは優秀かもしれないが、少々自信家すぎるし、少々高飛車なところがあるとみられていたのだ。ラボリは手術でRP―4560を用いた成功例をすでに発表していて、人工冬眠法を推進していた。そしてメンタルヘルス領域でこの薬が活用できるだろうと主張している。けれどもラボリは精神科医ではない。メンタルヘルスの訓練をほとんど受けておらず、精神科の専門医とは程遠い。フランスの精神医学界の先達者からすれば、ラボリはヘンテコなアイデアを持つひとりの外科医にすぎない。外科医が人の心の何を知っているというのか。

それでも、いくつもの興味深い研究結果が報告された。RP―4560は、製薬会社ローヌ・

プーランが関心のある医師と熱心に情報を共有したおかげで、精神科学界に少しずつ滲むように入りこんだ。一九五一年の一年間に、RP―4560はさまざまな問題を抱えた数多くの患者に試され、驚くべき数の患者が良い方向に向かった。湿疹がある患者は、かゆみや不安が楽になり、妊婦は吐き気が止まった。また、精神を病んでいる幅広い患者全体に効果を及ぼしていた。神経症や精神病、うつ、精神分裂病、緊張病の患者や、精神疾患とは異なるストレス性の頭痛や胃腸炎などを患う心身症の患者にさえ試された。投与する量は試行錯誤状態で、治療期間もまだ明確ではなかったためか、薬の効果が何も現れないこともあったが、多くの場合は有用だった。

そして、患者によっては、奇跡のような効果がみられることもあった。

つぎに必要なのは、信頼できる専門医による大規模な試験だ。心理学分野のある歴史家が〝一九五二年のフランス革命〟と呼ぶ現象が起こったのは、その年の前半だった。

新たな医者がつぎつぎと精神病患者をおだやかにした

ジャン・ドレーもラボリのように、ショックについての一般的な概念に興味があった。けれども、関心があったのは、ショックのなかでも、さまざまなタイプのショックが精神に及ぼす有益な影響のほうだ。ショック療法は精神病院では大人気だった。一九五二年に注目されていたのは電気ショック療法だった（正しくは電気けいれん療法という）。しかし、薬物や誘発させた発熱によってショック作用を引きおこす、ほかの技術もあった。理由ははっきり解明されていないものの、患者によっては、これらの治療が驚くほどの改善効果をもたらすことがあったのだ。しかし効果がみられる患者は一部にすぎず、多くの場合、ショック療法はなんの効果も生みださない。

ドレーはもっと効果の高いものを求めていた。電気けいれん療法を早くから支持していて、一部の重い精神疾患患者が電気けいれん療法でかなり改善し、機能が回復するのを目にしたこともあった。とはいえ、細心の注意を払った状況でも、いぜんとして多くの失敗が生じる。初期の電気けいれん療法はあまり洗練されておらず、危険なことが多く、通電による電気の衝撃で、患者はのけぞり、身もだえした。なかにはけいれんが激しすぎて骨が折れる患者や、死に至る患者もいた。

ドレーはつねに生物学的な治療を探し求めていて、大半の精神科医より薬物での試験に熱心だった。スタッフはさまざまな化合物を試してうつ病や緊張病を治療しようとした。ドレーは、LSDが発見されたあと、すぐに個人的に実験していたし、一九五〇年代前半にドレーのスタッフは、（幻覚性アルカロイドの）メスカリンが通常の人びとと精神病患者に及ぼす影響を試験した。薬は役に立つツールだとドレーは信じていた。

Chapter 6

最後の未開の地、脳

サンタンヌ病院は新しいものを試すのにうってつけの場所だった。一九五一年後半のある日、ドレーの右腕、ピエール・ドニケルが、外科医をしている義理の兄が聞いたといううわさを話して聞かせる。陸軍病院でショックを予防するための新たな方法がいくつか試験されているらしい。この研究を行っているラボリという男は、患者の身体を冷やして、薬のカクテルを与えると、患者が穏やかで受動的になると報告しているという。義理の兄いわく、〝患者を望ましく扱える〟らしい。

ドニケルはラボリと同じく、この薬で精神疾患患者を治療することを考えた。ひょっとすると、患者のなかでもひどく動揺し、混乱し、暴力的な患者を落ち着かせるのに役立つかもしれない。サンタンヌ病院はラボリの薬、RP―4560の試験を開始した。

最初の患者は、一九五二年三月に警察が連れてきたジョヴァンニ・Aという五七歳の肉体労働者で、支離滅裂な言葉をわめいていた。植木鉢を頭にかぶり、意味をなさない言葉を叫び、パリの通りやカフェで騒動を起こしていた。治る見込みのない精神分裂症患者のようだった。

ドニケルの監督下で、ジョヴァンニはRP―4560を注射され、寝かされて、氷の袋で身体を冷やされた。ジョヴァンニは叫ぶのを止めた。しだいに落ち着き、茫然自失の状態になり、遠くから周辺を眺めているような様子だったが、まもなく眠ってしまう。翌日、医師らは手順を繰りかえした。ジョヴァンニは薬を定期的に受けているかぎり、穏やかだった。そして、段階的によくなった。発作的な叫び声や意味不明なつぶやきが減っていった九日後、医師たちと正常な会話ができるようになった。三週間後、ジョヴァンニは退院した。

サンタンヌ病院の誰もが、このような例を目にしたことがなかった。ジョヴァンニは失った分別を取りもどしたようだ。治る見込みのないジョヴァンニがなぜか治ったようにみえる。ドニケルはすぐに、この新しい薬を別の患者数人に試した。最初はラボリの人工冬眠法をまねて、薬を注射したあと、患者の身体を冷やしていたが、あまりに多くの氷を使ったため、薬局は氷を用意するのに大変苦労した。必要な氷につねに気を配っていなければならないことに悩まされた看護師が、冷やす作業をせずにRP―4560を試してみたらどうかと提案した。そして、精神疾患患者には氷は必要ではないことが明らかになった。薬だけでそれまでと同様の効果があったのだ。

看護師たちはRP―4560を気に入った。一、二回注射するだけで、ひどく扱いづらい危険な患者が子羊のようにおとなしくなった。ドニケルとドレーは看護師たちを尊重していた。だから、看護師長がやってきて、感心したように「この新しい薬はなんというのですか?」と尋ねたとき、この薬の特別な作用をみつけたことを知った。看護師の目に間違いはない。

ドレーはこの研究に個人的な興味を抱いていて、ドニケルをしばしば励ました。彼らは試験を拡大した。どの患者も注意深く追跡し、綿密に記録を取った。

すると、パターンがみえてきた。たしかにRP－4560は患者を眠らせるが、標準的な睡眠薬とは違う。意識を失わせるのではなく、ドレーの言葉でいうと、患者を〝快い無関心の状態にひたらせる〟のだ。意識はあって、意思の疎通はできるが、狂気とは距離を置いている。この距離間とともに、論じる能力が回復することが多かった。時間が経つにつれて、患者はこの薬によって、精神的な混乱が減り、首尾一貫した思考が増えた。

ドニケルらは、治る見込みのない患者を含め、サンタンヌ病院でもっとも症状が重い患者にこの薬を試した。つまり何年ものあいだ閉じこめられてきた、重いうつ病や、緊張病（動いたり反応したりもしない）、精神分裂症、その他、ほかの療法に反応しなかったあらゆる種類の精神病に苦しむ患者たちだ。研究の記録では、いずれの患者でも、この薬は〝強力な選択的鎮静効果〟を示した。

重度の精神病患者が抱えるおもな問題は、医師と会話ができないことだった。コミュニケーションが取れない状態では、治療に限界がある。本当の革命が始まったのは、サンタンヌ病院の患者の多くが――全員ではないが多くが、医師と話をし始めたときだった。患者の理解力が回復したのだ。RP－4560は患者を鎮静する以上の仕事をしていた。〝せん妄と幻覚が消えた〟と、ある医師は驚嘆した。〝これらの結果に私たちは仰天し、夢中になった〟と、また別の医師は回想している。

患者への影響と同じくらい重要だったのは、職員への影響だった。奥の病棟の止まらない騒音とときおり混じる叫び声に慣れていた精神病院の医師や看護師は、ふと気づくととても静かで穏やかな見知らぬ世界にいた。ここでは、進歩もありうるのだ。職員は多くの患者が決して治らないということを受けいれていたが、いつのまにか患者と会話し、励まし、希望を与えていた。

もっとも感動的な出来事は、何年ものあいだ病院に閉じこめられていた、この精神病院で死ぬ運命と思われていた治る見込みのない患者に関することだった。初めてRP―4560の注射を受け、分別を取りもどし始めたときは、リップ・ヴァン・ウィンクル（訳注：浦島太郎のような話の主人公）が目覚めたときのようだった。何年かぶりに帰ってきたように、会話ができるようになり、「いまは何年ですか？」と尋ねられると、サンタンヌ病院に初めて来たときの、何年もまえの日付を答えた。いまや患者たちはふたたび現実の世界に戻ってきて、何が起こったのか理解し、意思伝達をし始め、頭のなかの声以外のものを聞くようになり、作業療法に参加し、自分たちの問題を徹底的に話しあった。患者たちは治癒し始めていたのだ。

これらの結果はあまりに衝撃的で、ドレーが彼らは現実に存在すると発表しなければ、サンタンヌ病院の外にいる人びとは信じなかっただろう。ドレーの知的な名声と慎重に研究を行うという評判によって、注目が集まった。一九五二年の春のある晴れた日、ドレーは、セーヌ通りにあるフランス外科学会の優雅な建物にＲＰ－４５６０に関する最初の研究結果を持ちこんだ。多くの人が興味を持ち、聴衆には、フランスでトップの精神科医や心理学者の大半が含まれていた。ドレーは明解かつ簡潔に発表を行って、聴いていた者の度肝を抜き、好奇心の旋風を巻きおこしたのだ。

いくぶん奇妙なことだったが、ドレーはほかの初期の研究者の研究について功績を認めたが、ラボリの名前は出さなかった。ラボリと陸軍病院の同僚はこの無礼に腹を立て、ここから科学理論上のクレジットに関する個人同士の争いでもあり、職業上の争いでもある小さな戦いが始まり、何年間もくすぶりつづけた。事実は、どちらもクレジットに値したということだ。ラボリはＲＰ－４５６０の創造を推進し、その価値を提案した。ドレーの功績は、精神医学的な治療に対しこの薬を正当と認め、世界に紹介したことだった。

一九五二年の五月から一〇月のあいだ、ドレーとドニケルは、そう病、急性精神病、不眠症、抑うつ、激越（訳注：焦燥感や落ち着きのなさなど）に苦しむ数十人の患者を対象に行った初期の試験を詳細に説明している六報の論文を発表した。全体図が明らかになった。これはすべての精神障害とまではいかないが、一部の精神障害の治療法の重要な進歩だった。そう病や錯乱と、おそらく精神分裂症の治療法としてとくに価値があった。けれども、うつには効果がなかった。そして、すべての薬物と同じく、副作用もある。大量に長時間投与しすぎると、患者は眠くなりすぎ、無関心になりすぎ、感情が抑えられすぎて、ゾンビのようになってしまう。

ますます多くの医師が試験薬のサンプルを欲しがるようになり、ローヌ・プーランは喜んで要求に応えた。その薬はフランス中で試験され、その後ヨーロッパ全土に広がった。報告は驚くほど広い範囲の効果が記載され、多数が精神医学以外のものだった。ラボリが気づいたように、この薬は、患者に手術の準備をさせるのに好都合で、麻酔の効果を強化するらしく、麻酔の投与量を減らすことができる。睡眠療法の補助薬になり、乗り物酔いを和らげ、妊婦の吐き気や嘔吐を止めるのに役立つ。そして誰もが、この薬がすばらしく安全そうであることに同意した。

ローヌ・プーランはこの良いニュースを聞いて、どうすべきかはっきりわからなかった。RP−4560が多くの病態に効果を示しすぎて、どのように売ればいいのか決めかねたのだ。そこでこの会社は、一九五二年の秋に、「新たな神経系修飾薬」というあいまいな売り文句で、ある意味睡眠薬でもあり、麻酔薬でもあり、鎮痛薬でもあり、抗嘔吐薬でもあり、麻酔の強化薬でもあるこの薬の市販を開始した。

これらに加えて、精神疾患にも良好な効果を示すのだから、精神科医はもちろん、外科医にとっても、産科医にとっても、優れた薬だった。このような薬にどのような商品名を使うべきだろうか。あいまいで、巨大なものをほのめかす名前というわけで、この薬はフランスではメガフェンとして、英国ではラージクティル（〝大きな効果〟）として売りだされた。けれども大半の医師は、新しい化学物質名、クロルプロマジン（ＣＰＺ）と呼んだ。

精神科医とその他のメンタルヘルスの職員は何十年間もこのような奇跡の薬を待っていた。抗菌薬が感染症に効くように、抗ヒスタミン薬がアレルギーに効くように、合成インスリンが糖尿病に効くように、精神病に効く薬を待っていたのだ。ＣＰＺは待ち望んでいた薬のようだった。

これらすべては充分な動物試験が完了するまえに起こったことで、ＣＰＺが体内でどのように作用するのかも、長期的にみて安全であることが実証されるかどうかも、まだ明らかになっていなかった。

米国に渡ったＲＰ－４５６０の名は「ソラジン」

ローヌ・プーランはこの新しい薬の米国での権利を、スミス・クライン&フレンチ（ＳＫＦ、現在は吸収合併を繰りかえしたのちグラクソ・スミスクラインとなっている）というアグレッシブで前途有望な製薬会社に売りわたした。ＳＫＦはＦＤＡ承認のための試験の準備を整えた。

〝ＳＫＦは非常に利口でした〟と、ある研究者はこの企業のやりかたについて語った。ＳＫＦはこの薬を吐き気と嘔吐の治療薬としてＦＤＡに申請し、メンタルヘルスについては一切触れなかった。FDAは簡単に承認した。一九五四年の春、申請から数週間のうちにFDAはゴーサインを出した。いったんFDAから承認を受ければ、それで安全であるとみなされ、医師はその薬をどの疾患にでも処方することができる（〝適応外《オフ・ラベル》〟処方というこの方法は、ほかの多くの薬剤を市販するうえで重要な要素になっている）。SKFはその薬の商品名として、いくぶん漠然とした「ソラジン」という名前をつけた。そして、精神病院での使用を非常に強く推しすすめた。

SKFの仕事はいまや、新しい薬を一般大衆ではなく、米国の医師に売ることだった。持っているものすべてをそれに注ぎ、ある種の伝説になるほど大掛かりなキャンペーンを開始した。ドレーとドニケルをフランスから呼んで講演会を開き、五〇人のメンバーから成る特別委員会を作って学会を組織し、病院管理者に向けてロビイ活動を行い、州議会のためのイベントを催し、精神病院の負担を減らすためにこの薬を利用できることを強調した。

CPZの肯定的な効果を述べている新たな投稿論文、はどれも広く読まれるようにし、研究を奨励し、「マーチ・オブ・メディスン」というテレビ番組のプロデュースまで行い、その番組内ではSKFの社長が自ら、新しい薬の効果を話した。

Chapter 6

最後の未開の地、脳

米国で向精神薬開発ラッシュが始まる

ソラジンは〝飛ぶように売れた〟とSKFの役員のひとりは語った。SKFのPR部は新聞や雑誌に向けて大々的に宣伝を繰りひろげた。〝一九五四年の特効薬か?〟とタイム誌の記事は問いかけた。この熱狂ぶりは現実世界で劇的な効果がみられたことでさらに拍車がかかった。医師から医師へうわさが広まる。三十年間ひとことも言葉を発していなかった精神病の患者が、ソラジンを投与して二週間で、介護者に最後に記憶しているのは、第一次世界大戦の塹壕の縁を越えたことだと話した。そしてこの患者は医師にこう尋ねた。〝いつここから出られますか?〟

その患者の医師は〝正真正銘の奇跡だった〟と語った。

医学専門誌の記事を読んだ別の医師は、この薬の作用を目の当たりにして、自宅を二番抵当に入れて、すべてのお金をSKFの株につぎこんだ。これはいい投資だった。新薬は大ヒットした。一九五五年までに、ソラジンはSKFの売り上げの三分の一を占めていた。この企業は需要に応えるために、大量に人を雇い、新たな生産施設を建てねばならなかった。

それは、単なる予行演習のようなものだった。一九五八年、フォーチュン誌はSKFを、投下資本に対する税引き後の純利益で米国第二位の企業にランクづけした。その収益は、ソラジンといううまい汁のおかげで、一九七〇年には一九五三年の六倍に急上昇した。企業はその利益のかなりの部分を、さらなる向精神薬をみつけるための研究や最新鋭の研究室の建造に充てた。ほかの企業も同じことをしていた。

そして、向精神薬がふいにあらゆる場所でみられるようになった。本書で用いている「向精神薬」という言葉は、朝のコーヒーから夜のカクテルまであなたの気分または精神状態に影響を及ぼすあらゆる化学物質や、ストリートドラッグは含まない。本書でいう新しい向精神薬とは、一九五〇年代に初めて姿を現し、精神障害を緩和するために製薬会社が特異的に開発した合法薬物のことを指す。

CPZは一九五二年に、現在「抗精神病薬」（訳注：向精神薬のひとつで精神病のための薬）と呼ばれる薬物グループの最初の薬になった。これにつづいてすぐに、一九五五年、日常の軽い不安を治療するための最初のトランキライザー（精神安定剤）としてミルタウンが現れた。ミルタウンは偶然発見された。ペニシリンの防腐剤を探していた研究者が、試験している一部のラットが非常にリラックスしていることに気づいたのだ。

この薬は米国にセンセーションを巻きおこし、ストレスを和らげる「錠剤のマティーニ」と呼ばれた。すぐにハリウッド・スター

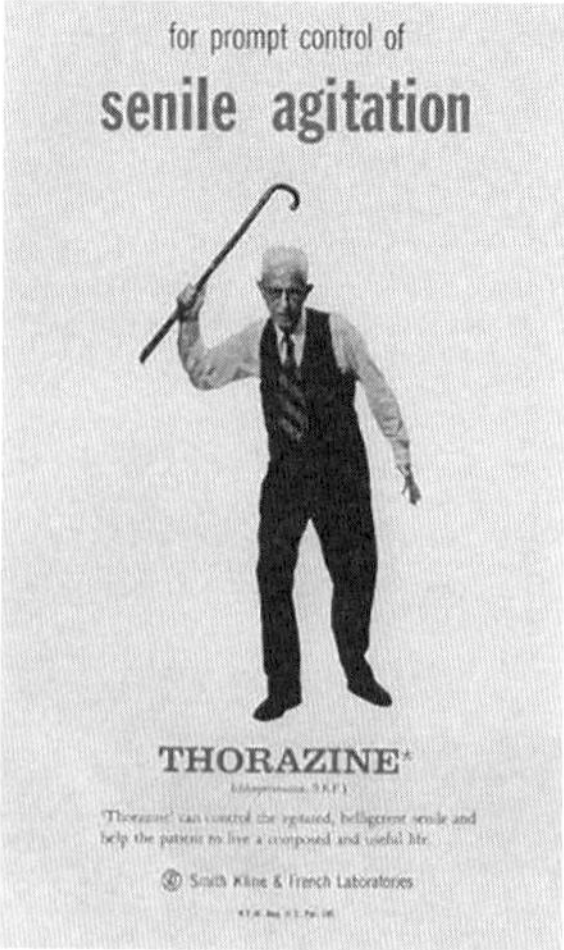

for prompt control of
senile agitation
THORAZINE*
Smith Kline & French Laboratories

ソラジンの広告

や企業の幹部や郊外暮らしの妻たちが使い始め、数年後には喜劇俳優のジェリー・ルイスがアカデミー賞のホストを務めたときミルタウンについてジョークを飛ばした。リブリウムやバリウムなどほかの「マイナートランキライザー（弱精神安定剤）」がすぐにあとにつづき、ローリング・ストーンズが《マザーズ・リトル・ヘルパー》と歌ったこれらの薬の大流行が始まった。

その後、一九五〇年代初期に結核の治療法について研究していたスイスの研究者は、研究中の薬のひとつを投与したあと、具合が悪くうつ状態だったはずの複数の結核患者が病院の廊下で踊っているのに気づいた。これはイプロニアジドと呼ばれ、最初期の抗うつ薬のひとつとなり、一九五〇年代後半に市販され、一九八〇年代から一九九〇年代にかけて洪水のように現れたプロザックをはじめ大量の抗うつ薬への扉を開いた。

数年まえまで精神科医には、もっとも重い精神障害患者に与える薬が何もなかったのに、急にいくつかの種類から新たな薬を選べるようになった。精神薬理学というまったく新しい研究領域も生まれた。ＳＫＦがソラジンを使って完成させた医師への積極的な売り込みなどに促され、これらの新薬はみな、それぞれのサイゲサイクルを経ているあいだ、世間の目に多くさらされた。つまり、トランキライザーは一九六〇年、一九七〇年代を代表する薬になったし、抗うつ薬は一九八〇年代、一九九〇年代に大ヒットし、現在ではセロクエル、エビリファイ、ジプレキサなどの抗精神病薬のファミリーがどんどん成長して、米国のベストセラー薬に位置している。

ところで、なぜ、これらすべての向精神薬が一九五〇年代に突如現れたのだろうか。それはおそらく、第二次世界大戦の痛みとストレスに対処しなければならない社会や、アイゼンハワー時代の画一的な風潮から逃れたいという欲求と関係していたのかもしれない。

理由はどうあれ、新しい向精神薬は米国人の薬を服用する姿勢を変化させた。現在、医薬品は深刻な健康問題と戦うためだけに飲まれるのではない。仕事のあとに気持ちを落ち着かせるためや、日常の現実に対処する能力を時間をかけて変えるために、薬を飲むようになってきている。一九五〇年代の向精神薬は、一九六〇年代のレクリエーショナル・ドラッグというつぎの波のおぜん立てになった。そのころになると、より派手で、幻覚を起こす幻覚剤が現れ、大人気となった。向精神薬は米国文化を変えたのだ。

そしてこれらは、メンタルヘルスの診療にも革命を起こした。SKFのソラジンに対するPRキャンペーンは、公立の精神病院でのソラジン人気を生みだした。最初のうち、精神科医は薬で心の問題を本当に解決することはできず、メンタルヘルスへの道は薬ではなくフロイトの精神分析やトークセラピーを介するほかないと考えていたため、ソラジンをなかなか受けいれようとしなかった。多くの精神科医はソラジンが根本的な問題を解決しているのではなく、その問題を覆いかくしているにすぎないと反論した。意見の違いでメンタルヘルス界は真っぷたつに分かれ、フロイトを信奉し、個人クリニックを開業し、一度にひとりの患者に対応していて、高給取りであることが多い心理療法医がいっぽうの側に、そして、公的な病院勤務が多く、給料が比較的安く、多くの患者を診ている精神病院に勤務している医師がもういっぽうの側にいた。

一九五〇年代の精神医学の職業的な社会基盤の大半を担っていたフロイト支持者は、薬が脳のように複雑で謎めいていて繊細に調整されている器官の治療に使えるという考えが信じがたかった。そしてそのような信じがたい科学的な治療を促進する人びとのことを、小さな町のメディスンショー（訳注：一九世紀ごろに薬の宣伝・販売のために街角や広場で行われた演芸で商品を売り歩いている昔のパテント売薬の行商人も同然と考えた。〝精神薬理学の先駆者は、やぶ医者か詐欺師のようにみなされていました〟と製薬界のパイオニアのひとりが述べている。〝西部開拓時代のヘビ油を売っていた人とどれほどの違いがあるのか、と非難されました〟。

ＣＰＺがなしうることを本当に認めたのは精神病院の医師だった。それは画期的な薬であったし、本当の意味で新しく、希望を与えるものだった。症状が重い患者が病気になって以来初めて話をすることができるようになると、彼らは介護者に〝頭のなかで聞こえる声にうまく対処できる〟とか〝集中できるようになった〟という内容のことを話した。まだ幻聴が聞こえたり、妄想を抱いたりすることがあったとしても、その症状は以前より患者を煩わせなかった。いまでは、自分が経験していることを話すことができた。機能を働かせることができたのだ。

ＣＰＺの利用が広がるにつれて、拘束衣は倉庫行きになり、治療できなかった患者が口を開いて話し始めた。ひとりの医師はある緊張病患者のことを覚えていた。口をきかず、身体をひねってフクロウに似た奇妙な姿勢で何年も過ごしていたが、ＣＰＺの治療を受けて数週間すると、医師に普通にあいさつし、ビリヤードのボールをいくつかくださいといった。ボールを渡すと、患者はジャグリングをし始めた。

〝ほらごらん、信じられないだろう〟と、早くからＣＰＺを使い始めていた別の医師がいった。〝いままで考えられなかったことを僕らは目にしているんだ。幻覚や妄想が一錠の薬で消えるんだから！……この薬は本当に画期的で心底すばらしい。〟一九五八年には、ＣＰＺに予算の五パーセントを費やしている精神病院もあった。

精神病院の入院患者が減り始める

そして、大移動の時代がやってきた。

二世紀のあいだ精神病院の入院患者数は絶えず増えつづけた。けれども、一九五〇年代後半、誰もが驚いたことに、歴史上初めてその数が減り始めたのだ。

理由は薬と政治のふたつだった。もちろん薬というのは、ＣＰＺとそのあとにつづいた数々の類似の抗精神病薬である。それらの薬を使うことで、医師は患者の症状を抑制し、患者を退院させて家族や地域に帰した。患者の多くは仕事に就くことができた。

オピエートや睡眠薬とは異なり、この新しい薬は過剰に服用する可能性はまったくなかった。幸福感が増すわけではなく、単に症状を抑えて充分機能するようにするだけなので、必要以上に欲しがる人もなく、乱用される心配もない。精神病院に何年も閉じこめられる代わりに、患者はいまや診断され、治療され、処方箋をもらって病院から出られるようになったのだ。

政治的な理由というのは、州や郡の予算決定者が長年頭を悩ませてきた公的なメンタルヘルス施設のコストのことだ。このコストはどんどん増えるばかりだったが、精神病院やメンタルヘルス施設から患者を退院させることができれば、患者は自分の人生を歩めるし、納税者は莫大な請求を支払わずにすむのだから、どちらにとってもウィンウィンだ。精神病院の規模が縮小されれば、税の負担が小さくなり、予算を別の計画に回すことができる。その一部は地域ベースのカウンセリングに回されるだろう。そこで新たに退院した患者と連絡を取り、薬をつづけていることを確認し、(できれば)彼らが順調に社会に溶けこんでいくのを追跡する。残りの金はほかの優先事項に使うこともできる。たとえば教育とか。

地域ベースのメンタルヘルス・ケアの時代が始まり、古い精神病院から入院患者がいなくなっていった。膨大な数の患者が毎年病院を出ていったが、その多くがＣＰＺの処方箋を手にしていた。一九五五年に米国の州立や郡立の精神病院に入院していた患者は、五〇万人を超えていた。一九七一年までにその数はほぼ半分に減り、一九八八年には、三分の二以上減少した。緑の大地に建っていた巨大な古い精神病院は廃れるか、ぜいたくなホテルに姿を変えた。

この変化の最初の年は、非常に奇妙な期間だった。精神分裂症の患者を助けられるとはよもや思っていなかった医師は、患者たちが外の生活に戻っていくのを見守った。患者たちはふいに、何年もまえに締めだされた外の世界と再びつながらねばならなくなった。

それは容易なことではなかった。ある医師が回想しているが、患者らは病院から退院できたものの、夫や妻はすでに別の誰かと再婚していて、自分には職がなく、しかも周囲と折り合う能力が改善しているとはいえ、病気になるまえと同じというわけではないことを知る。すべては薬の服用に左右される。飲まなければ、通りを放浪する状態に逆戻りする人が多かった。新たに退院した患者の多くは順調に家庭や地域社会になじんでいけたが、そうでない人もいた。政府機関が、必要とされる地域のメンタルヘルスの取り組みに充分に資金を援助しなかったとき、その状況はひどくなった。

一九六五年以降に大移動が増加した。そのころ、メディケアとメディケイドによる新しいプログラムで、介護施設のケアは保険の範囲に含めるが、州の精神病院での特別な精神医学的治療は含めないことになった。それはつまり、何万人もの高齢の精神障害のある患者、多くはアルツハイマー病の患者が、精神病院を出て、介護施設に入り、そのケアの費用が州から連邦の予算に移動することを意味する。介護施設での抗精神病薬の使用が急上昇し、メディケアのコストも急上昇した。

精神病患者を社会に戻すという夢に、ほころびがみえ始めた。比較的若い患者の数が増え、とくに家族と一緒に住むことができない患者が多くなった。彼らの最終的な行き場は刑務所だ。最近の調査によると、現在、男性受刑者の半数以上が精神疾患の診断を受けており、女性にいたってはその数は四分の三に上る。精神疾患のホームレスは、米国のあらゆる街や多くの小さな町の通りにいる。

いまだにこの傾向は変わらない。公的な精神病院――貧しい人びとが利用できるようデザインされた――のベッドの数（床数）は劇的に減少してきた。同時に、私立のメンタルヘルス施設――裕福な人のための――の床数は急上昇している。

CPZはメンタルヘルス・ケアの核の部分を変えた。一九四五年、ヒューストンのメニンガークリニックの患者の約三分の二は、精神分析または精神療法に参加していた。一九六九年、その割合は二三パーセントに減った。一九五〇年代、大半の米国の医学校の学部には、精神科医は数人の非常勤のみというありさまで、それらの数人はほかの教授から、髪がモジャモジャの呪術師と似たような存在に思われることが多かった。現在は、すべての米国の医学校に完全な精神学科がある。

一九五五年ならば、深刻な心の問題で地元のかかりつけ医を受診した人は誰でも、すぐに精神科医に紹介されたものだが（そこで精神分析を受ける可能性が高い）。多くの人びとはもはや精神科医を受診していない。向精神薬の処方箋を得るためにそうする必要はないのだ。

現在、大半の総合内科医はそれらの病態を自ら診断し、薬を処方しようとするし、そうできることが多い。一九五〇年代、精神分裂症は、感情的に冷たい「冷蔵庫マザー」の育てかたが悪いせいだとか、家庭環境のせいにされてきた。こんにち、それは生化学的障害で、養育方法とはほとんど関係がないとみられている。一九五五年、軽度の不安や軽度のうつ、心配性、行動問題、注意散漫、またはさまざまなほかの軽度のメンタルの問題は、家族や友人の助けを借りて自分で対処するものとされていた。現在、それらに悩む大半の人びとが薬を使用している。

善かれ悪しかれ、ＣＰＺは世界を一変させた。

やはりあった副作用

ＣＰＺが初めて市販されて一〇年後、五千万人の患者に使用された。けれども現在はほとんど使用されていない。

ＣＰＺは新たな製剤に取って代わられ、市場を奪われた。ＣＰＺのダークサイドによってその進化が促された。この比較的古い薬が一九五〇年代から一九六〇年代にかけてますます使われるようになると、患者に奇妙な副作用が現れ始めた。高用量でCPZを使っていた患者の皮膚が奇妙な紫がかった灰色になる「パープル・ピープル」と呼ばれる問題である。また、発疹が出たり、日光過敏を発症したりする患者もいた。血圧が急激に低下する患者や、黄疸やかすみ目が現れる患者もいた。

これらは比較的軽度な症状だった。副作用というのはいかなる新薬でも生じるもので、CPZの副作用の大半は適切な投与で解決した。けれども、その後、さらなる問題が生じた。世界中の医師が、長期利用している患者の一部、七人中一人ほどの割合で（またしてもその大半が高用量を使用している患者）、落ち着きがなくなり、自分の意志とはかかわりなく舌が突きでたり、唇が音を立てたり、手が震えたり、顔面がゆがんで、しかめ面になったりすることに気づいた。

患者は重心を片足からもういっぽうにずらしたり、身体を揺らしたりして、動きを止められないようだった。歩きかたもぎこちなく、一部の医師には、脳炎かパーキンソン病の症状のようにみえた。遅発性ジスキネジアと名付けられたこの病態は、非常に深刻だった。医師が投与量を減らしても、症状が数週間から数ヵ月つづくことがあった。患者のなかには、薬を完全に止めても、症状が消えない者もいた。

大手の製薬会社は、CPZと類似しているが、より効果が高く、それでいて副作用が少ない、つぎのビッグな抗精神病薬を探すことになる。一九七二年には、二〇種類の抗精神病薬が市販されていたが、この最初の波のなかでは、ラボリとドレーが使った薬と比べて、わずかにいいという程度のものしかなかった。

多くの精神病患者を救ったはずなのに

一九六〇年代、ジャン・ドレーのキャリアは頂点に達した。CPZに関する研究が医薬の世界を変え、ドレーは広く尊敬され、さまざまな栄誉を受けたのだ。

ところが、一九六八年五月一〇日に、それらがみな崩れ落ちた。パリの五月革命によって、多数の学生革命家が通りにあふれ、その一部がサンタンヌ病院のドレーのオフィスを乗っ取ろうと決めたのだ。学生たちは、狂気はドレーが考えている生物学的な原因ではなく、同調を強めるために用いられる社会的な構造に原因があると考えた。ドレーは体制や権力の象徴だった。権力者は〝化学的な拘束衣〟みたいなCPZを使って望ましくないとみなした人を誰でもコントロールする。ドレーは、精神医学と社会の悪い部分を体現しているとみなされた。学生たちはこの偉大な科学者のオフィスに押しいり、ドレーに向かって自分たちの考えを叫び、引き出しの中身をぶちまけ、書類をばらまき、部屋に立てこもった。学生らはドレーのオフィスを一ヵ月間占拠した。学生たちはドレーの免状や賞状などを壁からはぎとり、戦利品としてソルボンヌの広場で売りはらったといううわさもあった（実際は、ドレーの娘のひとりがオフィスへ出向いて、学生の見張り番を説得し、それらの大半を家に持ち帰った）。ドレーが講義をしようとすると、学生らはその講堂にすわってチェスをしたり、無礼な言葉を口走ったりした。それは公衆の面前で示された、ドレーのライフワークに対する屈辱的な拒否だった。

この事件にドレーは傷つき、職を辞して二度と戻らなかった。

ラボリは自分自身の道で活躍した。ドレーに自分のＣＰＺの研究を軽視されたことに対する憤りは決して忘れなかったし、生涯恨みを抱えていた。それでも、ノーベル賞のつぎに名誉とされる医学研究のラスカー賞をはじめ、彼自身も多くの栄誉を受け、歯に衣を着せぬヒーローとなった。当世風の長髪で、精神医学に関するコメントを出すと、流れるように広まった。フランス人らしい整った容姿から、アラン・レネ監督の一九八〇年の映画《アメリカの伯父さん》で本人役として出演したときは映画スターとしても一世を風靡した。

脳の仕組みに対する考えを変えた

抗精神病薬は精神病院を空にしただけでなく、精神医学の診療を変えた。そして〝私たちは何者か〟という概念を揺さぶりつづける脳の研究への扉を開いた。

一九五〇年代の大きな疑問は、CPZはいかにして効果を示すのか、だった。答えをみつけるまでに、研究に一〇年が費やされ、脳の機能の見方が大きく変化した。

CPZが現れるまえは、大半の研究者は脳を、メッセージがワイヤ(神経)を介して通っていく非常に複雑なひとつの配電盤のような電気システムとみなしていた。そして、うまく機能しないのはワイヤが絡まっているせいだと考えた。したがって、電気ショック療法のような治療法はこのシステムを再起動させることができ、ロボトミーはワイヤの具合の悪い部分を取りのぞくことができると考えられていた。

CPZ後、科学者は、脳は配電盤というより、化学研究室のようだと認識する。この場合に大切なのは、頭のなかの分子を適切なバランスに保つことだ。精神疾患は、ある化学物質が不足して別の化学物質が超過し、脳内の〝化学物質のバランスが不良〟の状態であると定義しなおされた。向精神薬は、化学物質のバランスを回復させることによって作用した。

何年もの集中的な研究によって、CPZは、神経伝達物質と呼ばれる分子クラスの濃度を変えることが示されている。この神経伝達物質は、ひとつの神経細胞からつぎの神経細胞へとインパルスが移動するのに不可欠だ。脳化学を研究するためのツールとしてCPZのような薬を使うことで、研究者はいまや百以上のさまざまな神経伝達物質を同定した。CPZはドーパミンやその他いくつかの化学物質の濃度に影響を及ぼす。製薬会社の研究者たちは、さまざまな程度で、多種多様な神経伝達物質に作用する、より多くの抗精神病薬をさらに発見し始めた。

いまもつづく脳の研究と抗精神病薬の開発

一九九〇年代後半に、抗精神病薬の新たな一群が、エビリファイ、セロクエル、ジプレキサなどの商品名で登場し始めた。これらの〝第二世代〟の抗精神病薬はCPZを含む第一世代とそれほど大きく変わっているわけではないが、第一世代より遅発性ジスキネジアのリスクがいくぶん低い。これらは画期的な薬剤として非常に効果的に市場に売りだされた。そして、いくぶん安全性が高いということで、より多くの医師が安心してより多くの患者に、またより頻繁にFDAが承認していなかった適応外の病気や症状の治療に処方した。それはたとえば、退役軍人のPTSD、子どもの摂食障害、高齢者の不安や激越などであった。介護施設や刑務所、児童養護施設などでは、入居者や収容者を静かに従順にさせておくためにこの薬を使い始めた。二〇〇八年の時点で、抗精神病薬は、もっぱら重度の精神病患者に使用されていた専用の薬から、世界中でもっとも売れている薬物グループになった。

CPZのような向精神薬が研究されればされるほど、脳の化学的な謎はますます深まった。私たちが日ごろ使っている息を呑むほど複雑な脳は、知れば知るほど、まだまだほとんど何もわかっていないことが明らかになる。ヒトの脳は身体のなかの一系統にすぎないが、これに比べたら、同じ一系統の免疫系がシンプルに思えるほど複雑だ。意識を理解する長い旅はまだほとんど始まってさえいない。

文化という側面でみれば、より重要なのは、これらの薬によって、私たちは何者なのかという感覚と、私たちと薬との関係が様変わりしてしまったことかもしれない。私たちの気分や感情、精神を司っているものが現実には単なる化学物質でしかないのなら、それらはみな化学の力で変えられるはずだ。つまり薬で。私たちの精神状態はもはや私たちがどういう人かということを表しているわけではない。それらは治療が可能な症状なのだ。たとえば不安を感じていたら、それを治す薬を飲むことができる。落ちこんだら、またそれ用の別の薬を飲めばいい。集中力がないって？　それにはまた別の薬がある。

もちろん、ことはそれほど単純ではない。けれども、多くの人びとは単純であるかのように行動している。

幕間　黄金時代

〝新たに資格を受け、一九三〇年代に診療を開始した医師が、毎日のように出会うさまざまに異なる疾患を治療するための薬の数は一ダースほどだった〟と医学史家のジェイムズ・レ・ファニュは書いている。〝三〇年後、同じ医師が引退しかけているころ、それらの一ダースの薬は二〇〇〇以上に増えていた〟。

その三〇年のあいだ、およそ一九三〇年代なかばから一九六〇年代なかばまでを、薬物の歴史家は医薬品開発の〝黄金時代〟と呼んでいる。それらは、こんにちの巨大製薬会社が、化学者や毒物学者、薬理学者の大隊を招きいれ、巨大な最先端の研究所を建設し、マーケティングの専門家と特許弁護士を山ほど雇って、華々しい活動をしていたころだ。

これらの急成長企業は、奇跡のような治療薬を、決して流れの絶えない川のようによどみなく売りだしているようにみえた。抗菌薬、抗精神病薬、抗ヒスタミン薬、抗凝固薬、抗てんかん薬、抗ガン剤、ホルモン剤、利尿薬、鎮静薬、鎮痛薬など、可能性は無限大のようだった。

抗菌薬やワクチンのおかげで、医科学者は、有史以来、人類を悩ませてきた多くの感染疾患を打ち負かし、残る感染症の研究もつづいている。抗精神病薬と神経伝達物質の新たな研究のおかげで、研究者はメンタルヘルス問題の新たな研究とアプローチ法についてそれまでなかった分野を切り拓くことができた。そして、ようやく医科学者は最後の強敵、心疾患とガンに向かって前進する準備を整えつつあった。

しかしちょうどそのとき、繁栄の絶頂で、製薬企業は心配し始めた。黄金時代のブレイクスルーの多くは、多かれ少なかれ偶然の産物で、たとえば抗ヒスタミン薬の失敗作が手術ショックの予防に使われ、意外にも抗精神病薬へとつながり、ペニシリンの防腐剤からトランキライザーが発見された。これらの幸運（薬物の歴史家なら「セレンディピティ」という言葉を使うだろう）は、何十億ドルもの収入につながり、またそれによって、製薬会社は何百もの類似薬を作り、利益を増やしてきた。

その後、それらの製薬会社は、より統制されより多くの情報に基づいた研究を行えば、つぎの偉大なブレイクスルーにつながるだろうという考えにしたがって、それまでに得た利益の多くを研究や開発に投資している。過去の幸運な発見は、もっと合理的で標的を絞った研究に道を譲り、化学物質をいろいろいじっているうちに何かいい結果になることを望むやりかたより、人体と疾患の原因に関する深い理解に基づいた研究が行われるようになった。人体内で何がうまくいっていないのかを探し、分子レベルで関与しているプロセスを特定し、それと戦う薬をデザインする。一九六〇年代が始まろうとするころ、これがつぎの黄金時代の扉を開くアプローチになるだろうと思われていた。それでも……望みどおりには運ばない可能性を示すヒントはあった。たとえば、抗菌薬だ。抗菌薬によってなされた驚くべき効果はすべて、自然の限界のようなものに到達したようにみえた。抗菌薬が相手にしている細菌は比較的単純な生物だ。だから攻められる場所は限られていた。たとえば細胞壁(ペニシリンが作用する場所)や消化系(サルファ剤が作用する場所)など。さらに多くの抗菌薬を作るためには、さらに多くの攻撃場所をみつけなければならない。その数は無限ではない。ひとつみつけたとしても、細菌は抗菌薬の攻撃を逃れる方法をみつけだすという腹立たしい能力を持っていて、耐性を作りだす。抗菌薬はピークを迎えてしまったのだろうか。

結果的に、もうピークは過ぎたといえる。サルファ剤が発見されてから三〇年、一九六〇年代後半までのあいだに、新しい一二のクラス抗菌薬が市販され、それぞれのクラスは多くの商標名がついた類似薬で構成されている。それ以降の五〇年間、追加された新しいクラスは、たったふたつだ。新たな抗菌薬開発にはごく少額しか投資されていない。これは、抗菌薬耐性の問題が大きくなっていることを考慮すると、悲劇的に思える。だがそこには、もっともな理由がある。

その理由のひとつは、熟れて低く垂れさがった果実はすべて取りつくされたから。つまり、狙いやすい標的はみな特定され、研究されつくしたからだ。

もうひとつの理由は、財政上の問題だ。新しい抗菌薬をみつけるのは金がかかるが、その見返りは比較的小さい。適切な一連の抗菌薬治療を行えば、数週間で根底にある細菌性の疾患は治療されるため、患者はもう薬を必要としない。つまりもう売れないということだ。それは製薬会社にとって、新しい抗菌薬をみつける動機がほとんどないことを意味する。

標的の数が限られているという概念は人体にも当てはまる。もちろん、私たちは細菌よりはるかに複雑で、ときに複雑すぎてひるんでしまうほどだ（脳や免疫系などがいい例だ）。けれども、その複雑さも無限ではない。科学者が人体に作用する分子について学ぶほど、人体でもやはり、薬の標的の数には限りがあることがいっそう明らかになった。その限界にはまだまだ到達していないかもしれないが、それでも限界があることは間違いない。そして深刻な疾患の標的がすべて特定され、それらを治療するための薬が開発されたとき、誰が新しい薬を必要とするだろうか。

それと同時に、新薬を開発する際にふくれあがるコストは、巨大製薬会社が大ヒットする薬をこれまで以上に必要とすることを意味する。したがって、微妙なシフトが始まって、たとえばトランキライザーのように、命を救うより、生活をより快適にする薬のほうへ重心が移動していく。つぎの大きな発展の時代、医薬品の歴史においてもっとも豊かな時代は、命《ライフ》の数より生活《ライフ》の質に焦点が絞られていくだろう。

Chapter 7 セックスと薬ともうひとつの薬

ロックフェラー財団がピル開発に投資した理由

膨大な数の薬があるが、「ピル」と一般的に知られているものはひとつだけだ。これは、いくぶん風変わりな薬である。鎮痛薬のように症状を和らげるわけではないし、抗菌薬のように多くの命を救うわけでもない。その開発は、医学研究と同じくらい社会運動に深く根差していて、とてつもなく大きな文化的影響に比べると、その健康上の重要性は色あせてみえる。ピルは世界の性習慣と道徳観に革命をもたらし、ほかのほぼすべての薬を超越した方法で女性に広大で新しい領域のチャンスを開き、私たちの世界を変えた。

ピル以前は、セックスの喜びはほぼ必然的に受胎と結びついていた。生命の創造は、依然多くの人びとにとっては医師と同じく神の領域でもあった。だからといって、昔の人びとが、セックスをすると赤ん坊ができるという流れを絶とうとしていなかったわけではない。

古代中国の女性は、鉛と水銀の溶液を飲んで妊娠を予防しようとした。古典期のギリシャでは、ザクロの種が避妊薬として使われた（女神ペルセポネが冥界に閉じこめられているあいだザクロの種を食べてしまったため、毎年六ヵ月冥界に戻らねばならなくなり、生をもたらさない冬の期間がもたらされたという神話と結びついている)。中世のヨーロッパの女性は、太もにイタチの精巣とハーブのリース、ネコの骨のお守りを身に付けたり、月経血を加えた飲み物や軟膏を試したり、妊娠したオオカミがおしっこをした場所の周りを三回歩いたりした。それらはすべて妊娠を防ぐためのおまじないだった。

妊娠と出産は若い女性にとって、損傷と死の原因になるだけではなく、結婚していない状態での妊娠は罪だった。妊娠することは、独立の終了であり、機会の縮小であり、生涯にわたる家庭での責任の始まりを意味した。妊娠を防げるものならなんでも、どれほど見込みがあるかにかかわらず、試してみる価値はあった。

科学者がかかわったところで状況はそれほど改善しなかった。一七〇〇年代から一八〇〇年代、妊娠の生理学——受胎から出産までの一〇ヵ月間に女性の子宮内で生じている出来事はブラックボックスのようにほぼすべてが謎だった。もちろん、妊娠自体は禁欲によって避けることができる。しかし、それ以外には、受胎を予防するには、初期の形態のコンドームを男性が装着すること、つまり、塩漬けにしたヒツジの腸やペニスの周りにカラフルなリボンで結びつけた麻袋など、あてにならない予防法を試すことしかなかった。

一八九八年にジークムント・フロイトは〝理論的には、出産の増加を任意かつ慎重な行動に移しかえられれば、人類最大の勝利となる〟と書いた。フロイトは、二〇世紀への変わり目に、

Chapter 7

セックスと薬ともうひとつの薬

出生コントロールの新しい重要な理由を理解している多くの専門家を代弁した。その理由とは、人口過剰による大量の飢饉の脅威が迫っていること、女性の平等を求める運動が高まっていること、また、多くの指導者たちが、セックスを含め、望まない結果を引きおこす制御できない本能を合理化し抑制したいと望んでいたことであった。

この制御を望む者のなかに、米国のロックフェラー財団があった。財団は一九三〇年代にその膨大な資金の一部を分子生物学という新しい分野に気前よく使い始めた。この取り組みが実業家と科学者を同じく引きつけたひとつの理由は、生物学と行動のあいだの関係をより深く理解できる見込みがあったからだ。「精神生物学」は当時の流行語のひとつだった。

財団が投資するにはさまざまな理由があった。ふたつの世界大戦のあいだの年月は、社会的にも政治的にも不穏で、経済不況があり、共産主義の脅威、都市犯罪、倫理感の低下、社会的つながりの減少などに対する不安が高まっていた。

ロックフェラー財団の役員は、生物学が果たしている役割をより深く理解し、犯罪的性質や精神疾患の遺伝学的なルーツをみつけ、分子と行動と感情のあいだのつながりを明らかにしたいと考えた。そこには純粋な科学以上のものが関与していた。その財団を運営し助言していたパワフルな男たちは、自分たちが学んだことを使ってより合理的で、衝動的ではない世界、崩壊の可能性が低い世界、そして副次的な利益として、ビジネスをするのに望ましい世界を作りたいと考えていた。むしろ気がかりな生物学な社会統制の世界への最初のステップは、一九二〇年代に財団によって、〝サイエンス・オブ・マン〟と彼らが呼ぶプログラムに集約されていった。

科学史家リリー・ケイはつぎのように自著に記している。〝「ロックフェラー財団の」新しいアジェンダに基づく膨大な投資の背景にある動機は、包括的な説明としてヒトの科学を開発し、自然、医学、社会科学に基づいて社会統制の枠組みに利用することであった〟。

財団が投資した数ある研究のなかでもとくに顕著だったのは、セックスにまつわる生物学の研究だった。性ホルモンはやっと理解され始めたところだった。誰もが知っているとおり、思春期になると、人間の身体は大きな変化を遂げ、新たな部位に体毛が生え、妊娠が可能になり、性的な魅力が増してくる。それらの変化の多くは、分泌腺からほかの器官系へメッセージを運ぶ血中の分子によって調節されているようだ。それらの分子、つまりホルモンは思春期に分泌され始め、その後、女性の場合は妊娠時に大活躍する。一九二〇年代から一九三〇年代にかけて、研究者は妊娠がなぜ、またいかにして起こるのか、主要な役者は誰かを理解し始めたところだった。

重要なヒントは、ルートヴィヒ・ハーバーラントによってもたらされた。ハーバーラントは、痩身で口ひげをたくわえたオーストリアの熱意ある生理学者で、ホルモン研究のためにロックフェラー財団から支援されていた。たとえば、一九二〇年代には、女性が妊娠すると出産を終えるまでふたたび妊娠することはできないことはよく知られていた。科学的な言葉でいうと、その女性は一時的な不妊状態になる。妊娠中の女性は、排卵（受胎のために卵子を放出すること）が止まる。ハーバーラントは、研究室の妊娠した動物の卵巣の一部を妊娠していない動物に移植することで、そのメスが妊娠していなくても、この現象を生じさせられることに気づいた。その組織の一部は何か化学物質のメッセンジャーのようなものを放出していて、それが排卵を止めているようだった。ハーバーラントはそれがおそらくホルモンだろうと考えた。第一段階として、メスの試験動物を一時的に不妊状態にすることはできた。つぎに目指すべきは、ホルモンを分離し、精製し、避妊用のピルを作ることだ。

しかし、ハーバーラントは生まれるのが早すぎた。一九二〇年代後半に利用可能な研究室の設備と化学技術はやや原始的で、必要とされる洗練されたレベルで生体分子を研究することができなかった。この良いツールの不足と妊娠の化学についての科学的研究がまだ早期の段階だったことが、研究の進行を防げた。それでも、ハーバーラントは自分の考えを発表した。一九三一年、研究について短い本を著したのだ。その本には、ある専門家がいうには、〝約三〇年後の避妊薬革命のことが、異常に詳細に〟書かれていた。ハーバーラントはいまや「ピルの祖父」と呼ばれている。

受胎は神の仕事かホルモンのなせる術か

ハーバーラントの研究はオーストリアで批評の旋風を巻きおこした。〝生まれていない生命に対する犯罪で告発され〟と孫娘は書いている。〝当時の道徳、倫理、教会、そして政治の概念のあいだで板ばさみになり〟出産は神の仕事で、人間がコントロールすべきことではないと感じている人びとの標的になった。先見の明のある本が発表されたちょうど一年後、ハーバーラントは自殺した。

彼の研究はほかの者が引き継いだ。数年のうちに、四つほどの研究グループがハーバーラントの探していた分子、黄体ホルモンを分離した。ほかの研究グループはその手がかりを追って、黄体ホルモンが体内でいかに作用するのか解明しようとした。一九三〇年代に科学者は黄体ホルモンの働きを解明し、テストステロンやエストラジオールなどその他の性ホルモンを分離した。それらは化学構造的にステロイドファミリーに属していてみな関連があり、異なる側鎖を持ち、炭素の五員環と六員環が結合した構造をしている。

ステロイド化学者は、一九三〇年代をいまも「性ホルモンの一〇年」と呼ぶ。その後、第二次世界大戦によって、研究の優先順位が軍の必要とするものに移行し、資金提供が断たれ、性ホルモンの研究は減速した。戦争直後は、妊娠を防ぐのではなく、多くの子を持つことに重きが置かれた。それでも化学的な視点で避妊の研究を懸命につづけていた数少ない科学者は存在した。そのひとりがグレゴリー・ピンカスだ。ピンカスは一九四四年にマサチューセッツ州でウースター財団実験生物学という民間研究所を共同で創設した。ハーバーラントと同じく、ピンカスと同僚の中国人移民ミン・チュエ・チャンは、排卵を阻害する可能性のあるホルモンに魅せられた。

女性による女性のための運動と戦い

一九五〇年代初頭、有名な社会活動家マーガレット・サンガーの取り組みのおかげで、ピンカスらの研究に、エネルギーと金が一気に流れこんできた。この伝説的な人物は、何十年ものあいだ行ってきた女性の権利のための活動、とくに投票権と産児制限の権利運動によって、世界的な名声を得た。一九一六年に米国初の産児制限診療所を開いたのちに逮捕され、法廷で戦い、のちに家族計画機関へと進化する組織を設立し、大儀のためにほかの女性たちを結集させた。サンガーの運動は、古い友人キャサリン・マコーミックが支援していた。マコーミックも同様に女性の権利を求める熱心な活動家で、インターナショナル・ハーベスターの巨額資産の相続人であり、世界的に裕福な女性のひとりで、相続した資産のかなりの額をサンガーの運動の支援に充てていた。

サンガーとマコーミックは当時七〇代で、一九五一年にグレゴリー・ピンカスと連絡を取りあうようになる。ふたりの女性は、産児制限薬を作る最後の総力戦を行うにはいいタイミングだと考えた。その動機となったのは、闇中絶という災いを終わらせたいという願いと、産児制限を安全で確実に、かつ手頃に行うことへのひたむきな思い、男性でなく女性が、妊娠すべきか否か、するならいつするかを決めるべきだという信念だった。

それは簡単なことではなかった。米国ではコムストック法という、わいせつな文献や「卑猥な物品の使用」を抑止するために不道徳な郵便物を取り締まる法律が一八七三年に成立していた。このコムストック法は一九一七年に、ブルックリンにできたサンガーの最初の家族計画の診療所を閉鎖させるために行使された。

診療所が開いてからたった一〇日しか経っていなかった。サンガーとマコーミックは、何十年ものあいだ、それにつづくあらゆる「コムストッカリー」と戦ってきた。コムストッカリーとは、あらゆる形態の不道徳でわいせつな行為を排除するために

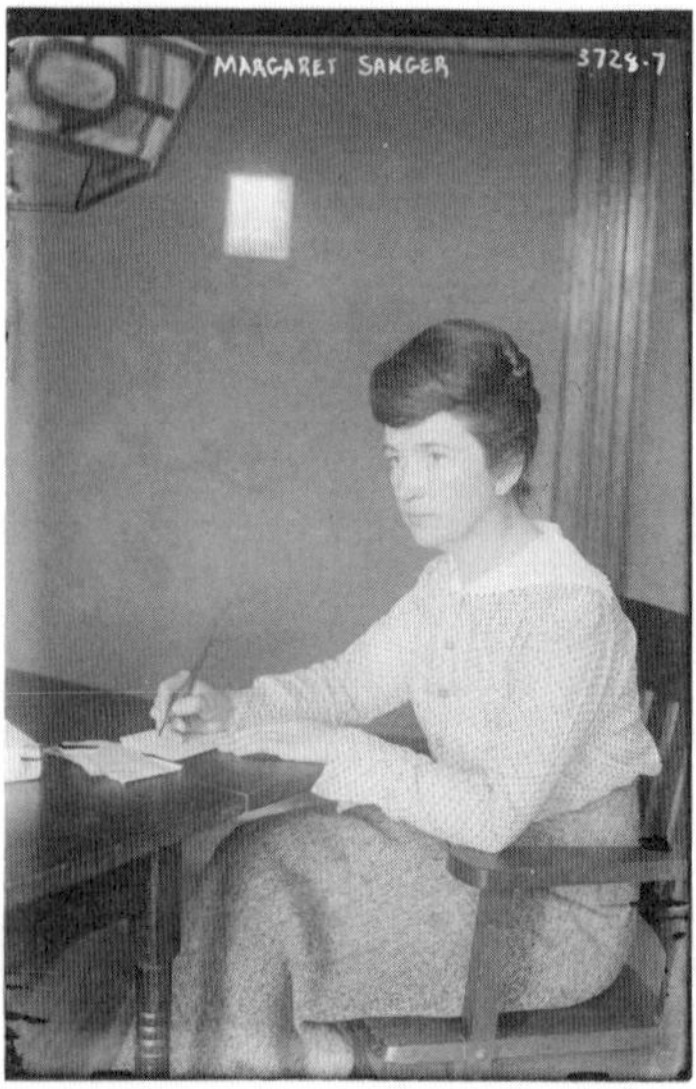

マーガレット・サンガー。ベイン・ニュース・サービス社、1916 年。出典：米国議会図書館

州および地域レベルで法律を制定しようとする強い動きである。この過度の取り締まりによって二二の州で避妊薬の販売が禁止された。この取り締まりによって、産児制限についての広告が三〇州で不法とされた。マサチューセッツ州では、ピンカスが研究を行っていたが、この取り締まりによって、避妊薬一錠を女性に提供するだけで一〇〇〇ドルの罰金または懲役五年が課せられる可能性があった。そして、この過度の取り締まりによって、米国内で産児制限に関するヒトを対象とした試験が行えなくなった。

進む研究

サンガーとマコーミックは、全部まとめて引き受けた。ふたりは、必要とあらばそれらの法律にも逆らい、場合によっては別の道も探った。そして、産児制限運動に必要だった科学研究に資金援助をした。妊娠の化学的なコントロールの可能性について、ピンカスといくどか話しあったあと、サンガー

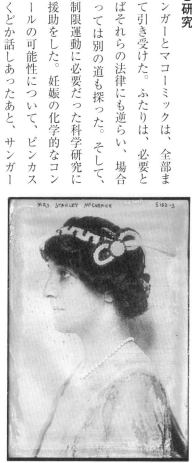

キャサリン・マコーミック、ミセス・スタンレー・マコーミック。ベイン・ニュース・サービス。出典：米国議会図書館

はピンカスの研究を後押しし、マコーミックはウースター財団での彼の研究を支援し始めた。新たな資金によってピンカスの研究はさらに速いスピードで進んだ。婦人科医で性ホルモンの研究者であるジョン・ロックを仲間に加え、産児制限の薬を作る方法として、黄体ホルモンに焦点を定めた。

当初から問題がいくつかあった。ひとつは、黄体ホルモンが動物の卵巣で少量しか作られないホルモンであり、収集も精製も困難であることだった。少量のホルモンを手に入れるために、多くのウシ、ヒツジ、その他の動物を屠殺しなければならず、そのため純粋な黄体ホルモンは非常に高価になり、同じ重さの黄金より高かった。

ふたつめの問題は、黄体ホルモンを口から摂取しても、胃から血流へ移動しないため、あまり効率がよくなかった点だ。つまり、錠剤として口から入ったホルモンはほとんど体内に吸収されないということになる。黄体ホルモンを避妊薬に使いたいのなら、化学的な代替物のようなものを探さねばならない。

最初の問題である黄体ホルモンの不足と費用への答えは、メキシコにあった。メキシコには、シンテックスという名前の小さな製薬会社があり、メキシコで取れる巨大なヤムイモの株からステロイドを精製する方法を発見していた。シンテックスは、ステロイド化学者の米国人ラッセル・マーカーによって一九四四年に設立された。会社を設立するまえ、マーカーは植物のス

Chapter 7

セックスと薬ともうひとつの薬

テロイド（植物もステロイドを産生するがヒトがそれを利用するには化学的に変化させて活性させねばならない）をより価値のある製品に変える方法について研究していた。先駆的で想像力に富む研究者は（同僚のひとりは彼を、根性があるという意味をこめて〝ガッツィ〟と呼んだ）出発原料となるステロイドを大量に作りだす植物を求めて世界中を巡った。

一九四一年の後半、探していたものが植物学の教科書にあった。メキシコのある川の近くでみつかった奇妙な植物だ。文章に添えられた一枚の写真には、地面の上に突きでた根が写っていた。地元の人びとはそれを「カベサ・デ・ネグロ（cabeza de negro）」と呼んでいた。塊茎がヒトの頭より大きいメキシコのヤムイモの一種で、ひとつで九〇キロ以上の重さにもなることもあるという。マーカーはメキシコ・シティに出向き、人を満載したオンボロの地元のバスを乗りついでコルドバの町に行き、教科書にあった川を渡った。川の横に地元の店があった。マーカーは店主を説得して、カベサ・デ・ネグロのサンプルをみつける手伝いをしてもらった。

根茎はみつかったが、そのあとがまずかった。植物を採集する許可を得ていなかったのだ。それでもどうにか根茎をいくつか採取したが、今度はそれを盗まれ、たったひとつの根茎（二二キロの大きいもの）を取りもどすために地元の警察に賄賂を渡すはめになった。それでもやっと、根茎を米国へこっそり持ちこんで、試験を始めることができた。それはかなりの量の出発原料になった。マーカーはその出発原料を黄体ホルモンに変える新たな方法をみつけた。つぎにカベサ・デ・ネグロから黄体ホルモンやその他のステロイドを作るための計画を支援してくれる大きな製薬会社を探した。

誰も計画に食いつかなかった。それでマーカーと数人のパートナーは自分たちで製薬会社シンテックスをメキシコで始めることにした。川のそばにある店の主に根茎約一〇トンを集めて乾燥してもらい、原料を抽出する手助けをしてくれる研究所を手配した。そしてようやく、約三キロ以上の黄体ホルモンを――当時はそれまで生産されたことのない量、つまり一財産のホルモンを作った。

大量の黄体ホルモンが利用可能になり、研究を加速させるドアがひとつ開いた。

つぎのステップは、この排卵を遮断させるホルモンを血流に送りこむことだった。シンテックスの科学者は黄体ホルモンの新たな合成バージョンを作る実験を開始した。それはプロゲスチンと呼ばれるホルモンで、黄体ホルモンのようにふるまい、排卵を防ぐ。また、これが重要なのだが、プロゲスチンは胃から吸収されるため、口から飲んだとき高い活性を示す。

それはほぼ、パズルの最後のピースだった。とはいえ、まだ完全ではなかった。動物試験の結果、プロゲスチンは有効だったが、ときどき子宮の異常な不正出血を引きおこすため危険性もあった。

その解決策は、またもやアクシデントによってもたらされた。薬物の研究時に何度も起こるように思われる偶然の出来事。研究者が研究中に何か困ったことに気づき、それを解明しようとするときに起こる例のアクシデントだ。

このときのパラドックスは、黄体ホルモンのようなプロゲスチンを精製しているとき、純粋な製剤ほど――つまり注意深くすべての不純物質をろ過すればするほど、ひどい出血が生じるというものだった。まったく理屈に合わなかった。それとも、ひょっとすると不純物が出血を阻害しているのだろうか。そこで、以前の研究で作製した、不純物が多く混じっていたものを調べたところ、少量の別の形態のホルモン、エストロゲン（卵胞ホルモン）が混じっていることに気づいた。さらに試験したところ、重要なことがわかった。少量のエストロゲン様分子をプロゲスチンに加えると、出血抑制になる。これがピルの製法の一部になった。

これらのすべての情報をまとめ、ピンカスとほかの、サンガーに支援されたウースターの研究者は、求めていたものをようやく手にしたと考えた。大半がある種のプロゲスチンで、少量の合成エストロゲンが出血予防のために含まれている、胃を通りぬけて効果を発揮する成分が血流に運ばれる避妊薬だ。いよいよ女性を対象に臨床試験を行うときがきた。

法律をくぐり抜けるために避妊効果は副作用に

最後の難関は法律だった。米国では女性に、試験的な産児制限のピルを試験することができなかった。法律によって、避妊薬を調剤することは不法行為とされていたからだ。

ピンカスとロックがヒトに試験をするつもりなら、コムストック法が及ばない場所に行かねばならない。目を向けたのはプエルトリコだ。そこは、歴史家の言葉にあるように、〝人口過剰で、極端に厳しい法律もないという完璧な組み合わせ〟があった。一九五六年の春、その国のリオ・ピエドラス公営団地で、最初の試験薬が何百人かの女性に配付された。

プエルトリコの試験はある種の物議を醸しだした。その薬物を与えられた女性たちは、可能性のある副作用についての情報を充分与えられておらず（その薬物についてほとんど何もわかっていなかったため）、インフォームドコンセントを行う真の機会もなかった。試験が始まったあと、女性たちが頭痛や吐き気、浮動性めまい、凝血塊を報告すると、女性たちの個人的な話の多くは〝あてにならない報告〟として却下された。ピンカス自身、軽度の副作用の多くの報告は、「心気症」という、少しでも不調があると病気ではないかと気にしすぎる精神疾患の結果として無視した。けれども副作用は現実に存在した。ひとりのプエリトリコ人女性が、試験中に心不全で死亡した。

ピンカスとほかの研究者にとって、インフォームドコンセントの問題は、ピルが目覚ましい効果を示しているという事実より重要性が低かった。

一九五七年、ＦＤＡは迅速にエノヴィッド（早期製剤の商品名）を承認したが、目的としたのは妊娠を防ぐためではなかった。コムストック法に関するトラブルを避けるために、妊娠を防ぐという考えは避けられ、副作用とみなされた。この薬が公的に承認された使い道は、月経の調節薬だった。正確な分類であったし、産児制限という言葉は避けられたため、この薬はコムストック法が施行されている州でも利用が可能になった。FDAがようやくピルの使用法として、産児制限を公的に承認した一九六〇年には、すでに数えきれないほどの女性たちがピルを服用していた。そして、完全な承認後、この薬は本当に売れ始めた。

一九六七年には、なんらかの形態のピルを使用したことがある女性は世界中で一三〇〇万人を超えた。こんにちの使用者数は、剤形の大きな改善もあり、一億人以上に上る。

現在、心臓発作のリスクが有意に上昇することを含め、若い女性にみられる心臓疾患の副作用に取り組むために、さまざまなバージョンのピルが生まれている。深刻な心臓疾患に悩む女性の総数は比較的小さいが、それはそもそも若い女性の心臓発作が珍しいことが大きな理由で、リスクの増加はきわめて現実的な問題だ。凝血と心臓疾患の問題によって、ノルウェーとソビエト社会主義共和国連邦は、一九六二年にピルの販売を禁止した。この問題は、より最近の製剤では重症度が低くなっているものの、いまも存在するが、その理由は明らかになっていない。ある専門家が最近書いているとおり、〝さまざまなホルモン性避妊薬が凝血系に及ぼす正確な影響に関する議論はまだつづいている〟のだ。

副作用にもかかわらず、ピルの使用は急上昇し、深遠な文化的影響があとにつづいた。望んだとおり、この薬は性交と妊娠を切り離した。近年のある投稿雑誌論文ではつぎのような指摘がある。〝避妊薬は若い男性と女性の、結婚しないがセックスはするという関係を可能にした〟。結婚指輪とは違って、〝セックスはもはや、永遠を誓うツールのひとつではなくなった〟。これが「性革命」の始まりだった。

より深いレベルで、ピルは女性に新たな機会を解放した。妊娠を調節できる力を得た女性たちは、さまざまに人生をアレンジし始めた。ある研究では、一九七〇年代にピルが幅広く使用されるようになったあと、学士学位や専門的なキャリアを求める女性の数が劇的に増加した。たとえば、女性弁護士や判事の割合は、一九七〇年の五パーセントから、二〇〇〇年には三〇パーセント近くまで増加した。一九七〇年に女性の医師の割合は九パーセントあまりだったが、二〇〇〇年には三〇パーセントに近づいた。同じ傾向は歯科医や建築家、エンジニア、経済学者にもみられた。

ピルだけですべてを成しとげたわけではないが、重要な役割を果たしたことは間違いない。ピルが現れるまえは、米国の女性の昔ながらの手本は、高校を卒業したらすぐ、あるいは数年後、ひょっとすると大学を卒業できるほど充分期間を延ばして結婚することだった。

経済学者のクローディア・ゴールディンとローレンス・カッツによる二〇〇二年のレビュー

では、ピルの出現後、女性の初婚年齢が上がり始め、学士課程への参加数も同様に上がり始めた。

ある意味では、社会の不満を処理するための道具として生物学を使おうとしたロックフェラー財団の一九二〇年代の男性たちと、マーガレット・サンガーとキャサリン・マコーミックの女性の権利改革運動とのつながりが、これによってできあがった。どちらのグループも、社会的な目的を達成するために、人体について蓄積してきた科学的知識と薬の作用を活用したいと考えた。違いは、女性たちは解放と選択の自由を望んだのに対し、男性たちは御しにくいヒトの本能のコントロールを望んだ点である。ピルは女性たちに自分たちが望むものを得る道を提供した。おつぎは男性たちの番だ。それは有名な副作用のおかげだった。

勃起不全の解決を学会で「実践」してみせた科学者

ジャイルズ・ブリンドリーは、痩せていて頭のはげた、眼鏡をかけたやや風変わりな科学者のひとりだった。定評のある研究者で目の機能に関する専門家であったが、作曲家でもあり、「ロジカル・バスーン」と呼ぶ楽器の発明者でもあった。

さらに、勃起について強い関心があった。そのおかげで、ブリンドリーは科学史に奇妙な脚注のひとつを残す。ことが起こったのは、一九八三年にラスヴェガスで開かれた泌尿器科学会だ。ブリンドリーは青いトレーニングウェアの上下を着て舞台に上がり、約八〇人の聴衆を見渡して、最新の発見を発表した。

その日のテーマをブリンドリーは、英国のアクセントで勃起不全と説明した。一九八〇年代の泌尿器科医のあいだでは重要な問題で、当時は誰もどうやって勃起が起こるのか、勃起しないときはどうすべきなのかはっきりとは知らなかった。どのシステムがどのシステムと作用しあっているのか、どのような化学物質が関与しているのか、明確な絵を描ける者はいなかった。

わかっていたのは、多くの男性が勃起不全に悩み、それらの問題は年齢とともに高まるようだということだけだった。

当時、利用できる唯一の解決策は機械的なものだった。多くのポンプやバルーン、プラスチック製の副木、金属製の挿入物などが外科手術で挿入され、ポンプで広げられたり、巻きつけられたり、はめこまれたりして、人工的な勃起を生じさせる。研究者は苦労を惜しまず、関わっている当事者みんなが快適な解決策をみつけようとしていた。それでも、大半の場合、失敗に終わった。

いまでは滑稽に思えるかもしれないが、いくらかでも勃起不全に悩んでいる数百万人の男性にとっては笑いごとではない。男性たちにとってこれは、深刻な医学的問題だった。

話を博学者でロジカル・バスーンの奏者ジャイルズ・ブリンドリーに話を戻そう。

ブリンドリーは古代からつづく高潔な伝統である医学的な自己実験法の最後の実践者のひと

りだ。ローダナムを生みだしたパラケルススから、LSDを発見したスイスの化学者アルベルト・ホフマンまで、歴史を通して医師はよく、自分が研究している薬を罪のない患者に試すまえに、自分自身を使って実験した。

ブリンドリーは当時五〇代で、自分のペニスを使って実験を行った。具体的にいうと、薬をペニスに注射して、機械的ではなく化学的に勃起を生じさせるものを探した。そして、ラスヴェガスの学会の聴衆に向かって、研究に進展があったと話し、効果を示す三〇枚ほどのスライドをみせた。泌尿器科の会議であってさえも（少なくともソーシャルメディアが広まるまえだった）、自分の一物の写真をごく普通に聴衆にみせるのは、いささか冒険的だった。けれども聴衆は冷静に受けながした。

だがそれは、ブリンドリーが結果を実証しなければと考えるまでのことだった。スライドの最後に、ブリンドリーは、その会議室に来る直前にホテルの部屋で注射を打ったと聴衆に話した。そして、演台の前に出て、聴衆の狼狽をよそに、トレーニングパンツを上に引きあげて、結果を示した。

〝この時点で〟とそのときの聴衆のひとりは回想した。〝私と、おそらく部屋にいた誰もが、興味津々でしたが……ステージで起こっていることが信じられませんでした〟。

その立派な教授は下をみて、頭を振り、「残念ながら、これでは結果を充分明確に示せていません」というと、ズボンを下ろした。

部屋は静まりかえった。〝誰もが息を呑みました〟参加者は思いだす。ブリンドリーはドラマティックに一呼吸おくと「この場にいる何人かのかたに、膨張の程度を確かめる機会を差し上げたいと思います」といい、ズボンをひざのあたりに下ろしたまま、ステージから下りて聴衆のほうに近づいた。いちばん前の列の女性のなかには手で顔を覆って悲鳴を上げる人もいた。その悲鳴でブリンドリーは我に返ったらしかった。会場の反応を理解して、急いでズボンを上げ、演台に戻り、講演を終えた。

注射器で薬をペニスに打つというブリンドリーのアイデアは決して採用されなかったし、ほかの研究者が売りこんだプラスチック製や金属製の仕掛けもたいていの場合、医学的な珍品として生き残っただけだった。それらはみな、有名な青い錠剤によって導かれた新世代の薬と入れかわった。

そうなったのは、薬の発見ではよくみられるとおり、偶然だった。

心臓疾患薬の臨床試験で起きた副作用

イングランドの南岸にある小さな町、サンドウィッチは保存状態のいい中世の市庁舎といくつかの旅行者向けの感じのいいカフェがおもに有名だ。また、世界有数の製薬会社、ファイザー

Chapter 7

セックスと薬ともうひとつの薬

の研究施設の本拠地でもある。一九八五年、この研究所の科学者は、心臓疾患による血流の低下から引きおこされ、胸や腕に激痛が生じる狭心症を治療する新たな方法をみつけだそうとしていた。サンドウィッチのチームは狭心症での痛みを和らげる方法として、血液が流れやすくなるよう血管を広げる薬を探していた。

それはむずかしい問題だった。血管は体内のさまざまな多くの化学物質に反応する。ある化学物質が別の化学物質を生成し始め、その新たに生じた化学物質がまた別の化学物質を作って、というふうに化学物質はつぎつぎと一連の反応を起こし、それら一連の化学反応は、体内の別の部分から放出された化学信号によって刺激される。けれども、恐れを知らぬファイザーの研究者たちは徐々に、関係しているとわかっている化学反応に焦点を絞り、未知の化学反応をみつけ、恐ろしい副作用を引きおこさずに心臓周辺の血管を弛緩させる薬を探し求めていた。

一九八八年、何千もの候補化学物質を調べてようやく、かなり有望そうな化合物をみつけた。血管を広げる働きに関係している化学物質を壊す酵素を遮断して効果を示す、UK―94280という物質は、ヒトで試験する価値があるようにみえた。それで、冠動脈心疾患の患者にその薬を試した。

ところが、開発初期の大半の薬と同じく、その試験は大失敗に終わった。ひとりの研究者の言葉を借りると、最初の臨床成績は〝期待に添わなかった〟――口当たりのいい言葉だが、要するに試験薬の効果はあまりに不規則で、副作用があまりに多く現れたということだ。投与量が高かった患者は、消化不良から耐えがたい頭痛までさまざまな副作用を経験した。

そしてもうひとつ、血液の流れに関連した別の副作用が試験薬グループの男性にだけ影響を及ぼした。なんとUK－９４２８０は勃起を引きおこしたのだ。投与から数日後、男性患者が心臓の症状は変化がないが、性生活は明らかによくなったと報告したのだ。

ある研究者は次のように回想している。〝当時はファイザーの社内でこの副作用のことを重要視した人はいませんでした。それが効果を示したとしても、土曜日に勃起するために水曜に薬を飲むことを望む人がいるでしょうか〟。

その後、サンドウィッチの研究所の誰かが、チャンスが扉をたたいていると気づいた。ファイザーなどのビッグファーマの経営幹部はいつもつぎの大ヒット薬を探していた。市場が求める適切なタイミングにぴったりの薬を作ることが重要だ。

一九八〇年代にとくに注目されていたのは、最大のマーケット、つまり高齢化しつつあるベビーブーム世代だった。第二次世界大戦後の世代で、歴史上最大の人口突出世代は、その当時四〇代になっていて、引退後の年月に目を向けていた。この世代が引退するころまでに、製薬会社は、高齢化によって生じる病気のための新しい薬をそろえておきたいと考えていた。

その一〇年のあいだ、高齢者の最大の問題に対するあらゆる治療薬の探求に研究資金がつぎこまれた。心疾患はもちろん、関節炎、知力の衰え、腎臓の問題、薄毛、しわ、白内障などなど。その概念は化学的な「若返りの泉」として、それらの病気の決定的な治療薬をみつけることではなく、せいぜい、痛みを和らげ、重症度を軽減し、食い止め、耐えられる程度にして、症状に対処し、生活の質を改善することだった。それらの薬は、さらに寿命を延ばすのに有用だった。ただし、それは患者の寿命ではなく処方薬の寿命だ。加齢に伴う病気の症状を和らげる薬は、抗菌薬のように短期間使用されるのではなく、ビタミン剤のように無期限に使用される。利益が何十年間も転がりこんでくる。これらの〝生活の質薬〟は大金の成る木だ。

中年をすぎようとしている人びとの大きな問題のひとつが勃起不全だ。六〇代の六〇パーセントは少なくとももときおり、勃起の問題を経験していて、年齢とともにその割合は増加した。これは巨大な未開拓市場だ。そんなときUK―94280とその予期せぬ副作用が現れた。ファイザーはこの薬の研究をつづけることを決定した。ただし、標的は狭心症ではなかった。

このような薬の有効性はどうやって試験するのだろうか。ひとつの方法は、勃起不全（ED）で苦しむ男性を集めて、男性らのペニス周辺に肥大と硬さを測定するためのなんらかの装置を結びつけ、さまざまな用量のUK―94280を与え、ポルノをみせるというものだ。その結果は、臨床的な言語でいうと、「有望」だった。

ここでファイザーの研究者クリス・ウェイマンにご登場願おう。ウェイマンは、サンドウィッチの研究室で、神経の代わりを務める電気スイッチと、陰部の代わりに不能の男性から採取された陰茎組織の一部を使って「モデル男性」を作った。組織断片はそれぞれ、測定器に取りつけられたふたつの小さなワイヤハンガーで伸ばされ、液体のなかに吊された。これでこの組織の緊張と弛緩を測定することができる。ウェイマンが求めていたのは弛緩だった。弛緩した血管はより多くの血液を運ぶことができるので、ペニスに血を充満させられる。

その液体にUK—94280が追加され、電気のスイッチを入れられたとき、小さな組織片内の血管は、ちょうど勃起時に必要な程度に弛緩した。〝このとき私たちは、特別としかいいようのないものを手にしていました〟とウェイマンはのちにBBCに語った。ファイザーは新たな試験薬にシルデナフィルという学名をつけ、ヒトによる試験へ向けて開発をすすめていった。

その効果は驚くべきものだった。ヒトの勃起は単純なものではない。硬いペニスは、精神と身体の相互作用と、大量の血流とめまいがしそうな化学反応の連続で生じる。興奮そのものは逆説的にみえる。ペニスのスイッチがオンになるのではなく、興奮によってペニスに血液を流す信号は最小限に弱められる。血液をポンプで流すというより、ダムの水門を開くイメージに近い。しかしそれはほんの序の口だ。血液が満ちて硬くなるよう血管を緩ませなければならない。この興奮のプロセスは、血管内の神経に信号を送り、連鎖的な化学反応を開始させる。その連鎖反応の最後に、cGMPという分子が産生され、動脈の平滑筋を緩ませて血を充満させる。

もちろん、このシステムは可逆的でなければならない。でなければ、いったん勃起したら、ずっと勃起したままで過ごすことになる。逆のプロセスを開始する何かが必要だ。身体はこれを、cGMPを分解する酵素を作ることで解決している。cGMPの濃度が充分下がると、勃起は終わる。

このメカニズムに、シルデナフィルが割ってはいることがわかった。この薬はcGMPを分解する酵素をブロックし、この重大な化学物質の濃度を高く保ち、勃起を維持させるのだ。シルデナフィルは、一部の心臓病患者のようにcGMP生成能が損傷している男性にとくによく作用する。それ自体で勃起が始まるわけではなく、ボールを転がすには性欲を刺激するものがやはり必要だが、いったん勃起が始まるとそれを維持させる。

ファイザーがシルデナフィルを市販する準備を整えているちょうどそのとき、米国国立衛生研究所（NIH）から大きな贈り物を渡された。一九九二年の会議で、専門家が勃起不全の医学的定義を拡大することを決定したのだ（のちの一九九四年に発表された影響力のある研究によって支持された）。もはやEDは勃起にまったく至らないという状態（〝インポテンス〟の古い考え）ではなく、それ以降は、〝満足のいく性的パフォーマンス〟に充分な勃起を達成できない状態が含まれることになったのだ。それが意味する詳細は、個々の医師や患者に任された。診断可能な病気とみなされていたものが、より主観的で拡張的な定義を与えられ、ED男性という母集団がとつぜん、それまでよりはるかに大きくなった。一九九二年以前は不能の男性の市場はおよそ一〇〇〇万人だったが、一晩で三倍になり、現在は六五歳以上の全男性の約四分の一がそこに含まれている。

ファイザーにとっては絶好のタイミングだった。何千もの男性が参加する早期シルデナフィル試験に、何千万ドルもの資金がつぎこまれた。結果は〝途方もない期待をさらに上回りました〟と、ある研究者は語っている。この薬はすべきことを成しとげ、しかも副作用が驚くほど少なかった。つぎに必要なのは売り上げを後押しする商品名だ。社員たちはパラパラと資料をめくり、少しまえにブレインストーミングで挙げられ、適切な薬が出てくるまで保管されていた名前「バイアグラ」をみつけた。男性の強さ（精力［ヴィガー、vigor］）ととめどなく勢いよく流れる水（ナイアガラ）を連想させる完璧な名前だった。

特許取得からわずか二年で承認を受け、バイアグラは大ブームに

ファイザーは一九九六年にこの新しい薬の特許を取り、一九九八年にFDAの承認を受けた。最初からこの企業の勝利は明らかだった。販売部はこの新薬で大成功を収めた。一九九八年五

月四日、《タイム》誌はバイアグラを特集した。表紙を飾ったのは、年を取った男性（漫画チックなロドニー・デンジャーフィールドにみえなくもない）が裸のブロンド女性を抱きしめながら、ファイザーの独特なひし形の青い錠剤を口に放りこんでいるイラストだった。特集記事の見出しには、販売や広告チームが夢みてきたような言葉が並んでいた。〝効果絶大：イエス、バイアグラは効く！　この熱狂が男と女と性を物語る〟。記事の本文では、レポーターがこう問いかけている。〝お手軽な愛を求め、性的に不安定な米国の精神にこれほどぴったりの製品がこれまでにあっただろうか？〟これぞまさに無料広告である。

熱烈で少々刺激的なメディアの記事に煽られて、売り上げは増加した。バイアグラが市販された初日に、アトランタ州のある泌尿器科医は、患者のために、三〇〇通の処方箋を書いた。一部の医師は便宜をはかり、診察したことのない患者に手っ取り早く電話で五〇ドルのテストを行うことで、プロセスをスピードアップさせて処方箋を書いた。大半の健康保険会社はこの費用を保険適用し始めた。ニューヨークタイムズ紙はこれを、〝米国でもっとも成功した薬の導入〟と評した。ファイザーの株は六〇パーセント急上昇した。

そしてこの会社は好調でありつづけている。その導入から二年後、バイアグラは一〇〇ヵ国以上で利用できるようになっており、医師が書いている処方箋は一日あたりおよそ三万通で、世界中で一億五千万錠以上売れ、一年につきおよそ二〇億ドルの売り上げを生んでいた。〝小さな青い錠剤〟はいまや高齢男性の夜のお供になった。

ほかの製薬会社はファイザーの成功を目の当たりにして、すぐさまこのゲームに飛びいり参加した。シアリスとレビトラは、二〇〇三年に市販され、ほぼ同じ方法で、同じ標的に作用するわずかに異なる分子だが、副作用とタイミングがいくらか異なる。たとえば、バイアグラの効果が四時間ほどであるのに対し、シアリスは体内に長くとどまるため、一日以上持続する。

ピルとバイアグラは保険適用に値するか否か

しかしバイアグラはＥＤ薬の王でありつづけ、高齢者の性のパターンを変化させ、一〇〇万ほどのジョークをはじき出し、いくつか重要な問題を生んだ。ひとつは保険適用の問題だ。バイアグラは出現したときに、大半の健康保険プランの適用範囲内にあった（この事実を女性は認識している。避妊薬の大半は適用外である）。なぜ男性の性的健康は女性のそれより重要なのだろうか。

二〇一二年、バラク・オバマ大統領の保健福祉省長官はこの疑問に、「患者保護並びに医療費負担適正化法（ＡＣＡ、通称オバマケア）」に基づいた健康保険プランにおいて、大半の雇用者は女性の避妊薬の支払いを負担すべきという決定で答えた。また、一部の健康保険プランはバイアグラへの支払いを中止した（とはいえ多くがいまだに保険適用にしている）。

つぎの問題。なぜ、女性のためのバイアグラ——性的な喜びを高めるための何かがないのだろうか。製薬会社は数百万を費やしてこれを探しているが、まだ勝者は現れていない。女性の問題は勃起不全でなく、「女性の性的関心・興奮障害」と呼ばれる病態がより多い。これは血流よりも欲求の問題である。これに悩む女性（全女性の五分の一未満）の多くは、セックスのことを考えないし性欲もない。薬剤の研究者は、この疾患がホルモンネットワークと脳内の神経伝達物質ネットワークと関連していると考え、バイアグラよりも抗うつ薬のような薬を研究している。

これらの薬は、精神と身体の関係についての長年の疑問を浮きあがらせた。性機能障害は身体の問題か心の問題か？　男性の性交不能症は、一九九〇年以前は、養育の問題や子どものころのトラウマに端を発するむずかしい心理学的な問題としてみられていたが、現在は、多くの例で、生物‐水力学的な単純な問題とみなされている。

つまり、心理学的というより力学的な問題だ。女性の性的な反応はもっと複雑な問題で、精神に強く結びつい

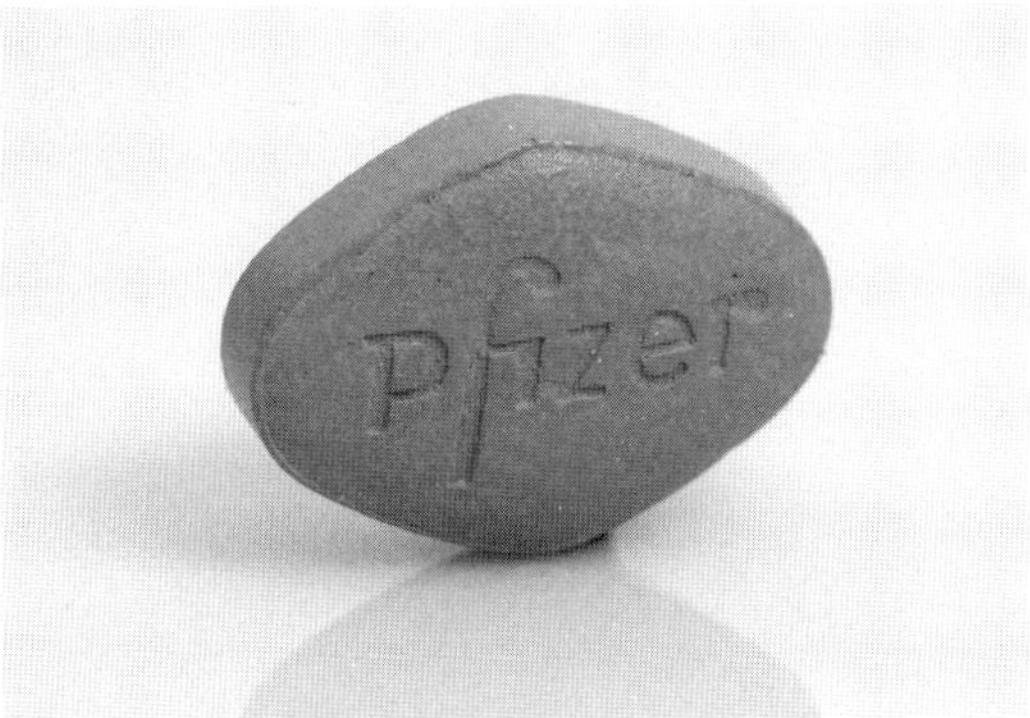

特徴のあるバイアグラの錠剤。写真：ティム・リックマン

ているようにみえる。どう取るかはあなたしだいかもしれない。しかし、ことセックスに関しては、いまの時点では、男性は簡単で、女性はむずかしいようである。

二〇〇〇年代初期を通じて、バイアグラは市場を支配しつづけた。男たちはどれほど費用がかかろうとも、それを買っているようだった。一錠あたりの価格は市販開始当初の七ドルから現在は五〇ドル近くまで膨れあがっている。

人気がありすぎて高価すぎるので、洗練された闇市場が出現し、何十もの闇の薬屋が処方箋なしで割引した青い錠剤を売っている。ファイザーのある研究では、バイアグラの販売を謳っているウェブサイトの約八〇パーセントは、実際は無免許の工場で作られた偽の薬を販売していると見積もった。これらの偽の錠剤には、さまざまな量のシルデナフィルに加えて、タルカムパウダーや洗剤、ネズミ用の毒や道路用のペンキなどさまざまなものが含まれていた。

二〇一六年、ポーランドの当局が闇市場の生産現場と疑われる施設の捜査を行った。みせかけの戸棚の奥に、秘密の通路と部屋への入り口があり、それらの部屋には、一〇〇万ドルを超える価値のある薬の製造機器と包装機器、そして約一〇万個の偽の青い錠剤があった。そこは閉鎖されたが、別の場所が取って代わった。偽のバイアグラはビッグ・ビジネスなのだ。お買い上げの際はご注意を。

最初のバイアグラ熱が冷めてくるまで一〇年かかった。多くの使用者は、薬は効くが、頭痛や、ときに持続勃起（必要以上に長引く勃起）が起こり、そのほかに軽度の副作用が生じることを知った。競合薬も利用できるようになり、この種の薬の目新しさは徐々に薄れていった。男たちはその場限りの勃起がかならずしも、自分たちの性的な問題をすべて解決するわけではないことに気づいた。錠剤による化学的な作用は大きな自信にはなるが、人間関係の化学反応の代用にはならない。

二〇一〇年には、バイアグラの処方箋を受けとったすべての男性のうち半数近くが、追加の処方を受けていなかった。ＥＤ薬の売り上げはその年横ばいになり始めた。バイアグラは二〇一二年に売り上げがピークに達し、二〇億ドルを超えたが、その後低下し始めた。蜜月は終わった。

同じころ、米国外で、特許保護期間が終わった（米国では二〇二〇年に期限が切れる予定である）。米国内では新薬の標準的な特許期間は企業が申請したときから二〇年つづくが、製薬会社はその特許期間を延長するための道をみつけるエキスパートになりつつある。しかし、いったん特許期間が終われば、その薬はこの業界の人が呼ぶ「パテントクリフ」から落ち、ほかの製薬会社が同じ薬を製造できるようになる。ジェネリック（後発品）が現れ、競争が激化し、価格が下がる。そうなると、その薬のもとの特許を保持していた製薬会社は、何十億もの収入を失うのだ。

バイアグラの盛衰はいくつかの教訓を教えてくれる。第一に、製薬会社は生き延びるためにバイアグラのような大ヒット製品を必要としていること。新薬が当たるのはまれだ。ヒトを対象とする試験を終えてFDAから承認を得る薬はほんのわずかで、そのなかで、開発の費用を取りもどせるほど市場で充分な金を稼げる新薬は三つにひとつのみである。この開発費が鍵だ。現在、新薬は、発見から市販まで一〇年〜二〇年かかり、薬局に並ぶまでの道のりで、平均五億ドルを超える投資を吸いあげる。開発費は一九七〇年代以降一〇倍に上昇した。（製薬会社がこれらの費用をどのように算出し報告しているのか、本当に企業が主張しているほど高い数字なのかについてはいくらか議論がある。ここで挙げている数字は中間あたりを取っている）どのように算出しているかはさておき、大ヒットする新薬を発見するのは恐ろしく費用がかかるのだ。製薬会社は、それまでにさんざん使った費用を取りもどせそうな、数少ない大ヒット候補薬に集中しなければならない。バイアグラはその種のヒット薬品だった。同じくファイザーのつぎの大ヒットは、関節症の薬、セレブレックスで、これもまた高齢化しているベビーブーム世代に向けて売られ、さらに大きな利益を生みだした。製薬会社は利益を上げ、株主を幸せにしておくために、「ブロックバスター」と呼ばれる大ヒット薬が必要なのである。

ふたつめの教訓は、長くつづくブロックバスターを得る最善の方法は、何も治さない薬にすることである。たとえば、前述のファイザーの大ヒット薬はどちらも根っこにある疾患を治療していない。勃起不全も関節疾患もそれぞれ別種のつらさがあるが、どちらも生命の危険はない。バイアグラもセレブレックスも症状を和らげるが疾患そのものは治療しない。

症状を改善する生活の質薬は永久に処方することができる。患者が薬を止めたら、症状がぶりかえすからだ。したがってその種の薬は無限にお金を引き寄せる。薬の開発にかかる高い費用を考慮すれば、製薬会社がなぜこの種の利益を望むのか容易に理解できるだろう。利益が必要であるがゆえに開発する薬の種類が偏ってくる。これは、製薬会社がなぜ、必要とされている新たな抗菌薬をみつけるための努力はほとんどしないのに、加齢による症状を改善する可能性のある薬をみつけるために多額の金をつぎこむのかについての説明になる。

ビッグファーマは患者の命を救う薬物を探していないといっているわけではない。彼らはとくにガン治療薬を探している。けれども、開発に資金を投入するためには、バイアグラのようなブロックバスターになりうる生活の質薬が必要だ。

それにけっきょくのところ、命を救うことだけがすべてではない。ある随筆家はつぎのように述べている。〝これまでに調剤されたことのあるどの錠剤よりも、バイアグラは、簡単な解決策を求める気持ちはいうまでもなく、アメリカ文化を象徴する永遠の若さや性的な強さなどへの憧れを刺激した。いまの時代にもってこいの薬である。〟

Chapter 8 魅惑の環

戦後、新薬開発に人もお金も投入され「聖杯」研究が進んだ

オピエートの効果がありながら依存性はない鎮痛薬という聖杯を巡るビッグファーマの探索は、完璧な疼痛管理法をもたらす代わりに、米国史上最高レベルの依存と過剰摂取の大流行を招いた。

これまでとの違いは、私たちはいまや（ケシの乳液に由来する）天然のオピエートから、研究室で受注生産される、新しい完全な合成物質の時代に移ったことだ。これらのより新しい薬（ケシ由来のアヘン製剤であるオピエートより大きな分類であるオピオイドに当てはまる）は、ひいじいさん世代が使っていたどのオピエートよりもはるかに強力で、ずっと依存性が強い可能性がある。オピエート依存治療に役立てるという目的からも設計されたはずのそれらの薬は、問題を悪化させただけだった。

最初の発見は、またしてもドイツで、第二次世界大戦開始直前の一九三〇年代後半、ヘキストの研究所でのことだ。この企業はそれを探していたのではなく、これもまた偶然の発見で、

きっかけはマウスの尻尾だった。

ヘキストの化学者が探していたのは鎮痛薬ではなく、筋肉のけいれんを和らげる薬で、出発点はアヘンとはまったく似ても似つかない分子ファミリーだ。化学者は候補分子から開始して、いつもの面倒な仕事に没頭し、さまざまな類似化合物を作り、マウスに投与して何が起こるか調べていた。そのとき、観察力の鋭い研究者が奇妙なことに気づいた。それらの薬のひとつを投与したマウスの尾がS字型に持ちあがっていたのだ。大半の科学者なら無視していただろうが、この研究者はアヘン関連薬の研究をしていたことがあり、オピエートでハイになったときのマウスの様子を知っていた。そういうマウスは尾をS字型に持ちあげる。何も知らなければ、このマウスはモルヒネを打たれたのかと思っただろう。

ヘキストのチームはさらにテストを重ね、まもなく、まったく新しいものを発見したことが明らかになった。この強力な鎮痛薬は、モルヒネやコデインやその他のアルカロイドとは分子構造からしてまったく似ていなかった。じつのところ、この新薬はモルヒネほど強くなかったが、著しく痛みを和らげることができた。通常のオピエートなら動物は夢見心地になるが、この薬はそうならずにコカインのように動物を興奮させるようだった。何より重要なことは——ヘキストの研究者はここでおそらく幸運を願っただろう——、初期の試験では、モルヒネより依存性がはるかに低いことが示された。

もしかすると、聖杯をみつけたのかもしれない。研究チームはこの薬をペチジンと名付け（米国では、メペリジンとしてよく知られている）、迅速にヒトへの試験をいくつか行い、結果は良好と考え、ドイツで市販を開始した。広告では、強力な鎮痛薬でモルヒネより副作用が少なく、常用のリスクもないとされた。

しかし、それは両方の点で間違いだった。ペチジン（戦後はデメロールという商品名で販売された）は、多くの副作用があり、薬物間の相互作用によっては危険性が増し、常用性がないわけはなかった。痛みを消すだけでなく活力を与えられたような気分になるため、乱用薬としても魅力的だった。副作用と乱用の可能性があり、別の新しい鎮痛薬の出現もあって、ペチジンはその後、あまり使われなくなった。

とはいえ、この薬は新たな扉を開いた。モルヒネやヘロインとはまったく異なる分子から、より効果的で依存性がないものが現れるかもしれないという見込みだ。これをある歴史家は〝薬物研究へのきわめて刺激的な作用〟と呼んだ。

第二次世界大戦前後は、医薬品ビジネスの世界では偉大な発展の時代であった。新薬が記録的なスピードで続々と登場した。戦争直後に大規模な製薬会社が繁栄したのには、多くの理由がある。戦時中、政府は大金を医学研究につぎこんで、兵士たちの傷を治療して疾患を予防するより良い方法を探し、どれほどの高度が飛行士に、またどれほどの気圧が潜水艦のクルーに影響を及ぼすか、あるいは研究室でどれほどの酸素濃度を正確に計測できるか、血漿を作ることができるかなどが明らかにされた。

それらの資金は、科学者が新たなツールを開発し、人体の試験や分析のための方法を改善するのに役立った。米国はドイツに勝利したことで、研究にさらに多くの富がもたらされた。ドイツの複数の研究所の情報が開示され、特許が公開され、米国にドイツ人科学者がやってきた。戦後の好景気が大学や公共の研究所での科学研究の拡大に対する資金援助に一役買い、それによって、化学がさらに進歩した。戦時中の優先順位から解放され、充分に資金を得て、薬理学は飛躍的に進歩した。

医学研究の関心の多くは分子生物学に集中し、生命を研究するための新たな能力によって、対象がどんどん微細で詳細になり、消化やホルモン、神経伝達にかかわる個々の分子レベルまで到達する。焦点は、個々の細胞の働きのさらに深い部分へと移行し、一九五三年に締めくくりとして、変わり者の米国院生ジェイムズ・ワトソンと、饒舌な若い英国人研究者フランシス・クリック、そして才能あふれる女性科学者ロザリンド・フランクリンという、稀有な三人の研究によって、ＤＮＡという分子構造がみつかった。そして、遺伝学研究の新たな時代が幕をあけた。

生体分子の解明が進むにつれ、有効な可能性のある薬物発見のチャンスが増えた。すべての病気に治療薬がみつかるかもしれないという楽観的な考えが生まれた。私たちはただ、分子レベルで病気を充分に理解すればいい。そうすれば、それらを治療する正しい薬が作れるだろう。

したがって、まず強力な新しいツールが現れ、つぎに生体分子への理解が深まった。そして三つめに潤沢な資金があった。新薬が成功すれば、業界にまた新たに金が流れこんだ。製薬会社は急速に成長した。この民間セクターの成長は戦後、連邦政府から国内への膨大な資金の流入によって補充された。連邦政府は何千万ドルもの資金を新しい米国国立衛生研究所(ＮＩＨ)を通じて基礎医学研究につぎこみ始めた。新たな力学をもっともよく理解していた製薬会社は——最新の知見や情報を知っていて、最高のロビイストを抱え、画期的な社内研究を行い——成功した。競争できるリソースがない小さな企業は、潰れるか、買収された。

ヘキストは成功した。ペチジン後、この企業は戦争中ずっと、合成鎮痛薬のさらなる類似化合物を作った。そして、何百回もの失敗のあと、ようやくもうひとつ、ペチジンより五倍効き目が高い有効な鎮痛薬を発見したのだ。アミドンと名付けたこの薬は依存性がないように思われた。けれどもこの新薬も欠点、とくに吐き気を誘う傾向があり、あまり多く使われなかった。

再び米国に麻薬ブーム、そして進みそうで進まない代替薬の開発

第二次世界大戦が終わるころに、アミドンは米国に達し、新しい名前でよく知られるように

なった。メサドンだ。

これはちょっと変わったオピオイドだった。まずまずだがそれほど飛びぬけてもいない鎮痛薬で、口から飲むことができるが、作用が遅く、体内で効き始めるまで時間がかかり、ほかの形態より多幸感の誘発が小さかった。

それに加えて、多くの患者が吐き気を催した。初期の米国での試験では、常用性をもたらさないというドイツの結果を裏づけているようだった。けれども、広く使われるようになると、メサドン患者はモルヒネ患者と同様に、痛みを抑えるためにどんどん多くの量を必要とするようになり、多くの患者が依存症になった。そして一九四七年に、米国の規制薬リストに加えられた。

メサドンは鎮痛薬としてはそれほど金にならなかった。しかし、ほかの使い道があった。高揚感より不快感があり、注射で打つ必要がないことから、医師たちはヘロインの常用を止めさせるための方法として、メサドンを使うというアイデアに乗り始めたのだ。常用者たちはこの薬をそれほど気に入りはしなかったが、離脱時の渇望がいくらか収まった。一九五〇年には、いくつかの病院がヘロイン常用者の治療にこの薬を使い始めた。

ヘロインは第二次世界大戦時、米国の通りから姿を消した。アヘン供給ラインが途絶えていたからだ。米国の常用者数は九〇パーセント低下し、戦前の二〇万人から一九四五年にはおよそ二万人になっていた。《タイム》誌は〝薬物常用者にとって、この戦争はおそらく、いままで起こったことのなかでいちばんいいことだった〟と書いている。

しかし、戦争が終わるやいなや、アジアからの供給ラインがふたたび確立され（もっとも有名なラインはトルコからフランスを通じて米国へ流れる「フレンチコネクション」である）、ヘロインは猛烈な勢いで戻ってきた。一九五〇年代になると、この薬物の人気は都市部の黒人地区から裕福な白人の住む郊外へ、ジャズクラブから自宅のプールパーティへと移った。ヘロインはクールでヒップで危険なもの。そして金をもたらすものだった。〝麻薬は、理想的な製品である〟とウィリアム・S・バロウズは一九五九年に書いている。〝究極の商品だ。セールストークも必要ない。クライアントは下水管を這ってでも、売ってくれと頼んでくるのだから〟。

ヘロインの問題が白人のあいだで大きく広がるにつれて、政府は懸念するようになった。薬物に厳格な人びとが、法律を厳しくして、許容度ゼロにし、刑期を延ばせと主張するいっぽうで、多くの医師や地域の活動家は薬物依存症治療や特別な配慮による医療を主張した。

一九六三年の大統領麻薬および薬物乱用諮問委員会（President's Advisory Commission on Narcotics and Drug Abuse）は、常用者には治療を、売人には厳しい判決を推奨し、両者の違いを明確にした。麻薬常用者を路上と薬物から切り離して刑務所に入れるか治療を受けさせることに重点が置かれた。いったんその薬が抜ければ、常用者たちは薬物を使わずにいられるという考えが広まっていた。

だがそうではなかった。ヘロイン常用者の約四分の三の人びとは治療期間を終え、薬物に近づける環境に戻ると、数ヵ月で薬物を再び始める。深刻なヘロイン依存の治癒は本当にむずかしい。

その後、薬物に親しみやすい六〇年代がやってきて、何もかもが悪い方向へ進んだ。一九六〇年から一九七〇年までの米国のジャンキーの数は、五万人から約五〇万人に急増した。そのとき、メサドンが戻ってきた。一九五〇年代のあいだ、多くの医師は、ハリソン法後に医師たちが依存症治療にモルヒネを処方したかどで刑務所行きになったことを覚えていて、依存症治療を避けていたが、少数ながらなおも依存症を医学的問題として治療している医師もいた。たとえば、米国公衆衛生局病院はあくまでも治療を提供しつづけていた。そしてここで初めてメサドンを試す医師たちが増えた。

ヘロインをメサドンに置き換えることは、いくつか長所があった。この合成薬はモルヒネより効果が長くつづくため、一日に四回注射する代わりに、常用者は一回薬を飲むだけですむ。注射は必要ないし、ヘロインの圧倒的な幸福感を与えずに、オピエートの身体的な渇望を和らげることができた。

一九六三年、ニューヨークのたくましくずんぐりしたヴィンセント・ドール医師はヘロイン依存と戦うための薬物治療法の研究で助成金を獲得した。当時はドールが研究しようとしていた薬、モルヒネとメサドンは規制されていたため、助成金を得るだけでも簡単ではなかった。連邦麻薬局の捜査官がドールにいったとおり、その研究を始めるだけでドールは薬物の法を破ることになり、研究をしつづければ、おそらく失業させられるだろう。けれどもドールは引きさがらず、当局が研究を止めさせるようとすると、連邦を訴えて適切な法廷で裁定が得られるようにした。

ドールの妻で精神科医のマリー・ナイスワンダー、そしてなりたての新たな若き医師、メアリー・ジーン・クリークは研究を開始した。すぐに、モルヒネはヘロインの置換薬としては役に立たないことがわかった。常用者はモルヒネをもっと欲しがるようになるだけだ。メサドンではそれが当てはまらない。まず、研究者は効果的な投与量で治療を開始し、患者の離脱症状とヘロインの渇望を和らげ、それを維持することができる。常用者はより多くを要求しない。ふたつめ、メサドン患者はモルヒネ患者のように、つぎの投与を待っているあいだ、陶酔状態になったり、じっとすわっていたりしなかった。患者は活動的かつ積極的で、仕事を得ることさえできそうだった。

ドールのチームは少しずつ、メサドンの用量を減らしていき、患者に薬を断ち切らせて、完全に依存状態をなくせるかどうか調べた。しかし、これはうまくいかなかった。ある程度まで投与量を減らすことはできたが、それ以上下げることができなかった。限界のラインを越えると、離脱症状が始まるのだ。

その結果、患者はメサドンを何年間も使いつづけることになった。おそらく残りの生涯ずっと。それはひとつの薬から別の薬へという交換にすぎなかった。それでもメサドンはまだましな選択だった。メサドンを使っているかぎり、常用者は薬の金を得るために法を破ることがないし、汚染された針で注射することもなく、過剰摂取もない。常用者は生活を築くことができた。

一九六五年、ドールとクリークが研究結果を初めて発表したとき、ヘロイン治療は新しい時代に突入した。マスコミはこの話を取りあげ、ほかの医師から質問が来始め、メサドン維持療法（ＭＭＴ）はヘロイン流行に対する答えとして褒めそやされた。

こうしてサイゲサイクルがまた始まった。激しい熱狂のあとにつづくのは深い疑念だ。ドールは一九六五年〜一九七〇年が蜜月の期間だったと記憶していた。医師たちはＭＭＴを試すと大騒ぎしていた。大都市はいずれもそれを望んでいた。〝あらさがしをして、潜入して、この治療法の信用を落とすことを試みていた麻薬局でさえ、この勢いを止めることはできなかった〟。

その後、ＭＭＴはそれ自身の人気の犠牲になった。一九七〇年代前半、メサドン治療は非常に遠く速く広がりすぎてコントロール不能になった。熱心すぎる施設やときには資格のない実践者によってその治療法が選ばれ、とうとう、ドールいわく〝秩序を失った〟。あまりに多くのプログラムがあまりに少ない監督者と専門家で、あまりに多くの患者を治療していた。その環境で、急速にＭＭＴは完璧な答えではないことが明らかになった。筋金入りのアンチ麻薬派からだけでなく、常用者自身からメサドンに反対する反応が始まったのだ。常用者はメサドンによる吐き気や、国家による管理が気に入らず、メサドンがナチ時代のドイツで開発されたという事実を中心に据えた伝説を作りさえし、メサドンに〝アドルフィン〟というあだ名をつけて、それに関する陰謀説をでっちあげた。多くの麻薬常用者がメサドンの服用を拒否し、そのうちの多くが再発し、ヘロインをまた使い始めた。

その後六〇年代が終わり、薬物にとって厳しい時代がやってきた。メサドン療法は政府の強化された管理下に置かれた。必要文書が増え、資金援助が減った。重心は無期限の維持療法からメサドンを足がかりとして用いる短期間のコントロールへ移った。依存患者に薬物を止めさせて、ひょっとすると別の治癒が可能な療法、たとえば心理療法、行動療法、一二段階のプログラム、祈りなどに移行させる方法だ。新しい目標は薬物を一生涯少しずつ施すことではなく、完全に止めさせることだった。一九八〇年代になるころには、ＭＭＴは時代遅れになった。しかし、最近になって、ＭＭＴは復帰を果たした。ＡＩＤＳ感染への不安から不潔な針の使用を減らすこの療法の役割が評価されたのだ。資金提供がふたたび始まった。一九九七年のＮＩＨ

のコンセンサスレポートでは、全体的な薬物使用の減少、犯罪行動の減少、注射針関連疾患の減少、収入のある雇用の増加という利益が実証されていることが概要として示された。NIH委員会は、司法管区下のすべてのオピエート常用者がMMTを受けることを推奨し、現在はFDAがこの療法を承認し使用が増加している。ある専門家はつぎのように述べている。〝現在、適切に導入されたMMTの安全性と有効性、価値は、地球は丸いという主張と同じくらい議論の余地がない〟。

けれども、それが完璧だという人はいない。多くの常用者とその家族はいまだに「治って」いくと考えてメサドン治療を受けているが、メサドンプログラムを卒業した人の半数以上がその後ふたたびオピエートを使っているか、さらに多量のメサドンを使う治療に逆戻りしている。忘れてはならないのは、メサドン自体が合成オピオイドであるということだ。永続的な成功率（オピオイドを二度と使わないことを成功と定義した場合）は、一〇パーセント前後をさまよっている。

これが、すべてのアヘン常用者の末裔に対する厳しい現実だ。いったん常用し始めると、止めるのはひどくむずかしい。それはヘロインにも当てはまる。またそれは、合成オピオイドにも同じく当てはまることが実証されている。

オピオイドの魅惑の環

デメロールとメサドンはほんの始まりにすぎない。一九五〇年代、ひとりの史上まれにみる偉大な薬物発見者は、それよりもっといい鎮痛薬を創造すると心に決めていた。その名前はポール・ヤンセン。ヤンセンは完璧にその思いを実現し、その成果はいまも私たちの社会を揺るがせている。

ヤンセンは、ベルギーの医師の息子で父親の足跡をたどり、ゲント大学の医学部を卒業し、医学を教える予定だった。しかし、化学に情熱が湧き、新薬開発をしたいという思いから、教師の道を止めて、父親からお金を借り、小さな製薬会社を設立した。

友人から「ドクター・ポール」と呼ばれていたヤンセンは、たぐいまれな才能の持ち主だった。昔の錬金術師の心を備えていて、つねに、分子を最小の活性成分まで分割し、その分子の魂《スピリット》を取りだして、純化したスピリットの周りに何かを構築してつけたし、それまでよりいい類似化合物を作ることを目指していた。ヤンセンは思想家で、集中力が高く、問題が起こると、それが解決するまで諦めずにそればかり考えて取り組んだ。とはいえ、研究室にこもりっきりの研究者ではなく、現実的なビジネスマンでもあり、複数の会社の創設者で、アーティスト／化学者の創造性と、経営者としての鋭い金銭感覚を備えていた。

たとえば、モルヒネなどの天然のオピエートの分子構造と、ペチジンなどの比較的新しい合成化合物の構造を比べると、どちらにも共通している部分的な構造があることにヤンセンは気づいた。ピペリジンという、原子が六角形の環状に結合した部分である。これらふたつの鎮痛薬ファミリーに同様の作用があることを考慮して、ヤンセンは、このややシンプルな構造、つまりこの「魅惑の環」と呼ばれるようになるものがアヘン様薬物の「魂」の可能性が高いと考えた。

　ヤンセンはこれを改良しようと決意した。それまでの鎮痛薬は作用し始めるのが必要以上に遅いし、中枢神経系になかなか入れないため効果がいくらか失われるということは知っていた。作用速度が遅いのは、細胞膜をうまく通りぬけられないせいだ。細胞膜は大部分が脂肪でできている。だからヤンセンは脂溶性オピオイドを作ろうとした。

　そのゴールを心に留めつつ、研究所は、魅惑の環の周囲に、脂溶性を高めるためにデザインされた分子構造がある試験薬をつぎつぎに作り始めた。何十もの新しい化合物がすぐに生まれ

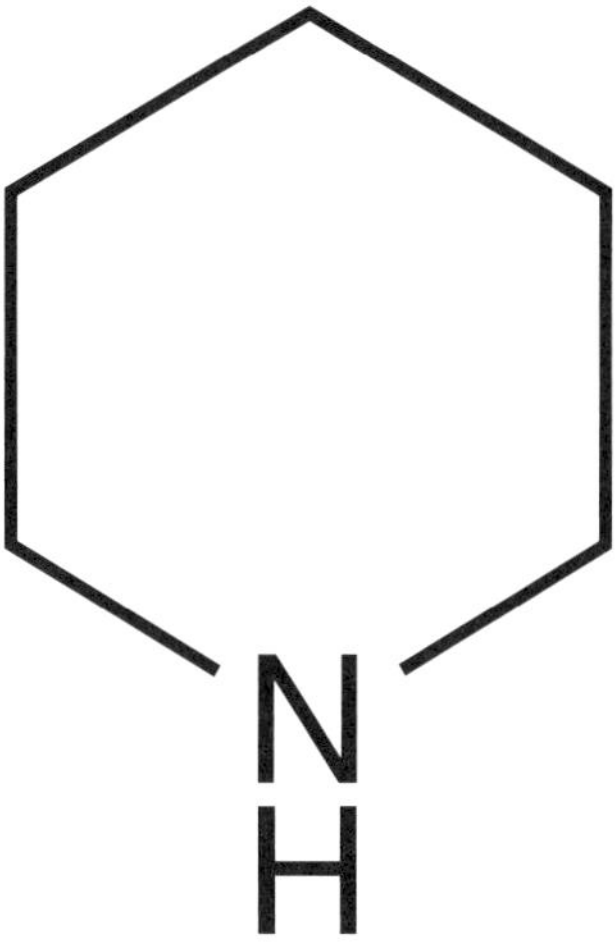

ピペリジン、別名「魅惑の環」

た。一九五七年、ヤンセンの三〇歳の誕生日の直後に、急成長中の彼の製薬会社が新たなオピオイドを発見した。その薬は、モルヒネより二五倍強く、デメロールより五〇倍強力で、しかもより急速に作用し、体内からすばやく排出される。フェノペリジンと名付けられたこの薬は、現在も全身麻酔薬として使用されている。

ここから発見ラッシュが始まった。一九六〇年、ヤンセンのグループはモルヒネより効き目が一〇〇倍強い別の化合物を合成した。発見された当時、その化合物は世界でもっとも強力なオピオイドだった。ヤンセンらはこれをフェンタニルと名付け、鎮痛薬の新たな一系統として研究し始めた。

ヤンセン・ファーマシューティカルズはほかの薬も多く発見した。画期的な抗精神病薬や麻酔薬、アポロ計画で宇宙飛行士が使用した下痢止め、抗真菌薬、アレルギー薬、合わせて八〇種類以上の優れた新薬を発見し、そのうちの四つはＷＨＯの「エッセンシャルドラッグ（必須医薬品）」一覧に掲載されている。二〇〇三年にポール・ヤンセンが亡くなったときには、その企業は世界中で一万六千人を超える従業員を雇用しており、ヤンセンは仲間のひとりが〝史上もっとも多産の薬物発明者〟と記述しているとおりの名声を得た。

ヤンセンの会社はフェンタニルとその類似薬でさまざまな錠剤や皮膚パッチ、棒付アメの形の薬まで作り、さまざまな患者のさまざまな痛みを抑えるために使えるようにした。それらはいまだに疼痛管理のための標準的な医学ツールである。とはいえ、どれもみな依存性が高く、法的に規制されている薬物だ。近年になって医師や法の執行機関が法的に手に入りにくくすると、フェンタニルは闇市場に入りこみ、国外で製造されたものが米国に持ちこまれた。鼻や口から吸引するタイプや吸い取り紙のようなものにしみこませたタイプなど、さまざまな形態がヘロインと混ぜて用いられ、ストリートドラッグとしてますます流通するようになった。この薬は非常に強力なため、使用が増加するにつれ、過剰摂取も上昇している。

これまで以上に強力な合成オピオイドの広がりにより、医師は、外科手術患者やガン患者、そのほか重症で扱いにくい痛みをより良好に管理できる方法を手にした。それと同時に、より多くの人びとが、さらに常用者となる扉も大きく開かれた。

ヒトにオピオイドの受容体があるから

科学がこの問題を解決できないのなら、法の執行機関がそれを行わねばならない。

一九七一年、リチャード・ニクソン大統領は、アヘン製剤とその売人に対する大規模攻撃を含む「薬物戦争」を行うと発表した。これには、六〇年代の大胆な薬物使用に対する反発と、ベトナム戦争から戻った退役軍人が持ち帰ったヘロイン依存に対する不安、法と秩序政策の訴えの高まり、メサドンなどのプログラムはわずかな成功しか生じないという理解が深まったことなど、さまざまな力が作用していた。

選挙の票の基盤となる「物いわぬ多数派」は、子どもたちが巻きこまれる問題、路上での薬物関連の犯罪、学校内での薬物などによって不安をかきたてられ、不法な薬物の根絶を望んだ。そして、病気と同じように薬物依存も治療するという考えから離れていった。〝薬物の誤用は疾患ではなく、それは走っている車の前に飛びだすという判断と同じで、病気ではなく、判断の誤りと呼ぶべきだ〟と書いた作家フィリップ・K・ディックの意見に大衆はますます同意する傾向が強まった。

病気ではなく判断。その観点からすれば、ニクソンの厳格な薬物戦争も理にかなっていた。

大統領はエルヴィス・プレスリーをホワイトハウスに呼んで活動の宣伝をしてもらうことで、自分がどれほど〝ヒップ〟かを示すチャンスを得たが、皮肉なことに、エルヴィスは当時多くの薬物を使っていた。ニクソンはその後まもなく表舞台から去ったが、共和党はこの政治戦略の魅力に気づき、「薬物戦争」を政党の綱領の土台にした。ナンシー・レーガンが推進した「ただノーといおう」は、当時の麻薬撲滅運動のスローガンとなった。

これと同じ時期に、科学的なブレイクスルーによって、科学者はようやく、体内でアヘンがどのように作用するのかを解明することができた。そしてその知識によって、常用を打破する新たな希望がもたらされた。

一九七〇年代前半までに、体内の多くのプロセスはほかのプロセスと情報を伝達しあっていること、そしてその情報伝達は、ひとつの細胞から放出された分子が、別の細胞に検知されることで行われることが明らかになった。メッセージを運ぶためには、特定の分子が細胞表面の特異的な受容体にフィットしなければならない。古い考えかたでは、これは鍵穴に鍵がはまるようなものと想像されていた。体内の伝達はまったくそのとおりというわけではなく、むしろ、異なる形の木のペグを異なる形の穴に押しこもうとするというイメージに近い。大きな正方形のペグは丸い穴に入らないが、小さな正方形のペグはその丸い穴に緩く収まる。あるいは、大きすぎるペグは削って小さくすることもできるだろう。体内の受容体システムはこのように少々ルーズで、たったひとつの完璧な分子ではなく、類似したほかの分子も認識し結合する。分子が受容体に結合したとき、細胞内で反応が始まる。

偉大なドイツ人医師で研究者のパウル・エールリッヒは、一八〇〇年代後半に体内でそんなふうに情報伝達が行われていると仮説を立てていた。しかしエールリッヒをはじめ、つぎの二世代の科学者はそのポイントを実証することができなかった。体内で受容体をオンにする分子の多くはごく少量作られ、作られたあとすぐに壊され、つぎの一連の反応のための余地を作るために消えていくからだ。研究は非常に困難だったが、一九五〇年代から一九六〇年代になってやっと、はるかに進化した感度の高い研究設備が出現し、さらに洗練された研究が可能になった。たとえば、結晶の構造を調べるためのX線／電子回析装置、細胞の構造を調べるための電子顕微鏡、分子と分子を切り離すための超遠心分離器や、電気泳動法やクロマトグラフィー装置、分子に放射活性をつけくわえる技術などである。

オピエートとその他の薬に関しても研究が進み、多くの薬は（すべてではないが）、細胞表面の受容体を活性化することで作用することが明らかになった。これが、ある種の薬が特異的な影響を一部の細胞に及ぼし、ほかには及ぼさない理由である。細胞にその薬の受容体がなければ、何も起こらない。受容体があれば、反応が引きおこされる。薬は受容体をみつけ、それを調べるために使うこともできる。科学者は薬の構造を少し変え、どうなるか確認することで、薬がいかにして受容体に適合するかを知ることができた。

その流れで、モルヒネとその他のアヘンアルカロイドのための受容体があるはずだと考えるのは、当然のことだ。しかしそう考えるようになったのは、一九七三年に、ソロモン・スナイダーと大学院生のキャンディス・パートがアルカロイドの受容体を発見してからのことである。スナイダーは臨床心理学に強い関心を寄せる医学博士で、一九六〇年代なかばに、LSDやその他の幻覚剤について研究し始め、ほかの多くの人と同じく、ごく微量の薬がなぜ精神にこのような重大な影響を及ぼすのかを解明しようとした。スナイダーは放射性原子をつけた分子を使った実験の達人になった。放射性物質を追いかけることで、体内の分子の動きを追いかけることができた。たとえば、ＬＳＤは体内に摂取されたあと、脳のある部分に集まることをスナイダーは知った。なぜほかの部位ではなく脳の一部に移動するのだろうか。のちに、そこにＬＳＤの受容体があることがわかった。ジョンズ・ホプキンス大学のスナイダーの研究室は薬物受容体研究の全国的なさきがけとなった。

パートは活動的で意志が強い若い女性だった。ジョンズ・ホプキンス大学に入学する直前に、乗馬中の事故で腰の骨を折り、その後の入院中にモルヒネを与えられ、不思議な経験をした。どのようにしてその薬は作用したのだろうか。パートは大学院生としてスナイダーの研究室で働き始めたときもそれについて関心を抱きつづけていた。科学研究室では、何かが起きると、教授と学生のあいだに摩擦が起きる。パートの記憶では、スナイダーから、インスリン受容体について研究してほしいといわれ、モルヒネについての研究を禁じられたらしい。パートはその物質に魅せられていたため、自主的にモルヒネ受容体の研究をして、夜は、五歳の息子の面倒をみるために、こっそり研究室に連れてきたことがあったという。いっぽうスナイダーは、研究室ですべきことを何でもしているひとりの大学院生としか彼女をみていなかった。彼の記憶では、そこにはオピオイドの研究も含まれていた。

しかし、いずれにせよその摩擦は功を奏した。ふたりはオピオイドに適合する脳内の受容体をみつけたのだ。そしてその後、彼らとほかの研究者らはもうひとつ受容体をみつけた。そしてまたひとつ。みればみるほど、さらなるオピオイドの受容体がそこにあるようだった。それまでに三つのおもなタイプがみつかり、それに加えていくつかの類似化合物がさらにみつかった（合計で三つなのか九つなのかはいまだ議論されている）。そして疑問がわいてきた。いったいなぜ私たちは、ケシに由来する分子のためにそれほど多くの受容体を脳内で発展させたのか。パートはつぎのように語っている。〝神はおそらく、アヘンでハイになる方法を最終的に発見できるよう、私たちの脳にオピエート受容体を置いたのではないだろう〟。

たしかにそうではなかった。一九七五年に、一組のスコットランドの研究者は、脳それ自体が受容体に適合する天然の化学物質を生成していることを突きとめた。エンケファリンと呼ばれるその物質は、その後続々と発見される関連分子ファミリーの最初の物質であった。それらの分子はみな私たちの体内で作られ、現在は（エンドジェノス・モルフィン［内因性モルヒネ］という意味で）エンドルフィンと呼ばれている。これらは体内で作られるオピエートとみなすことができる。

これらは、私たちが痛みを管理し、気を静め、幸せを感じるのを助ける重要な役割を果たす。いわば、私たちが身体のために何かいいことをしたときに身体が私たちに指しだすご褒美だ。マッサージを受けたり、セックスをしたり、ランナーズハイを経験したとき、これらの分子は私たちの気分をよくする。笑っているときにも放出される。私たちは多くのエンドルフィンを作る。さまざまな刺激によって、さまざまなタイミングでさまざまな量が放出され、異なる受容体に結合しさまざまな反応を示す。その結果、さまざまな作用が起こり、私たちの身体は絶妙な自然の喜びを経験することができる。

ケシのアルカロイド、ケシから作られるオピエート、合成オピオイドは、偶然にも、それらと同じ受容体を起動させる。だからこそヒトはこれらに引かれるのだ。

スナイダーとパートの初期研究は本格的な研究領域に成長した。現在、細胞上の受容体を研究するためのツールは、はるかに精巧で、それらの受容体を刺激したり遮断したりする方法もある。現代の創薬の大半は、これらに関連した研究が中心になっている。既存の薬物は受容体を発見するためによく使用されている。受容体がみつかったら、つぎはそれが何によってスイッチが〝入/切〟されるのかを調べる。その結果、新たな薬が作られ、どのように身体に作用するのかについてより深い理解が得られる。それはある種の「良循環」で、新しい薬によって身体に関する理解が深まり、その新たな理解によってつぎのラウンドでより良い薬が生まれる。これは高価で骨が折れるが、非常に重要な仕事であり、何百もの新しい薬へとつながる。

それでも解決・解明できない依存問題

オピオイド受容体とそれらが作用する分子の発見も、疼痛コントロールの別の扉を開いた。その当時からさかのぼること、七〇年まえ、有機化学者はモルヒネ構造の一部を入れ換えることで依存性のない代用品をもたらすかもしれないと夢みていた。いっぽうこの当時の分子生物学者は、もうひとつの新たな経路、新たに発見されたオピオイド受容体を通じて導かれる経路を夢みた。受容体は、「アゴニスト」と呼ばれる分子によってスイッチがオンになるが（モルヒネ、ヘロイン、オキシコドン、フェンタニルはみなアゴニストだ）、「アンタゴニスト（拮抗物質）」によってスイッチがオフにもなる。拮抗物質はスイッチをオンにすることなく受容体に結合し、ほかの結合を遮断する分子である。

つまり拮抗物質が受容体にくっついてブロックすると、ほかの物質は結合することができず、スイッチがオンにならないのだ。研究者はオピオイド受容体をこの方法でブロックする物質を発見し、ナロキソン（ナルカンという名前で市販された）などの拮抗剤を開発した。ナロキソンはオピオイド受容体に結合するが、スイッチをオンにしない。あるウェブサイトでは、ナルカンを使用することをスマートフォンの指紋スキャナーにテープを貼ることにたとえていた。スキャナーにいくら指を押しつけても、テープのせいで指紋の情報は機器に届かない。

ナルカンはオピオイド受容体にとても強く結合するので、オピオイドを除外するある種の用心棒みたいな役割を果たす。オピオイドが結合する場所を乗っ取り、そこを動かず、受容体のスイッチがオンになるのを防ぐ。だから、ナルカンの投与によって常用者の命を救うことができる。オピオイドが血流内に過剰に存在して、結合できる受容体を探していたとしても、みつけられないのだ。その結果は、薬物使用者にとってはぞっとするものになるが、彼らの命を守ろうとしている介護者にとっては奇跡に近い結果になる。ナルカンはオピオイドの幸福感をすべて拭い去ってしまうだけでなく、あっというまに常用者に離脱症状を起こさせるが、同時に過剰摂取も止め、犠牲者を死の淵から呼び戻しもする。

研究者たちはどんどん新しい薬をみつけだした。オピエート受容体を変化させるもの、新たなアゴニストとアンタゴニストと部分的なアゴニストとアゴニスト‐アンタゴニスト（両方の部分的な特徴を持つもの）、ある種の受容体にのみ特異的に作用する分子、異なる用量で異なる作用を示す分子、より速くまたは遅く作用する分子、体内からすぐに排出される分子と長くとどまりつづける分子など、オピエートを使わずに選択的に受容体をオンしたりオフしたりできる新たな薬が山ほど作られた。

一九七〇年代から一九八〇年代にかけて、急速に成長したこの科学によって、ヘロイン／オピオイド常用問題全体が解決できるのではという希望がふたたびわきおこった。

だが、だめだった。

現在もまだみつからない、依存性のない鎮痛剤

尊敬を集めているある専門家がある医学学会でスピーチし、米国は薬物犯罪の世界の中心であると報告した。米国はオーストリアとドイツ、イタリアを合わせた量の一五倍多くオピエートを消費している。そのうち合法的な医学的理由で使用されているのは、ほんの二〇パーセントだ。医学専門家の四分の一近くがある種の個人的なオピエート常用癖を有しているという知見もある。

実をいうと、上の文は一九一三年の新聞記事から拾った情報だ。それ以来、一世紀以上のあいだに、科学的研究や社会的プログラム、政府の宣言などが行われた。けれども、問題はますますひどくなるばかりだ。

現在の米国は、世界人口の五パーセント未満が暮らしているが、世界のオピオイドの八〇パーセントを消費している。オピオイド薬の処方箋発行数は、合成薬と非合成薬を含めて、一九九二年から二〇一五年で二倍以上増加した。同じ期間のこの国の過剰摂取による死者数はほぼ五倍上昇した。こんにち、自動車事故と銃によって亡くなった人を合わせたよりも多くの米国人が、オピオイドの過剰摂取によって亡くなっている。

なぜこんなことになってしまったのだろうか？　ある種の役割を果たしているのが、科学だ。製薬会社は依存性のない痛み止めという奇跡の組み合わせを探しつづけているが、目標に到達

できないでいる。探求するほどに、より強力でより標的を絞ったオピオイドをみつけるので、利用できるようになるオピオイドと関連薬物の総数は毎年増えつづける。速攻あるいは遅延作用型に特殊化した剤形、徐々に効き目が現れる錠剤、乱用防止のためにコーティングされた錠剤、あらゆる痛みの程度に合わせて調整された錠剤など。

それらの薬物に共通しているのは、どの薬もオピオイドとしてではなく、メサドンやブプレノルフィンのようにオピオイド依存治療に役立つようにデザインされたものであることだ。たとえば、オピオイドの活性を逆転させるため（ナロキソンなどのように）、オピオイド関連便秘の治療のため、オピオイド患者がベッドから出られるように活力を与えるため、活力を与えられた患者が眠れるよう興奮を和らげるためになどなど、リストはつづく。

オピオイドの大流行に拍車をかけたもうひとつの大きな要素はお金だ。オピオイドの処方箋は年間一〇〇億ドルのビジネスである。二〇一七年の一般的な鎮痛薬の売り上げは、ガン治療薬のつぎに高く、年間三億を超える処方箋で薬が調剤された。いうまでもないが、それに加えて、ストリートドラッグから上がる違法な金、政府のプログラムに使われる金、急速に発展している更生施設や依存症治療、治療事業を通じて流れる金など、副次的な収入がある。

オピオイドは一大産業なのだ。プレイヤーの多くは、自分たちのビジネスの維持に強い関心がある。だから、一世紀以上のあいだそうであったとおり、製薬会社は新たに少し調整した抗依存薬を宣伝し、更生施設はより効果的なプログラムを約束し、政府は薬物に対する戦争を戦うための新たな取り組みを発表しつづけている。これらの取り組みの多くは、それらの薬物の歴史を研究した人にとっては気味が悪いほどなじみ深いように思える。

ドナルド・トランプ大統領の薬物の売人を殺すという最近の考えは、たとえば、一九五〇年代の中国共産党が用いた（そしてある程度は作用した）方針と同じだ。この種のプログラムは民主主義国家より中央集権化した独裁政府で実施するほうがずっとたやすい。製薬会社から販売された新たな製剤の有望な有用性や、新たにデザインしなおされた薬物更生プログラム、新たに発表された政府の取り組みがなんであれ、どれほど肯定的な視点でみても、それらのプログラムのなかで実質的に効果を上げるものはないだろう。そして、金は回りつづける。

皮肉に聞こえるかもしれないが、実際そうなのだ。非常に多くの人びとがこの厄介な問題を本気で終わらせたいと願っているし、多くの組織が誠実にオピオイドを管理下に置き、常用や過剰摂取の災いを終わらせようと心を砕いている。けれども、金が多くのプレイヤーたちを突きうごかしているという単純な事実からは逃れられない。

そしてそこには医師も含まれる。製薬会社は自社製品の宣伝にたけていて、労力をかけて、医師たちに最新の医薬品を最大限に処方するよう説得する。昔の製薬会社は自分たちの薬を騒々しく宣伝し、医師にランチをおごり、葉巻を提供した。現在の企業は医師たちに顧問料として報酬を提案し、研究に金を払う。医師たちは冬場に南洋のリゾート地での会議に招待され、そこではほかの医師――製薬会社を支持する意見を持つ専門家――から肯定的な科学的研究の結果を強調される。それらの研究は財政的に支援されている可能性があり、その結果はときに調整され、最終的な論文はときどき製薬会社の手を借りて書かれる。製薬会社は適切な情報が確実に適切な投稿雑誌に掲載されるようにする。それらはみな非常に〝科学的〟で説得力がある。そして、利益がある。否定的な試験結果――有望な薬を撃沈させかねない類の――はとりつくろわれるか、葬られることがある。

医師も治療の傾向に影響される。たとえば、一九八〇年代から一九九〇年代にかけて、疼痛管理を先導する一部の専門医は、疼痛管理のために合法的にオピオイドを使用している患者は依存症になる可能性が低いと主張した。当時の方針は、用量が高くなろうとも痛みがコントロールされるまで処方せよ、というものだった。製薬会社はつぎつぎと強力なオピオイドの類似化合物をみつけ、より強力なオキシコンチンなどの半合成薬やフェンタニルなどの合成薬の人気を後押しした。そして、それらの新しい薬が医療の場でいっそうよくみられるようになった。

オピオイドは、ますます忙しくなり時間を必要とする医師にとって完璧な薬だった。とくに慢性の痛みを抱えた患者は複雑な病歴があり、痛みの原因を診断するのがときにむずかしく、診療に時間がかかる。そのような患者は病態について話しあうのに多くの時間を食うことがあり、そうやって時間をかけたところで本当の答えがなかなかみつからないことがある。そういうときに、オピオイドの処方は手軽な解決策なのだ。

しかし、完璧とは程遠い。比較的低い用量で治療が始まると、当初は痛みが和らぐ。しかしその後、同じ効果を得るためには薬の量を増やさねばならなくなる。これは薬剤耐性が生じているせいだ。やがて患者たちのもともとの痛みの苦しみは、ただ充分な薬が得られないことで生じる離脱の苦しみに置き換えられ、ときには苦しみが増すことさえあった。要するに、痛みのある患者は簡単にオピオイドの常用者になったのだ。

そしてそのころには、教訓が明らかになる。思いだしてほしい。これは一八四〇年代のアヘン、一八九〇年代のモルヒネ、一九〇〇年代の合法へロインの流行で医師が直面した教訓と同じだ。二一世紀の最初の一〇年間で、オピオイドの処方は天井知らずに増加し、それにつづいて依存症が蔓延した。オキシコンチンやフェンタニルは、処方されればされるほど、合法の処方箋がある患者や大量に手に入れる違法な抜け道をみつけた売人によって闇市場で売られ、ストリートドラッグとしてますますよくみられるようになった。一部の常用者は〝ドクターショッピング〟のエキスパートになり、クリニックの在庫を出してくれたり、処方箋を書いてくれたりする医師から医師へと痛みを訴えてまわる。また、処方箋を複製して複数の薬屋に持っていき、調剤してもらい、一部を自分で使い、一部を売る。そこに処方オピオイドのための巨大な闇市場があるからだ。

二〇一〇年ごろ、マスコミや大衆は、ふたたびオピオイド危機のただなかにいるという事実に気づいた。そこでブレーキがかけられた。過去数年のあいだ、オピオイドの消費が少し低下した。医師たちは「何がなんでも痛みを管理する」という一九八〇年代の考えから、リスクとベネフィットを適合させるという思考へと移り、処方を減らしている。オピオイドの流通に対する政府の管理も功を奏している。多くの製薬会社はこの流行に対抗する戦略に熱心に協力しようとしているようで、製造者から最終使用者への薬物の流れを追跡しやすくし、また、ワックスコーティングや徐放性の剤形にすることで、ハイになりにくくして、オピオイドの乱用抑制剤形を製造しつづけることで、乱用を減らす道を探っている。

とはいえ、常用者たちは、薬物の技術者と同じくらい創意工夫に富んでいる。オピオイドの新たな乱用抑止モデルが出るとすぐに、誰かが砕いたり、削ったり、電子レンジにかけたり、鼻で吸ったり、かみ砕いたり、溶かしたりして、抑止をかわしてハイになる方法をみつけだすのだ。

それが問題なのである。つねにそこには、ハイになれるものがある。いかに包みこもうとも、オピオイド系鎮痛薬はどれも、その核にはオピオイドそのものがある。その錠剤を飲めば、薬効成分は遅かれ早かれ脳内の受容体に結合する。その物質が受容体と結合すると、受容体はスイッチがオンになり、平安が訪れる。痛みは和らぎ、気分は上向きになり、渇望はしばらくのあいだ消える。ケシが収穫され、研究所で合成薬が作られ、医師がそれらの薬の処方箋を出すかぎり、通りにはつねに薬物が出回っている。そして医師はいつもその薬の処方箋を書く。なぜなら痛みをコントロールするのにオピオイドは、文句なしに最善の薬だからだ。

常用者はオキシコンチンやフェンタニル、またはその他の医薬品レベルのオピオイドを手に入れられなくなっても、最後はヘロインを頼ることができる。処方オピオイドの闇市場が厳しく規制されるにつれ、ヘロインの使用が爆発的に増加している。多くの常用者が、最近の一連の取り締まり後、医師から合法の処方箋を得るのがむずかしくなったことを知ると、昔の人気ドラッグに切り替えている。

現在、ヘロインは通りにあふれ、安く手に入るようになっている。通りでの価格は現在、オキシコンチン以上の強力なオピオイドが一錠で三〇ドルから一〇〇ドルという高値になっているいっぽう、ヘロイン一袋の価格は、地域にもよるが約一〇ドル程度である。多くの場所で、ヘロインはタバコ一パックより安く手に入れることができるのだ。そしてヘロインは、微量のフェンタニルやその他の強力な合成薬で強化され、これまでにないほど強力になっているものもある。通りでそれを手に入れたら、その一発がどれほど強力なものかは知りようがない。それゆえに過剰摂取が急増している。勝者は医薬品業界だけのようである。何年かごとに、製薬会社は、ヘロインがモルヒネの問題を解決するだろうと思われていたときのように、異なる結果を約束する別のオピオイドの類似化合物をみつける。まったく新しいもの、失敗しようがなく乱用できないバージョンをみつける。つぎつぎと販売される薬が失敗するたび、つねに別の薬が作られる。それは常用者がどんどん強力なものへと切り替えるのを助け、ささいな違いを作りだすために莫大なドルが新たな薬の試験に費やされる。

世界一のオピオイド消費国、米国

なぜ米国なのだろうか。なぜオピオイドは、ほかのどの国に比べてダントツに米国で問題になっているのだろうか？　専門家たちは、いくつかの疑わしい理由に焦点を絞ってこの疑問を数十年間考えつづけている。

答えのひとつは、患者あたりの診療時間の短さ、強力な技術への依存、万能薬をみつけようとする偏った考えに特徴づけられる私たちの医療制度の構造にある。

もうひとつは、売り上げと利益の増大に重きを置く経済システムから来ている。私たちの社会は豊かで、医薬品をたっぷり使用することができる。

さらにもうひとつの答えは、薬物は医療問題ではなく犯罪問題であるという根深く染みついた考えかたにある。これによって、多くの金が刑事司法制度、警察や麻薬取締局、刑務所などへ流れこみ、その分、清潔な注射針プログラムや常用者のためのカウンセリング、一部の薬物の合法化など、ほかの国では効果を上げているらしい医学的なアプローチへの資金提供が減らされている。また、私たちの国の特性も一部関連している。米国人は飲みたい薬を飲むことを含め、個人が何をいつするか決める自由を愛する。

そして、気がかりなことに、中国人が約二世紀まえにオピオイドに引きつけられたのと同じ理由で、私たちもオピオイドに引かれているという根本的な事実がある。オピオイドは逃避の方法なのだ。あるオピオイドの専門家はつぎのように述べている。〝それらの薬物の問題は常用性だと私たちは思っていた。だがいまや問題は、それを使う患者にあることがわかっている。そういう患者は基本的に現実から逃避することを選んでいるのだ。〟

そしておそらくそれは、私たちが意気地なしだからかもしれない。最近のシンポジウムである医師も〝米国人は、痛みは耐えるべきではないと考えている〟と述べているとおりに。これは、リスクを顧みない私たちの冒険したがる性質とは正反対な面である。その理由の一部は私たちの薬の質にある。いい薬があるので、私たちは痛みに不慣れになり、耐えようとしなくなったようだ。身体的な痛みだけではない。軽度の不安や抑うつなどあらゆる種類の精神的な不快感への耐性も低下している。

不快な症状に悩まされると、医師に薬をくれとせがみ、処方してもらう傾向が強まっている。

これは、何百万人もの米国人が重度で長期的な本物の痛みや重度のうつ、ひどい不安に悩まされていないという意味ではないし、それらの疾患を管理するためにアヘン剤や抗うつ薬、トランキライザーが必要ではないという意味ではない。

ただ、理屈でいうと、別の文化や国でも、同じ割合の患者が同じ状況にあるはずだ。問題は、なぜ米国でのオピオイドの使用が、医学的であれ不法なものであれ、ほかの国よりずっと高いのかということだ。ほかの国より私たちは痛みが多いのだろうか。より多くの人が精神疾患に苦しんでいるのだろうか。それらを示す根拠はほとんどない。

これが複雑な問題であるのは間違いない。人体の働きと同じくらい複雑で、たじろいでしまうほど取り組むのが困難だ。ある専門家がつぎのように結論づけているとおり、オピオイドは究極の問題だ。

〝オピエート依存は単なる習慣ではないし、情緒的な渇望で引きつけられているものでもない。それは、食物や水と同じくらい常用者の存在に不可欠であるというのが、生理化学的な事実である。つまり、常用者の身体は化学的にその薬物に依存していて、オピエートは実際に身体の化学を変化させてしまうので、定期的に麻薬で酔わないことには正しく機能できなくなっているのだ。薬物への渇望は、血中のその量がある一定濃度より下がると生じ、常用者は不安に駆られイライラするようになる。身体にその薬を供給できなければ、渇望は悪化し、薬物に飢えて死亡することもある〟。

もう一度読んでみよう。薬物が切れると、常用者はただ不快になるだけではない。飢えるのだ。

あらゆる政治家のプログラム、医学的研究、警察の特別委員会、ソーシャルワーカーたちの最大限の努力にもかかわらず、依存症率は上がりつづけている。米国人は年を取るにつれてより多く、より強いオピオイドを使いつづけるであろうと予測されている。製薬会社は利益を上げつづけるだろう。そしてアヘンの数千年間の物語は新たな時代を迎え、上書きされていくであろう。

Chapter 9

個人的な物語、スタチン

Chapter 9 個人的な物語、スタチン

スタチンを飲めというのか？

それはつまらないダイレクトメールのようにみえた。通常ならすぐにゴミ箱行きだが、差出人が、加入している健康保険組織になっていたので、私は封をあけた。中身は見知らぬ医師からの型どおりの手紙だ。この医師は、やや一方的な助言を提案していた。なんでも、私の健康記録によると心疾患リスクが正常より高いので、スタチンの服用を検討してはどうかという。ご丁寧に人気のあるスタチン系薬剤の名前の一覧もつけてある。何をせよとまでは、はっきり書いてないが、いいたいことは明らかだ。

おいおい、これはなんだ？　健康保険組織から、自分がなりそうなことも知らなかった病気を予防するために、全然知らない薬を飲み始めよと助言されているということか？　私の主治医から年一回の健康診断でスタチンのことを聞いたことは一度もなかった。ではなぜ、こんなダイレクトメールのような手紙が来たのだろうか。

この疑問に対する答えを探しているうちに私は、現在の巨富を生む製薬業界という新たな未知の領域へ踏みこみ、最終的には六ヵ月間の探究の旅になった。この旅で、私は米国で医療の

ありかたが大きく変化していることを知った。この旅のおかげで、現在の処方薬の現場について理解が深まり、薬剤の大げさな宣伝を跳ねのけるための有用な策を知り、高く推奨されている薬物療法の有用性がいかにささいなものなのかを理解した。こうして知った事実のなかには、驚かされるものもあった。

大事なことをさきにいっておこう。スタチンは驚くべき薬である。一九八〇年代に登場したこの薬は、医学界のまさに革命児だった。血中コレステロール量を劇的に低下させ、現在もっとも恐れられている疾患のいくつかを治療したり予防したりでき、世界中の何千万もの人びとが使用している。ほかのほぼどのクラスの薬物よりも、多くの患者を対象により多く研究され、発表された論文も多い。この薬は膨大な数の命を救ってきた。ほかの大半の処方薬と比べて、副作用が非常に軽い。そして多くが特許期間外でジェネリック医薬品が利用可能なため、非常に安価である。

世界的に大人気になるのも無理はない。それでもなお……。

ひとりのトップ心臓専門医がスタチンについての最近のレビューでこのように述べている。〝一〇〇万人を超える患者の何年もの試験データや、超一流の医学誌に掲載された複数の文献があってもなお、ヘルスケアにおけるその薬の地位について、非常に多くの議論がいまだにつづいていることは注目に値する〟データが増えれば増えるほど、結論があいまいになっていくようだ。

そして、スタチンの巨額の売り上げが、厄介な問題を導いている。スタチンがそれほどすごいものなら、一部の医療専門家が助言しているように、五五歳以上の人はみな基本的にこの薬を服用すべきなのだろうか。この薬は比較的新しい。私たちが知らない長期の副作用はないのだろうか。スタチンを服用することで、人びとは悪い習慣に促されないだろうか（たとえば、〝スタチンを飲んでいるから、食べたいだけ食べていい〟と考えるなど）。そして、もっと基本的なレベルで、コレステロールを低下させることがそれほどいいことなら、専門家たちはなぜいまだにそれについて議論しているのか。

スタチンについて知れば知るほど、私の疑問は増えていった。

日本人、遠藤章が米国でみた光景

スタチンの物語は、一九五〇年代末から始まる。それは大学生だった遠藤章（えんどう・あきら）が、人生を変える本、有名な医学者アレクサンダー・フレミングの伝記を読んでいたころである。フレミングは、アオカビ属ファミリーのカビが産生したペニシリンを発見した。遠藤が感銘を受けたのは、カビが薬を生みだせるという概念だった。カビはキノコ類と同じく真菌類で、アジアの真菌類は健康に良い食品や加齢に効く漢方薬として用いられている。ほかにも何か重要な薬をカビは生みだしているのではないだろうか。

遠藤は、この疑問に答えることに生涯を費やす。薬物探求のキャリアを開始し始めてしばらくすると、遠藤はニューヨーク市のアルベルト・アインシュタイン医科大学で時を過ごし、一九六〇年代後半の芳醇な米国文化に触れ、軽いカルチャーショックを味わっていた。米国の豊かさとパワーに圧倒された。超高層ビルやパーティ、あふれるほどのお金や音楽。

もうひとつ衝撃だったのは食べ物だ。〝高齢で過体重の人びとの多さと、日本と比べて米国の豊かな食生活にひどく驚きました〟と遠藤は書いている。〝私が暮らしていたブロンクスの住宅地域には、多くの高齢カップルが独立して暮らしていましたが、心臓発作で高齢者が救急車で病院に連れていかれるのを何度も目にしました〟。

遠藤は、当時のほかの多くの医学専門家と同じく、この三つ、食生活、肥満、心臓病をつなぎ合わせた。医師たちは、心臓を悪くした患者の多くは脂肪の蓄積で動脈が詰まったり、心臓に流れる血液の流れが悪くなったりすると知っていた。それらの動脈を詳細に調べると、その蓄積の大部分はたいてい、コレステロールが占めていることがわかった。複数の研究によって、血中コレステロール値と心疾患の発生のつながり、また（脂身の多い肉や乳製品、ラードなどから得られる種類の）飽和脂肪酸が多い食事と血中コレステロール値とのあいだのつながりが示された。これで全体の構造がみえてきた。飽和脂肪酸の多い食事によって血中コレステロール値が高くなり、それが動脈の詰まりを導き、心臓発作が起きる。

それが本当なら、コレステロールはあまり高くないほうがいい。けれども、低すぎてもよくなかった。健康には適切な量のコレステロールが不可欠だ。あなたの身体のいたるところにコレステロールは存在する。あらゆる器官に存在するし、神経細胞の縁取り部分も含め細胞膜の中心的な構成要素でもある。脳には多くのコレステロールが含まれている。あなたの体内で、ビタミンDから胆汁酸まで必要なこまごましたものを作るためにも使われる。絶対的に必須なものなので、あなたの身体は大量にこれを作る。必要なコレステロールの四分の三は肝臓で産生される。残りは食事から得られる。

心臓疾患と関連しているのは食事から得られる部分だ。そして心疾患は米国でもっとも多い死因である。一九六〇年前後は米国人の心臓の問題が最高潮に達し、死亡率は天井知らずに上がっていた。それは、喫煙や飲酒、ストレスのせいだったのかもしれないし、テレビの前や職場のデスクにすわりっぱなしでいるせいだったかもしれない。あるいは犯人は、脂肪、コレステロールたっぷりの食物だったかもしれない。

責めるべきは高いコレステロールだというのなら、と遠藤は考えた。ひょっとするとカビがそれと戦う物質を生みだしているかもしれない。コレステロールを下げる奇跡の薬。心臓病のためのペニシリンのようなものだ。

東京に戻って薬物研究企業で仕事を再開した遠藤は、この薬の探究を開始した。つぎつぎと真菌を採取し、研究所でカビを育ててカビが産生した化学物質のスープを試験した。四〇〇〇種近い種類を調べてやっと、求めていたものをみつけた。

一九七二年のことだ。勝者は青緑色のカビだった。京都の米屋の倉庫にあった米についていたカビを遠藤はみつける。奇妙なことに、それは一種のアオカビ属であることがわかった。このカビが発する化学物質は劇的にコレステロール値に影響を及ぼすことを遠藤は発見した。これこそまさに、探し求めていたもののようだった。数ヵ月かけて精製し、試験していくにつれ、遠藤はだんだん興奮してきた。のちに述べたように、それは〝きわめて強力だった〟。

その物質は、コレステロール産生の初期の重大な時点で必要とされる酵素を阻害し、身体がコレステロールを作る能力をブロックすることで作用した。この酵素（HMG-CoA還元酵素）の阻害は、たとえるなら、組み立てラインの開始時に機械のなかにモンキーレンチを放りこむようなものだ。この薬を与えられると血中のコレステロール値が低下した。さらに、身体はコレステロール値の低下に順応しようとして、細胞のために血中に残ったコレステロールを取りこむ方法をみつける。遠藤の研究中の薬は体内での産生を抑えるだけでなく、細胞によるコレステロールの取り込みも増やした。この新薬にはワン・ツーパンチが備わっているのだ。

Chapter 9

個人的な物語、スタチン

一九七八年、遠藤の薬が遺伝学的な疾患のあるひとりの若い女性に試された。彼女の関節の周りの皮膚の下には、この病気の結果、増えたコレステロールがポケットのようになった部分に集まっていた。何を食べても、この女性の血中コレステロールは大半の人びとの四倍高くなった。

遠藤の薬は、この女性の血中コレステロール値を数日間で三〇パーセント低下させた。ところがその後、痛みや筋力の低下と筋肉の萎縮などの副作用が生じたため、薬の投与がしばらく中止される。その後医師は前回より低い用量で治療を再開した。このときは良好だった。試験は別の患者に拡大された。つぎの六ヵ月間、非常にコレステロール値が高い患者計八名にこの試験薬を与えたところ、重大な副作用は出ずに、血中コレステロール値が有意に低くなった。これは非常に有望だった。この研究結果は一九八〇年に発表された。

何もかもうまくいっていたので、会社にこのプロジェクトを中止するといわれたとき、遠藤はショックを受けた。別の研究室で重大な副作用が生じたせいだ。その研究室では動物を使って毒性試験が行われていた。その薬を投与されたイヌの一グループにある種の血液ガンが生じたらしかった。試験動物にガンの徴候が現れただけで中止の理由としては充分だった。会社は電源からコンセントを抜くように、この研究から手を引いた。

遠藤は何かの間違いだと考えた。問題のイヌは、相対的にいえば、ヒトに投与した量の約二〇〇倍という、遠藤いわく〝仰天するほど高用量〟の薬を与えられていた。さらに、試験動物がガンを発症したという点さえも疑わしかった（たしかに、のちの研究でそれらのイヌはおそらくガンではなく、治療関連の老廃物の蓄積がガンと間違われたことが示された）。

だが、それは問題ではなかった。遠藤の薬のリスクは高すぎるとみなされたのだ。日本人は開発を停止した。遠藤の画期的な取り組みは終わった。遠藤が発見した薬を完成させて利益を上げる可能性は、ほぼなかった。

開発の焦点はいまや米国に移動した。ガンという副作用の恐れは疑わしく、おそらく観察ミスであることが明らかになると、複数の製薬会社がこの領域に飛びこんできた。そして、ほかのカビが遠藤のと似た化学物質を産生することを発見した。それらは化学的に調整され、バリエーションに富んだ類似化合物が生まれた。それらはすべて同じ酵素に働きかけ、ほぼ同じコレステロール低下作用を示し、驚くほど安全にみえた。それらが最初のスタチン類だった。

食生活と心臓疾病とコレステロール

タイミングは完璧だったし、潜在的な利益は膨大なものだった。遠藤が米国人は肥満がちで多くの心臓発作がみられることに気づいたのとちょうど同じころ、ほかの研究者らも、心臓発作のおもな原因は心臓の周りの血管に沈着物が蓄積して詰まるせいだという証拠を集め、それと高コレステロールにはつながりがあると考えていた。この関連性はなんだろうか。

ヒントは、第一次世界大戦まえの、ロシアの研究者ニコライ・アニチコフの研究室にあった。ロシア皇帝ニコラウス二世の力が弱まりつつあったころに、アニチコフはきちんと身だしなみを整え、堅苦しい服を着て、高齢の人びとの血管が細く固くなる原因をみつけだそうとしていた。大半の医師は、老化による自然で避けられない現象とみなしていたが、アニチコフは、食事と関連した病態だと考えていた。それでウサギに高脂肪の餌を与え、コレステロールを注射し、心疾患の徴候を探した。そして、研究室内で、ヒトの心疾患患者にみられるのと非常によく似た脂肪の蓄積をウサギの血管に確実に生じさせられることを発見する。アニチコフは血管を硬化させる鍵をみつけたと考えた。

批評家は彼の実験を非難し、ウサギは草食動物だから高脂肪食で病気になるのは当然で、そのような食性は不自然だと指摘した。ヒトは草食動物とは違うと。イヌを対象に試験を再度行ったときは、同じ結果を得ることはできなかった。けれども、ニワトリを使ったときは（ヒトと同じく、ニワトリは雑食だ）、血管に脂肪の蓄積を生じさせることができた。

科学者はこの結果について何十年も議論し、試験を重ね、徐々に心臓の問題と脂肪とコレステロールには関連があるという方向へ見方が変わっていった。

これらの結果をまとめ、少なくとも一般市民の見方を変えた人物は、ミネソタ州の研究者アンセル・キーズだ。キーズは、一九四〇年代から一九八〇年代まで何十年ものあいだ、心疾患とコレステロール値は切り離せない密接な関係があり、食事のコレステロールを抑えることで、心臓発作の機会を劇的に低くすることができるという考えを広めた。皮肉なことに、もっとも説得力のあるキーズの根拠のいくつかは、飽和脂肪酸を食べる量がはるかに少ない日本の食事と日本人の心臓疾患が米国人に比べてずっと少ないことを調べて得られたものだ。一九五〇年代のフラミンガム研究（ＦＨＳ）など膨大な人口解析からもさらに支持を得た。この疫学研究では、心疾患リスクの高い人びとの（病理学的な徴候以前の）二大マーカーとして、コレステロールと高血圧が特定された。シンプルな公式に組みこむと、キーズの研究（とその他の多くの研究者の研究）は、つぎのように要約できる。高脂肪食は高い血清コレステロール値を導き、それが心疾患リスクを増大させる。（血清コレステロール値とは、〝悪玉コレステロール〟と呼ばれるＬＤＬと〝善玉コレステロール〟と呼ばれるＨＤＬとトリグリセリドなどを合わせた血中のコレステロールの総量）。

現在、私たちはその記述があまりにシンプルすぎるとわかっている（それでも一般市民の多くとヘルスケア業界の多くの人はいまなおこれを絶対真理とみなしている）。食事からとる脂肪と、血清コレステロールと、心疾患の関連は、初期の研究者が考えていたよりもっと複雑でとらえがたい。つながりをすべて図示したら、直線ではなく、多くの線やループやもつれがあり、皿に盛られたスパゲティのようにみえるだろう。そしてそこにいくつかのシンプルで、狼狽させるような事実がある。つまり、コレステロール値が低い人もときどき心疾患になるし、コレステロール値が高い人の多くは心疾患を一度も発症しない。コレステロール値が高いからといって、細菌が感染症の大流行を引きおこすように心疾患を引きおこすわけではないことが明らかになった。コレステロール値は、ほかにも多くある危険因子のひとつにすぎないのだ。

そこを認識しておくことが重要だ。私たちはついつい、病気はひとつの原因で引きおこされると考えてしまう習慣がある。たとえば、ある細菌がある感染症を起こす、一種類の化学物質がガンを引きおこす、またはひとつのビタミンの不足が問題を生じさせる、というように。つまり、病気ごとに犯人がひとりいるという考えで、その犯人をみつけたら、その犯人を止めるための薬をみつけようとする。二〇世紀の後半に、コレステロールは事実上、動脈硬化と心疾患の犯人とされていた。犯人を特定したら、それを倒す魔法の弾丸がありさえすればいい。

たしかに多くの疾患、とくにウイルスや細菌、寄生虫などが引きおこす感染症は、単一の原因があり、狙いを定められるひとつの標的がある。それらの標的は、天然痘ワクチンや（七七ページ参照）、サルファ剤（一六〇ページ参照）で私たちが攻撃を開始したように、比較的狙いやすかった。それらの単一標的の感染症がひとつひとつ、抗菌薬やワクチンによって陥落し始めるにつれ、医学研究者はさらに困難で、さらに複雑な領域に進んでいった。

いまや、米国の重大な病魔はガン、心疾患、脳卒中、肺気腫（たいてい、喫煙との関連がある）などの肺の病気、糖尿病、そして増加しつつあるアルツハイマー病である。おそらく、タバコを止めるようにというシンプルな助言以外に、簡単な答えや、奇跡の薬、魔法の弾丸があるものはひとつもない。それらはみな複数の、多くはほとんど解明されていない原因がある。それらは複雑に絡みあった要因で生じる。遺伝学的要因や環境要因、一般的な要因や個人的な要因など、私たちがなおも解明しようと苦心しているメカニズムで、それらが組み合わさって疾患が起こるのだ。それらの疾患は複雑で、関与している未知のものが多数あるため、私たちは根本原因よりも危険因子といういいかたをする。危険因子とは、さまざまな点で病気になる可能性を増加させる習慣や、さらされる物質などを指す。これは医学の新たな現実である。これまで直面してきた病のなかで最大にして最難関の最後の病魔たちに攻撃をしかけていくにつれ、明らかになってきたことだ。

けれども一九八〇年代当時、コレステロールは、ある意味明らかな、それまで私たちが戦ってきたのと同じ明確な敵と考えられていた。コレステロールに立ち向かうことで、動脈の詰まりが取れ、心疾患による死亡数が減ると思われていた。それは、複雑な問題に対するひとつのシンプルなアプローチだった。

おそらくシンプルすぎるのだろう。一九八〇年に米国科学アカデミーは、コレステロール値を抑制するという広範な取り組みは妥当な科学的根拠を欠いていて、コレステロールが悪いものだという意見に納得していない研究者が多いということを示す報告を発表した。それでも、かかりつけの医師などに促された大衆はコレステロール値を計測し始め、その結果に基づいて生活習慣を決定し始めた。一九八〇年代のなかばまでに、コレステロール値は注意深く追跡され、コレステロール値を下げることが国家的な優先事項となり、低脂肪食の大流行時代がやってきた。

スタチンにとってこれは完璧なタイミングだった。製薬会社は何百万ドルも投資して、遠藤の薬の類似化合物を開発して試験し、市販し始めた。最初にゴールに辿りついたのはメルクで、ロバスタチン（商品名メバコール）として承認を得たのは一九八七年のことだった。それからまもなく、類似医薬品が続々とそこに仲間入りした。たとえば、シンバスタチン（ゾコール）、プラバスタチン（プラバコール）、アトルバスタチン（リピトール）、フラバスタチン（レスコール）、そして現在ベストセラーのロスバスタチン（クレストール）。数年のうちに、あらゆる大製薬会社がスタチン系薬剤を売りだしたようだった。

医師たちはこれらの薬を愛した。スタチンはすぐに大ヒットしブロックバスターになった。安全で血清コレステロールを確実に低下させることに加えて、何より重要な要因はタイミングだった。それらが市販されたのは、ちょうど中年にさしかかったベビーブーム世代が、ファストフードと拡張しつつある腰回りを非難がましい目でみつめだしたころ、コレステロール値の高さに対する大衆の不安がピークに達したころだった。最初のうちは、コレステロール値が非常に高く、心臓病の家族歴が強い患者に処方された。けれども、いったん複数の薬に対し販売承認が下りると、製薬会社は自社製品が競合品より優れている理由を示し、マーケットを広げるためにリスクがより低い患者にも有用か調べようと、莫大な金をかけてさらなる研究を行った。そして、ずっとリスクが低い、はるかに大きなグループを成す人びとの心臓の問題を防ぐ、小さいが本物の有用性をみつけた。肯定的な作用を示す新たな研究はどれも、広く宣伝された。すべてが雪だるま式に大きくなっていった。コレステロールへの不安がスタチンの市場を肥やし、スタチンの研究がコレステロールへの不安を肥やす。そしてそれらすべてが、人びとが食べているものについて極端な注意を引き、ダイエット産業を肥やす。

とつぜん、フライドポテトやアイスクリームへの欲望がもはや個人の選択ではなくなった。それは病気を作るレシピであり、製薬会社やにわか健康オタクからの圧力で、何百万もの人びとが血中コレステロールを心配するようになった。ある専門家はこう述べている。〝ある医学的な状態への関心は、この薬の開発と並行して高まり……この薬は、ある身体の状態を治療が必要なカテゴリーに変え、さらには疾患のカテゴリーに組みこませた〟。

高いコレステロール値は健康リスクとして大衆の心にしっかり根づいた（しかもスタチン製

造会社から資金援助を受けた研究報告が絶え間なく流れてきたおかげで〝コレステロール高値〟の定義がますます下方に移動している）ちょうどそのとき、スタチンはそれを治療するための場に登場したのだ。その結果、驚くべき売り上げを記録した。リピトールという一種類のスタチンだけで、歴史上もっとも商業的に成功した薬になり、一九九六年から二〇一一年までの売り上げは一二〇〇億ドルを上回った。すべてのスタチンを合わせると、二〇二〇年になるころには、年あたり一兆ドルを超える売り上げを生みだすと思われる。それは一握りをのぞいたほとんどの国の年間ＧＤＰを超えている。

製薬会社がより多くの患者を対象とした、わずかな利益を示す研究につぎつぎと資金援助をしていくと、心臓の専門医と心疾患の財団はこの流れに乗った。米国議会技術評価局がスタチンが販売された当初に発表した報告では、この薬の広範な使用により、不明確な利益に伴って生存一年あたり一五万ドルの費用がかかり、社会は年間三〇億から一四〇億ドルを負担することになるという見積もりがなされていたが、これを始めとするコレステロールの役割や心疾患のコントロールに関する古い懐疑心は、製薬会社が資金援助する研究や会議、製薬会社と金銭的に結びついている多くの医学専門家の熱意によって猛攻撃を受け、霧のように消えさった。製薬会社が研究者や医療提供者、財団、政府機関、そして大衆に影響を及ぼすさまざまな多くの方法、つまり現代の医療を形づくる方法は、魅惑的な物語である。だが、その中心にあるのは、それほど複雑な話ではない。

ビッグファーマの巨額の金のダンス

簡単にいえば、現在の大規模製薬会社は、利益を約束する療法の根拠をみつけるのがやたら得意で、邪魔になる証拠を控えめに扱う名人で、自分たちの製品を、医師や一般大衆に売りこむ達人だ。批評家のなかには、製薬会社〝ビッグファーマ〟を、私腹を肥やすために私たちの健康を壊す邪悪な首謀者として描く者もいる。私はそんな見方はしていないけれども、この業界は巨大ビジネスであることは認識しているし、こんにちの大規模製薬会社は、最新の研究や開発から非常に効率のいい営業や宣伝までを、たいてい見事にこなしている。製薬会社は民間の企業であることは充分承知している。だから彼らの第一の責務は株主のために利益を生みだすことだということもわかっている。そして製薬会社は、概してそれを非常にうまくやってのけている。そしてそう、ときには境界を押し広げもする。とくに、それほどひどくない状態を治療するために新しい薬を使うべきだと人びとに感じさせたり、特許保護期間を延長させたり、一部の薬剤の値段を上げたりするとき、または医師に自社医薬品を処方するよう説得したりするときなどだ。私たちには、ＦＤＡみたいな公的な機関による充分な監視と、医薬品に対し厳しい法律を作ることに関心を持ちつづける必要がある。適切な公的監視があるべき場所に備わっているかぎり、私はビッグファーマのことはそれほど心配していない（とはいえ、一般大衆にもっとこのビジネスについて知ってもらいたいとは思う。そうすれば人びとは、自分が使うべき薬について、より多くの情報を得たうえで決定ができるだろう）。この巨額の金の複雑なダンスについてもっと知りたい読者には、医学歴史家のジェレミー・A・グリーンのクールで説得力に満ちた著書、『数字で処方する（Prescribing by Numbers）』をお薦めする。

AIとビッグデータによって飲む薬が決められる時代？

スタチンについて、辿りついた結論はつぎのとおりだ。一九九〇年代から二〇〇〇年代初期にかけて固まってきたコンセンサスは、しばしば企業から資金援助を受け、概して良好に実施された研究に促されてきたものである。それらの研究は、スタチンが、ますますリスクが低いますます多くの患者の心疾患を食い止めるのに役に立つことを示した。その利益は非常に小さいかもしれないが、あるには違いない。何人かの熱狂的な支持者は――冗談半分に――スタチンを水道水に混ぜることを推奨した。

こういうわけで、私はあの型にはまった手紙を受けとったのだ。私は六〇代前半で（これ自体がひとつの危険因子だ）、コレステロール値がいくらか高い。けれども、心臓はつねに調子がいいし、血圧も正常で、タバコは吸わないし、適度な運動をしているし、かなり健康的な食生活を送っているし、心臓の問題を経験したことがない。

とはいえ、二〇年まえに大仰な呼び名「脳血管障害」が生じたことはある。ごく小さい血塊が、平衡感覚にかかわる脳の部分の血流を一時的に遮断したのだ。めまいがして、病院で抗凝固剤を投与されて二、三時間後、血塊は長期的な影響を残さずに消えた。それが心臓関連の危険因子として記録に残った。そして現在、その微小な血塊とコレステロール値の上昇から、コンピュータープログラムが地元の健康保険機関の見知らぬ専門医に、私はスタチンを飲まねばならないほどリスクが充分高いという情報を伝えた。すべての数字が処理され、型どおりの手紙が送られた。それがアルゴリズムによるヘルスケアだ。その結果、会ったことのない医師から、おそらく残りの生涯にわたってこの処方薬を飲むことを検討するようにと勧められたのである。

これは最近の医療の変化として注目に値する。私たちはひとつの社会として、個人としてどう感じるかを中心に形づくられていた健康に対する概念を跳び越えて、統計学的なグラフ上の位置によって自分の治療が決定される世界へ向かっている。今回の場合、私は大丈夫だと感じ
ているが、私の数値はそうではない。その数値が適切でないとき、将来の心臓関連疾患のリスクが高くなる。コレステロールを低下させる薬を飲むことで、理屈では、リスクが低くなる。

そんなふうに考えると、それほど悪い話でもないように聞こえる。

Chapter 9

個人的な物語、スタチン

ではなぜ、その手紙を読んで腹が立ったのだろうか。それは、自分の気分とまったく切り離された健康上の決定をしたくなかったからだ。主治医ではなくコンピューターが私のヘルスケアの推奨を決定していることが気に食わないのだ。データの塊のなかのひとつの値ではなく、ひとりの人間として扱ってもらいたいと考える、時代と逆行している人間のひとりだからだ。

スタチンを飲むことについての決定を下すまえに、この薬から得られる利益の個人的な可能性について、また実際のところ自分のリスクはどれほど高いのかもっと知る必要があった。だから私は、科学にたずさわる人間ならいつもすることをした。コンピューターのまえにすわったのだ。疑問があれば、インターネットが答えを教えてくれるかもしれない。スタチンはなんらかの利益を私に及ぼすだろうけれども、実際どれほどなのか。私は小さなリスクをいくつか抱えているが、どの程度のものなのか。心臓疾患について、私は個人のリスクをどれほど心配すべきなのだろうか。長所をこちらに、短所はあちらにと、私はシンプルな危険／利益分析表にデータをまとめた。

利益VS副作用。簡単そうに聞こえるが、スタチンのことを知れば知るほど、事態は複雑になっていった。

コレステロールを下げることは利益、だろう？

いや、かならずしもそうとはいいきれないのだ。本当の利益、つまり誰もが望んでいることは、心臓疾患を避けることだ。それこそが本当のゴールだ。多くの医師（とスタチンを作っているすべての製薬会社）はスタチンがその目的を達成すると考えている。そして多くの場合、とくにコレステロール値が相当に高く、心臓疾患の病歴がある人では、その目的が達せられる。リスクが高い心疾患歴がある患者にとってスタチンは、間違いなく救世主だ。

ところが私のような人、つまり、コレステロール値が高くなった（が赤信号が点滅しているほどではない）が心疾患の家族歴や病歴がほとんど、またはまったくない、リスクが中程度の患者は、そのラインが不明瞭になる。

調査し始めてすぐに、古いアンセル・キーズの脂質仮説に行きついた。全体の考えとしては、食事でとる脂質は血中コレステロールを高め、心臓疾患を招くというものだ。私はこの仮説は当たり前のことだと考えた。私はその考えとともに育ったのだ。一九八〇年や一九九〇年代に真であると実証されたと思っていた。

けれども、脂肪仮説について読めば読むほど、怪しく思えてきた。ひとつ例を挙げると、低脂肪食は人びとが考えていたほどいいものでもないことがわかった。期待したとおり、脂肪があまり含まれていない食事をした人は、血中コレステロール値が低かった。けれども、低脂肪食にするために、多くの米国人は糖や穀物が豊富な食物に切り替えた。その結果、糖尿病率が上がった。糖尿病は心臓疾患の危険因子である。また、概して人びとが食べる糖が増えると、心血管疾患の可能性も高くなった。したがって、現実世界で結果として生じる心疾患率を調べることで低脂肪食の効果を解明するのは困難だった。

もうひとつ、厄介な問題があった。米国での心疾患の発生率は一九五〇年代にピークに達し、一九六〇年代初頭から低下し始めた。スタチンが利用できるようになる数十年まえである。これに大きく関係しているのは喫煙率の低下に違いなかった（喫煙は心疾患のもうひとつの主要な危険因子である）。そしてこの率はスタチン販売後も下がりつづけた。けれども、国の脂肪に対する姿勢が変わり、これらの薬が広く使われても低下の程度は大きく変わらなかった。

コレステロールとスタチン、心疾患のあいだの関係を研究している多くの研究者も困惑した。研究を継続するうちに、気づくと、研究者は、複雑で予想外の逆説的な結果に向きあっていた。スタチンは歴史上もっとも研究されている薬物である。数十年間集中的な研究が行われ、何百万人の患者によって膨大な量が使用されたあと、食事と薬が血中コレステロール値にどのように関連しているか、またそれらがすべてどのように心疾患に影響しているか、すべての疑問に答えが得られるだろうとあなたは考えているかもしれない。ところがその関連性はいまだあいまいで、シンプルな答えに疑問を投げかける文献が増えつづけている。

たとえば、二〇一六年のある研究で、研究者はスタチンを服用している患者三万一〇〇〇人を追跡調査し、患者のＬＤＬコレステロール値（〝悪玉〟といわれるコレステロール）と心疾患の発生率を追跡した。その結果、非常に高いＬＤＬ値を下げることは心疾患の予防に役立った――とはいえ、たったの一ポイントだったが。ところが驚いたことに、ＬＤＬ値を最低にまで下げた患者、つまり多くのスタチン療法で目標にしている70㎎／㎗未満に下がった患者は、70～100㎎／㎗のあいだに下がっただけの患者と同様の結果だった。むしろ、約90㎎／㎗未満はそれより低くなっても、心臓発作を防ぐ追加的な利益はないようだった。低いコレステロールがかならずしもより良いとは限らなかった。脂質仮説はストライクをひとつ取られた。

二〇一六年の別の論文では、一九件の研究が解析された結果、六〇歳以上の患者では、より低いＬＤＬコレステロールは全体の死亡率（つまりあらゆる死因の死亡）を低下させるわけではないことが示された。それどころか、ＬＤＬ値が下がるにつれて、心血管死亡はむしろ上昇した。血中の総コレステロール値がより高いことは、ガンに対してなんらかの保護作用がある可能性を示すヒントさえあった。〝ＬＤＬ‐Ｃ（総ＬＤＬコレステロール）が高い高齢患者はＬＤＬ‐Ｃが低い高齢患者と同じかそれ以上長生きすることから、私たちの解析はコレステロール仮説の妥当性を疑問視する根拠を提供している〟と論文の著者は結論づけた。

なおかつ、四〇件の研究を系統的にレビューした近年の文献では、血中総コレステロールが上ったとしても、〝食事でとるコレステロールと冠動脈疾患との関連は統計学的に有意ではない〟と結論されている。スタチンについてはどうだろうか。予想どおり、多くの研究がスタチンの利益を指摘していた。けれども、その他の研究では、その利益はわずかしか存在しないことが明らかになった。主要なスタチン研究についての二〇一五年の科学的レビューでは、〝最近のスタチンに関する複数のランダム化臨床試験を注意深く検討したところ……何十年間も主張されてきたこととは正反対のつぎの結果が明確に示された――スタチンは心血管疾患の一次および二次予防に有意な影響を及ぼさない〟（訳注：一次予防とは疾患にならないようにする予防。二次予防とは再発の予防のこと）。

とはいえ、これと同じ数だけの研究が、スタチンは多くの中等度のリスク患者の心疾患リスクを低下すると主張しており、科学的な堂々巡りはつづいている。それは予測されていたことだ。科学が最高の状態にあるのは、データの正当性に対して一連の議論があるときである。科学者はお互いの研究に対する常習的な懐疑論者であるし、そうあるべきである。なぜなら、注意深い批判や絶え間ない議論、研究の繰りかえしからでしか、強力な事実は現れないからだ。

スタチン研究の状況を考えると、私が重要と考えたことはつぎのようにまとめられる。一般的に、非常に高い血中コレステロール値は心臓疾患の高いリスクと相関している。これはひとつの危険因子である。けれども、この危険因子は、多くの但し書きやときには意見が分かれる影響を伴う。さらにいえば、喫煙や家族の病歴、食事、運動などその他多くの大きな役割を果たす危険因子のひとつにすぎない。スタチンは血中コレステロール値が非常に高い患者で、とくに高コレステロールの家族歴があるとき（つまり、最初に治療が承認された患者グループ）は非常に有効だ。けれども私のような、いくらかコレステロール値が高い、リスクが中程度か低い人びとにとっては、スタチンを使用する利益は、よくいっても、議論の余地がある。

心臓病のリスクが本当にあるのか

けれども、スタチンの広告を読んでも、そのあたりの状況はわからない。たとえば、数年まえに、ある雑誌に掲載されていたリピトール（ベストセラーのスタチン）の広告には太字で〝リピトールは心臓発作のリスクを三六パーセント低下させる〟というタイトルが付いていた。

これは明らかに良さそうに思える。けれども、スタチンの利益についてこれまで読んできた情報と合わないようにも思えた。だからアスタリスクを追ってみた。すると広告の下のほうにずっと小さい文字でつぎのように書かれていた。〝大規模な臨床研究において、プラセボ（偽薬）を服用した患者で心臓発作が起こったのは三パーセントであったのに対し、リピトールを服用した患者では二パーセントであったことを意味しています。〟

これを少し解読すると、この広告が本当にいっていることはつぎのようになる。

心疾患の危険因子がある二〇〇〇人の人びとを研究の対象として、ランダムに一〇〇〇人ずつの二つのグループに分ける。ひとつのグループは毎日スタチンを服用し、別のグループはプラセボを服用する（プラセボとは、薬のようにみえるがそうではない、なんの作用もない錠剤）。そして、何が起こるかを追跡する。ある程度の期間（六ヵ月、数年など、研究期間の長さによる）ののち、各グループのなかで何人に心臓の問題が生じたかを数える。プラセボのグループでは、心臓発作が三件起きた。スタチンのグループでは二件だけだった。スタチンは効果がある！　心臓発作を一件防いだように思われるからだ。

けれども、この結果をいかにして大衆に伝えようか？　まえのパラグラフで私がしたようにはできない。説明が長すぎて、インパクトが弱すぎる。これを煎じつめてもっとシンプルでインパクトの強いものにしなければならない。そこであなたはある種の方法で数字をみる。製薬会社は「相対リスク」と呼ばれるものを強調したがる。これは利益をより大きくみせる傾向があるからだ。この例でいうと、プラセボのグループは心臓発作が三件で、スタチングループは二件だった。心臓発作を起こしたわずかな患者にだけ注目すると、リスクは三から二へ、約三分の一下がっている。ということは心臓発作が三三パーセント減少したということだ！　広告ライターにキューサインを出そう。

数字は真実でも、誤解を招くことがある。相対リスクは心臓発作を起こした患者という小さな数字のみに注目していて、研究に参加した残りの人びとを無視している。両方のグループの大部分の人のことを思いだしてみよう。それらの人びとは、薬を飲もうが飲むまいが、心臓発作を起こしていない。その人びとに、スタチンの服用はなんの違いも起こさなかったのだ。心臓発作を起こした人だけでなく試験グループ全体に注目すると、スタチンの服用は一〇〇人中一件の心臓発作を予防した。これは「絶対リスク」の低下であり、この場合、それは一パーセントだ。けれども広告のタイトルで〝心臓発作を一パーセントカット〟と書かれていてもすばらしいと思えない。それでもこれも真実なのだ。薬の広告を書いている高給取りの人びとは、絶対リスクを無視して相対リスクを重視するこの種のことを行って、お金を稼いでいるのだ。

相対リスクと絶対リスク、どちらが正しいのだろうか？　どちらも正しい。重要なのは、何を強調したいのかだ。医師はどちらも考慮に入れる傾向がある。あなたもそのような視点でみてみれば、絶対リスクでたった一パーセントの減少であったとしても、それが膨大な人口に広がっている場合は、何千もの悲惨な医学的問題を予防することを意味する。けれども、同時に、その薬を使っている何百万もの人びとはなんの利益も得られないということも意味している。

本当の心疾患リスクとは何か

脂質仮説に対する私の信頼は揺らぎ、私の本当の心疾患リスクがもっと知りたくなった。その好奇心から、私はもうひとつのウサギの穴へ入ることになった。

結果として、あなたの個人的な心疾患リスクを推定するというのは、厳密な科学とは程遠いことがわかった。コレステロール値のみではかつて考えられていたより明らかに予測しづらいことを考慮して、医師は、数多くの危険因子を検討する方法を支持し、コレステロール値に頼るという考えかたから徐々に離れていっている。

心疾患の重大な危険因子をここで挙げてみよう。

- 高血圧
- 喫煙歴
- 糖尿病
- コレステロール高値
- 年齢
- 心疾患の家族歴
- 病歴

患者の病歴を知り、その他の危険因子を吟味して、医師はそれをある公式に当てはめて患者の心疾患の将来のリスクを推定することができる。

オンラインで自分で計算することもできる。あなたの数値を入れて、将来の心臓の問題が生じるオッズを調べることができるサイトはたくさんある。けれども、どんな結果であれ、鵜呑みにしないほうがいい。別のオンラインの心臓病リスク推定サイトを開くと、別の危険因子の組み合わせになっていて、結果はサイトによって異なる可能性がある。

重要なのは、主治医がリスクに対する大雑把な考えに基づいて何を推奨しているかだ。変化はここにも訪れている。現在、医師は一〇年まえよりスタチンを処方する可能性が高くなっている。それは、ますます多くの患者がスタチン療法の候補になっていると、医師が考えているからだ。その理由をつぎに説明しよう。

二〇一三年、ふたつの権威ある組織、米国心臓病学会（ACC）と米国心臓協会（AHA）がスタチンの処方のための新たなガイドラインを発表しニュースになった。この新たな推奨ではスタチン治療推奨の対象が、将来の心疾患リスク二〇パーセントから七・五パーセント近くの人びとにまで劇的に下げられたのだ。これによってスタチン患者のプールは恐ろしく拡大した。心疾患をこれまで有したことがなく、中等度のリスクとみなされていた数多くの患者にとつぜん、薬が推奨されることになったのだ。そこでふたたび私の手紙に戻ってくる。

それ以来、議論が広がっている。二〇一三年のガイドラインに対する賛成あるいは反対の意見が医学雑誌のページや、ブログ投稿欄、メディアの記事で、リスク推定の正確さからどのスタチン研究がもっとも価値があるかまで、あらゆることが論じつくされている。一部の医師はACC／AHAガイドラインは黄金律だと考え、別の医師は役に立たないどころか有害だと考えている。この科学コミュニティ内ではいまだ圧倒的なコンセンサスは得られていない。

すでに心臓発作を起こしたことがある患者なら、自動的に高リスクになり、スタチンは再発のリスクを下げるのに非常に有効だ。これは二次予防と呼ばれている。この場合、スタチンの使用に疑問はない。

ところが、私の場合は違う。私は心臓発作を起こしたことがない。私は〝一次予防ターゲット〟と呼ばれる人びとに属している。一次予防とは、問題が起こるまえに防ごうという考えだ。そして一次予防がスタチンの活躍の場なのだ。新しいガイドラインは、中等度リスクの一次予防患者というより大きなグループでのスタチン使用を強調することで、製薬会社の株主にとってはいいニュース、そして患者にとってはありがたくもあり厄介でもあるニュースを生みだした。薬が多く処方されるほど、多くの人びとが副作用に苦しむ。スタチンは、ほかの大半の薬に比べて非常に安全ではあるとはいえ、やはり副作用はある。

副作用のない薬はない。カフェインのように毎日飲んでいる物質にもそれは当てはまる。アスピリンや、処方箋で利用できる膨大な種類の薬のどれであれ、薬のキャビネットに入っている薬はどれも副作用があるのだ。薬物に関しては、悪い作用が生じるリスク（ずっと低いことを祈るが）を取らずに良い作用を得ることはできないというのがルールである。

スタチンの副作用で非常によく報告されているものには、以下のようなものがある。

・筋痛と筋力低下
・糖尿病
・記憶喪失、認知障害

まれであるが、より重篤な副作用として、つぎのものがある。

・横紋筋融解（腎障害につながりうる重度の筋力の低下や筋肉痛）
・肝損傷
・パーキンソン病
・認知症
・ガン

副作用のリスクは概して、薬の用量が増えると上がる。そのため高用量のスタチンを服用している患者はより多くの問題が生じる傾向がある。多くの医師は、望ましい結果が得られる範囲で、できるだけ用量を低く抑えておこうとする。

もっともよくみられるスタチンの副作用については、どれほどの頻度で起こるのか、重症度はどれほどか、そのいずれについても、多くの議論がある。

筋痛と筋力低下が起きている

すべてのスタチン患者の一〇分の一から三分の一までのあいだで、この薬を開始したあと、ある程度の筋関連問題の報告がある。なぜこれほど幅があるのだろうか。一部には、多くの大規模研究では、この問題はあまりに軽く、あまりに主観的すぎて追跡できないとみなし、無視しているからだ。医師ならわかっていることだが、筋肉の痛みというのは厄介で、日常の痛みなのか、薬のせいで生じた痛みなのかが区別しにくく、薬をつづけるべきか止めるべきか頭を悩ませる問題だ。一部の研究では、筋肉についての報告は大げさで、大半は、薬の開始後に身体のことを気にしすぎて、通常の筋肉痛を薬のせいにしていると示唆している。

プラセボを飲んでさえ、副作用が生じる例が文献で証明されている。これはいわゆるノセボ効果というもので、患者は薬を飲んでいると思いこんでいるため、副作用が起こる。このような効果では、筋痛など軽度のものが生じ、とくに追跡がむずかしい。しかし、大半の場合、スタチン関連の筋肉問題は軽度で、概して一時的に薬を止めたり、別のスタチンに切り替えることで解決する。

いっぽうで、筋痛や筋力低下がスタチンを飲んでいる多くの人に実際に起こっていることはまず間違いない。悪化すると、歩行や運動能力に影響を与えることさえある。事実、スタチンを中止する理由の第一位がこれだ。多くの場合、この副作用は非常に軽く、筋肉のこわばりやうずきから、けいれん、筋力低下まで幅がある。かなりまれではあるが、障害が残るような炎症や命にかかわる筋肉の損傷など、スタチンによってより深刻な問題が生じる場合もある。さらに、スタチンが心臓や血管の筋肉の動きを損なうことによって、心臓に障害が起こるかもしれないと考える研究者さえ存在するが、これについては証拠が薄弱だ。

ほかのスタチン研究者は、筋肉の問題はもっと大きな問題の兆候ではないかと懸念している。そもそも、なぜ抗コレステロール薬を飲むと筋肉関連の副作用が生じるのだろうか。答えは、細胞のエネルギー生成の中心である「ミトコンドリア」と呼ばれる微細な構造物のなかにあるのかもしれない。この考えは、スタチンがミトコンドリアになんらかの影響を与えていて、それが筋力の低下や痛みの報告につながっているというものである。ミトコンドリアはさまざまな細胞の機能のなかで重要な役割を果たしていて、私たちはミトコンドリアなしでは生きていけない。スタチンがミトコンドリアの損傷を引きおこしているのだとすれば、痛みにとどまらない長期的な影響を及ぼしている可能性があり、現在、多くの研究施設でこれに関する研究が行われているところだ。

糖尿病とスタチン

医師の多くは軽度の痛みのことはあまり心配していない。けれども、スタチンと糖尿病の関連性は懸念している。これについても議論があるが、ここで取り沙汰されているのはこの問題がどれほど深刻かということについてだ。初期のスタチン信奉者は、この危険性にまったく取りあわなかった。しかし最近になって、複数の長期研究により、糖尿病のリスクがわずかに増えているのは事実であることが示されている。

現在はスタチンが糖尿病のリスクを高めることは広く認められるようになっているが、その程度がどれほどかについては疑問が残る。研究結果には幅があり、一年以上スタチンを服用することで、糖尿病の新たな発生が、最低で一〇〇〇人あたり四、五件増えると示す研究もあれば、最高で五、六倍高くなると示す研究もある。ある大規模なレビューでは、スタチンの服用で一〇〇人中約一人が糖尿病になりやすくなるという結論が示された。このリスクは、研究や薬剤の投与量、患者を追跡した期間、スタチンを飲むまえから患者が有していた糖尿病のリスクによって異なる。

スタチンを開始するまえの糖尿病リスクが高ければ、スタチンを始めることによって糖尿病の発症が高まる傾向にある。スタチンが、いずれにしろ発症するリスクが非常に高い患者の糖尿病を明るみに出すみたいなものだ。ジョンズ・ホプキンス大学の医師が著した論文ではつぎのように推奨されている。〝前糖尿病の人は、心臓発作や脳卒中のリスクが著しく高い場合にのみ、スタチンの投与を受けるべきである。〟

糖尿病に関する審判はまだ下されていない。その理由のひとつは、大半の研究が比較的短期間で、数年しか実施されていない点にある。スタチン関連糖尿病など、長期間かかって発症する可能性のある病気の全体的なリスクを評価するには、もっと長期間の研究が必要である。今後、この件についてはさらなる研究の結果が示されるだろう。

スタチンと認知機能の問題

患者が報告する物忘れや錯乱状態や、頭にかすみがかかったようになるいわゆる「ブレインフォグ」、脳機能に関するさまざまなその他の問題は、ほかの副作用に比べてあまりよく理解されていない。その影響はたいていの場合軽度で、スタチンを止めると消える傾向がある。軽度の筋痛のように、追跡しにくく、スタチン使用と決定的に関連づけるのもむずかしい。初期の研究の多くはこれらの突きとめることがむずかしい副作用は監視さえしておらず、大半の医師は気にかけるほど重要な副作用ではないとみなしていた。しかし、個々の事例報告がＦＤＡを動かすほどには充分よくみられ、すべてのスタチンの添付文書に認知機能の副作用に関する警告がつけたされることになった。

みんなの意見が一致するであろうことがひとつある。それはスタチンの副作用に関する情報がもっと必要であるということだ。心に留めておくべき重要なことは、スタチン系薬剤は全体的に、これまで開発された薬物のなかでも非常に安全なものだということである。スタチンの副作用を、たとえばアスピリンの副作用と比べてみよう。アスピリンの副作用については、ほとんどの人が気にかけていないが、潰瘍、けいれん、内出血のリスクがあり、毎年数千人もの人が亡くなっている――スタチンの副作用がどれほど小さいかがわかるだろう。

けれども、これまでに多くの研究が、スタチンの副作用の程度を軽視する傾向があったと考える根拠がある。一部には、大半の副作用が非常に軽度で医師が懸念するしきい値以下であったこと。また一部には、多くの研究が製薬会社によって支援されてきており、製薬会社は医師とのコミュニケーション時に、利益を強調しリスクをできるだけ控えめに伝える傾向がある。そしてもうひとつ、心に留めておくべき要因は、多くの副作用は表面化するのに何年もかかり、現在の多くの結果は短期研究から導きだされていることである。

スタチンが多くのほかの大ヒット薬物のパターンにしたがうなら、時とともに、より多くの人がスタチンを使い、より長期の研究が終了して、利益と副作用の本当の大きさが明らかになってくるだろう。サイエンティフィック・アメリカン誌にあるとおり、〝スタチン使用者の増加に伴い、副作用の報告も増える〟のは間違いない。

またもやサイゲサイクルである。スタチンは第一段階である蜜月を終え、ふたつめの批判的な評価段階に突入している。今後、より長期の独立した研究によって、より完全でバランスの取れた全体図が得られ、第三段階に到達し、かつて奇跡といわれたすべての薬物と同様に、本来の姿が明らかになるだろう。それによって、治療に重要な追加薬物になることもあれば、飲む必要がなくなる場合もあるだろう。

スタチンのふたつの問題

スタチンの使用の増加に伴い、隠れていたふたつの大きな関連問題が明らかになった。

ひとつは、私たちの生活の「医療対象化」に関することである。このあいまいな用語は、私たちの社会の厄介な傾向を記述するときに用いられる。以前は自分自身で対処していたこと、たとえば生活様式の選択や低リスクの健康上の悩み、個人の癖というものが、いまや治療可能な病態になりつつあるのだ。これはしばしば、その新たな病態を治療するのに適した新たな薬の出現とともに生じる。

少々古いが、トランキライザーがその一例だ。最初のマイナートランキライザー（弱精神安定剤）であるミルタウンが一九五〇年ごろに発見されたとき（二二〇ページ参照）、誰もまだこの薬をどう使えばいいのかわからなかった。それまで、軽度の不安のための薬はなく、重要な問題とはみなされていなかった。軽度の不安に悩む人は自分自身で対処したり、友人や助言者とそれについて話したり、とにかく不安が消えるまでじっと待ったりなどしていた。それを治療する薬が現れたとき、軽度の不安はとつぜん、薬で治療可能な病態のひとつになった。この病態は再考され、定義しなおされ、医療対象化され、トランキライザーはブロックバスター薬物になった。注意欠陥多動性障害（ＡＤＨＤ）に対する薬が利用可能になったとき、同じようなことが起こった。かつては学校内での行動上の問題とみなされていたことが、薬物で治療可能な病気になり、薬によって利益を得られそうな人の定義がどんどん広がり、とうとう一〇人に一人の子どもがなんらかの種類の薬を飲んでいるように思えるほどになっている。治療可能な疾患カテゴリーのこのような拡大は、善意で行われているかもしれないが、少々怖くもある。処方薬からなんらかの利益を得る可能性のある病態の世界は膨張をつづけ、数百万人を超える人びとが、気分的には問題がないのに、自分や自分の愛する人が病気か危険なほどリスクが高い――診断可能で薬物で治療可能な高リスク――と考えるようになっている。軽度の病気が製薬会社にとっては大きな金の成る木になりうる。ずっと大きな潜在的な患者集団がリスクについて不安を高めると、その薬の市場は大きく成長する。その結果、ブロックバスターが生まれる。

医療対象化は良くいえば、現代的なヘルスケアの力をいかにして、より幅広い範囲の問題に適用できるか、またその問題が悪化するまえの予防に使えるかを認識することによって、健康を改善する試みである。けれども最悪の場合それは、疾患のリスクを強調したり、再定義したりして薬物の市場を拡大する「疾患喧伝」になりうる。

スタチンはこの問題に含まれるだろうか。一部のスタチン批評家は、健康そうにみえる何千万もの人びと――その大半は中年で、ある程度はリスクが高いが心臓疾患の病歴はない――を含めるために患者の基盤を広めることは、疾患の症状のない人びとに薬を飲ませ、私たちの生活を医療対象化する、もうひとつの方法だと非難している。これに対しても強い反論があり、より広いスタチン使用を支持する者は、これまでになく豊かな食事や、現代のすわりっぱなしが多いライフスタイルの影響に対抗するには薬が必要だと指摘する。

これは活発に議論されている領域である。しかしいまのところ、結果的には、縮小しつつある心臓発作を予防するためにますます多くの人びとがスタチンを処方されている。

これによって、ふたつめの隠れた問題が導かれる。スタチンの使用は、厳しい個人的な選択を避けるひとつの方法だ。スタチンを飲んでいる人びとは、この薬でコレステロールの問題は解決したと考え、ダイエットや運動に関連したより困難なライフスタイルの改善を怠るかもしれない。一部の研究者は、この薬が偽の安心を与えるのではないかと懸念している。スタチンの服用で、お粗末な食事やすわりっぱなしの生活が帳消しになると考え、せっせと運動したり、多くの野菜を食べたりしなくてもいいと勝手に安心する人がいるかもしれない。ある医学専門家の言葉を借りれば、スタチン系薬剤などの薬は、〝健康という名の競技場で、努力や責任と報いのあいだを近道でつなぐ〟薬なのだ。

　実際その現象が起きていることを示す証拠がいくつかある。たとえば、二〇一四年の研究で（明らかに非科学的な副題〝スタチン時代の暴飲暴食？〟がついている）、スタチン服用中の患者は、服用していない人と比べて脂肪の摂取とカロリー増加の率が有意に高かった。そして、その結果としてさらに体重が増えていた。その傾向は過去十年で悪化していた。〝カロリーや脂肪摂取や体重の増加傾向を抑える対策を採らずに、スタチン使用を奨励することを公衆衛生戦略として受け入れていいのか、検討しなければならない〟と著者は結論づけている。〝スタチン治療のゴールは、あらゆる薬物療法と同様に、薬がなければ低減できないリスクを低下させることとすべきで、ステーキにバターを乗せてもいいという許可を与えることではない〟。

　専門家の意見が一致しているこの問題の鍵は、スタチンを飲んでいるときでも、心臓の健康にいい食事と中程度の運動の重要性を強調することである。

気に入らないダイレクトメールを受けとった結果、私は数ヵ月かけてスタチンに関する大量の論文や本、論評を読み、情報に通じた患者になり、この薬についてより深く理解するようになった。

そしていま、私は個人的な危険VS利益の分析を終えた。心臓に何かあったことは一度もないが、リスクを上げるマーカーがいくつかある、私のようにリスクが低～中等度の人の状況は、集められるかぎりで最良のデータによると、以下のとおりである。

・一件の致死的な心臓発作を予防するためには、私のリスクレベルの人一〇〇～二〇〇人が五年間スタチンを服用しなければならない。
・脳卒中一件を予防するには一五〇～二七〇人が五年間スタチンを服用しなければならない。
・あらゆる種類の心血管疾患（致死的／非致死的の両方）を予防するには、五〇～一〇〇人が五年間スタチンを服用しなければならない。

ではリスクはどうだろう？　まれな副作用を無視すれば、つぎのようになる。

・スタチンを開始したら、一〇分の一の確率で、軽度の筋肉の問題がある程度発生する。
・致死的な心臓発作の確率が減るのと同じくらい、糖尿病を発症するリスクが増加する。

だんだん明らかになってきたが、まだくっきり明らかとはいえない。だがようやく、低〜中等度リスクの患者に対するスタチンについての最近の概要をつぎのように示している著者をみつけた。〝スタチンの利益は短期の害より大きいが、(数十年間の)長期的な影響は不明なままである。心血管リスクが低い患者の一次予防としてスタチンを処方する際は、注意が必要である〟。

さて、そろそろ決断を下さねばならない。だから、私は決意した。プライマリケアの主治医と話しあったあと――陽気な男性の先生で、スタチンで〝パイプの錆を落とす〟ことを勧めてきた(この先生の医学的な情報の伝えかたが気に入っている)が、私は、いえ、錆落としをするつもりはありませんと告げた。その代わりに私は食事と運動にもっと気をつけることにした。大きな変化があるわけではない。また、健康保険組織にも礼儀正しい手紙を書き、頼んでもいない助言の手紙を送ってくるのは止めてほしいと伝えた。今後は疑いの目を持って薬物の広告を読むつもりだ。心臓の病気にならないかと心配するのは棚上げし、スタチンのことは忘れて、人生を楽しむことに注意を向けようと思う。

けれども、これは私の決断だ。だいたい同じリスクカテゴリーのほかの人が、同じ薬について同じ情報を読んでも、同じ答えを出すとは限らない。医師が推奨することをシンプルに従う人もいるだろう。クジみたいなものだと考える人もいるだろう。当たる見込みは低いが、クジを買わなければ当たらない。だから、そういう人は一〇〇分の一の確率の心臓発作を予防するためにスタチンを飲むだろう。リスクを嫌うタイプは、保険みたいに考えるかもしれない。悪い出来事の確率は低いけれど、万一に備えて補償があるほうがいい。そんなこんなで問題のない数百万人の人びとがスタチンを飲んでいる。

けれども、それで構わない。スタチンを買う余裕があり、出現するかもしれない副作用を受けいれ、運動をつづけ、ステーキの上に厚くバターを塗りたいという衝動を抑えられるのなら、服用してみるといい。

だが、私は止めておく。

Chapter **10**

究極の血液、モノクローナル抗体

免疫系に作用する真の魔法の弾丸

スタチン（三〇七ページ参照）が、強力なマーケティングは薬物治療を支配しうるというケーススタディで、こんにちのビッグファーマの最悪の例を体現しているとすると、この章の話はいい解毒剤になるだろう。この発見は、昔ながらの献身と科学的な利他主義と、寛大な友情によって成しとげられた。そしてその結果、世界中の人への贈り物になった。非常に正確で、強力で、安全なこの薬物ファミリーは、大きく成長しており、薬物治療に関する私たちの考えかたを変化させつつある。

「モノクローナル抗体」という言葉は、なんだか聞きなれないかもしれないが、バラバラにしてみたらそうでもない。「モノ」とは「モノトーン」みたいに、ひとつという意味だ。「クローナル」はクローンを作ること。バーブラ・ストライサンドのクローン犬みたいに、オリジナルと遺伝学的にまったく同じコピーだ。そして抗体は感染が起こったときに体内で戦う分子のことである。たとえば、白血球は体内に侵入した異物と戦うときにこれを放出する。抗体は血中の誘導ミサイルみたいなもので、細菌やウイルスを認識してロックオンし、あなたの身体から排除するのに役立つ。だからあなたの体内にはそれが備わっている。つまり、モノクローナル抗体とは、白血球のクローンによって作りだされる誘導ミサイルなのだ。

なぜ、それが大騒ぎするほどのものなのか。

このモノクローナル抗体こそが、真の魔法の弾丸にもっとも近いものだからだ。

現在、もっともよく売れている薬剤トップ一〇の半数がこのモノクローナル抗体である。それらの薬の学名の後ろには、「マブ(mab、Monoclonal Antibody[モノクローナル抗体]の略)」が付いているので、名前をみればそれとわかる。たとえば、自己免疫疾患薬のインフリキシマブ(商品名レミケード)、ガン治療薬のベバシズマブ(アバスチン)、乳ガンのためのトラスツズマブ(ハーセプチン)、ガン治療薬のリツキシマブ(リツキサン)などがある。なかでもトップはアダリムマブ(ヒュミラ)で炎症性の疾患を治療するために使われているが、使える疾患のリストはどんどん長くなるいっぽうだ。これらの薬は何十億ドルもの売り上げをたたきだしている。

さらに多くのモノクローナル抗体がまだ続々と登場しつつある。

この薬のすべて——白血球のクローンや特定の疾患を標的とする抗体、巨額の売り上げ——は、あなたの身体のとてつもなく複雑で絶対に欠かすことのできない部分と関連している。

それは免疫系だ。私が学校に通っていた一九七〇年代後半は、免疫についてわかっていることは

Chapter 10

究極の血液、モノクローナル抗体

とはずいぶん少なかったので、私にとって免疫系は、LSDでハイになったルーブ・ゴールドバーグが作った、玉を転がして動かすからくり装置みたいに思えた。プレイヤーが多すぎるようにみえたのだ。やたらと凝った恐ろしく絡まりあったクモの巣みたいに、器官と細胞と受容体と抗体と信号と経路とフィードバックと遺伝子と酵素カスケードがあなたの安全を守るためにみな一緒に働いている。

現在、以前とは比べられないほど多くのことが解明されており、私にとって免疫系はいまでは、交響楽団のような印象だ。それぞれのプレイヤーは異なる音を出すが、演奏している曲は同じで、壮大な音楽を作りだしている。

免疫系はどういうわけか、あなた（とあなた自身の細胞）とそうでないものを区別する方法を知っている。何十億もの異なる異物を認識するだけでなく、白血球に指示を出して、特定の標的にくっつくように綿密にデザインされた抗体を数多く作らせる。その後、免疫系はそれらの侵入者それぞれを何年間も何十年も覚えているのだ。

これこそが、レディ・メアリー・モンタギューの人痘接種が作用した仕組みだ。侵入してくる物質の少量を患者にさらし、その侵入者を認識して覚えるよう免疫系を刺激する。そうすれば、何年かのちに、ふたたびその感染が起こったとき、最初の刺激がないときよりもずっとすばやく免疫応答の手はずを整えることができるのだ。その結果、あなたの身体は守られる。

けれども、細胞はどのようにして敵を記憶しているのだろうか。どのように侵入者を認識し、あなたとあなたでないものを区別しているのだろうか。免疫系はどのようにして、これまで自然界に存在していなかった何百万もの合成化学物質を含め、本来あなたではないすべてのものに反応できるのだろうか。私たちは、この注目すべき系の層をひとつひとつはぎとって、免疫系の深い秘密を明らかにしつつある。それでもまだ多くが著しく難解で、果てしなく魅力的だ。何世代もの科学者の関心を引きつづけるのも不思議はない。

本当に驚かされるのは、このシステムがたいていはすばらしくよく作用しているということだ。免疫系は、ときにあなた自身の細胞を侵入者とみなし、防御を開始する自己免疫疾患や、侵入者に過剰に反応するアレルギーを引き起こすし、ウイルスやガン細胞の策略にだまされることもあるし、決して完全無欠ではないが、ほぼ完璧に近い。

いまも免疫は完全な監視モードで、熱心にあなたの体内で働き、侵入者をひっそりと偵察し、防御を開始して、異物を排除し、あなたを健康に保っている。免疫系の重要な部分の大半は、二〇世紀のなかばに特定され、科学者は分子レベルでそれらがどのように共同で働くのかを理解し始め、疾患がいかにして免疫系のスイッチをオンにするのか、どのように疾患が進行するのかを学びつつあった。それでも、ひとつだけ抜けおちていたものがある。新たな理解が進んでも、有効な薬物治療という面では、たいしたものが生まれていなかったのだ。

一九七五年までは。

白血球の研究者、ミルスタイン

セーサル・ミルスタインは典型的な世界レベルの科学者であった。アルゼンチンで生まれ、英国で学び、世界中の発展途上国の科学の発展に貢献し、科学は開かれたコミュニケーションと国際協力の上に築きあげられることを示した生き証人のような人物だった。〝科学に国境なし〟――その類のことだ。これは魅力的だが時代遅れなように思える。しかし、ミルスタインは魅力的な時代遅れの科学者だった。

ミルスタインはいかにもそれらしい科学者にみえる。痩せていてはげかかっており、フクロウみたいな大きな眼鏡をかけて、ドレスシャツとスラックスの上に白衣を着ている。けれども、ある重要な方面が、科学オタク的ステレオタイプをぶち壊しにしていた。

ミルスタインは人を愛していた。よく笑い、よくしゃべった。〝友情という特別な才能を持っている、特別な愛情を備えている〟人だったと、数あるファンのひとりが語っている。

ミルスタインは研究室でも輝いていた。ケンブリッジ大学で、例の白血球が産生する誘導ミサイルタンパク質である抗体に注目して研究していた。ほかの多くの科学者と同様に、抗体の絶対的な多様性と驚くべき感受性に困惑していた。

身体はほぼ無限にさまざまな抗体を作りだすことができるようで、侵入した物質の特定の部位にフィットするようにそれぞれが正確に作られている。その標的は、ウイルスの被膜上にある数個の原子から、研究室で作られたばかりのこれまでみたことがない合成分子まで幅広い。標的化はとてつもなく正確だ。ある細菌にさらされると、動物の免疫系は刺激を受け数百個の異なる種類の抗体を作る。それらの各抗体は侵入者の表面にあるたった数個の原子の異なる集まりを標的とする。なぜこのような多様性が可能になるのだろうか。

ミルスタインはこのような疑問を深く追求し、個々の分子レベルにまでつきつめて免疫系を研究し、白血球がいかにしてこれほど多くの異なる物質に対しこれほど多くの異なる抗体を作れるのかを解明しようとした。あなたの体内には抗体産生白血球が何十億もあり（これらはB細胞と呼ばれている）、いったんスイッチがオンになると、これらひとつひとつが毎分数十万もの抗体分子を放出する。各B細胞はたったひとつの特別に標的とした抗体の形を作る。けれどもあなたの身体には何十億ものB細胞があるので、何十億もの標的に対する抗体を作ることができる。

抗体はタンパク質で、巨大で複雑な分子であり、大半の薬物よりずっと大きい（一九七五年以前に化学者が作った大半の古い薬物と比べての話。これらは低分子薬物と呼ばれている）。抗体分子はY字型をしていて、上のふたつの腕の先が侵入者にくっつく。これらのくっつきやすい先端は、固い握手をかわすときのように侵入者の一部にぴったり一致するように正確に作られている。接着するためにはこの一致度が非常に正確でなければならない。いくつかの原子の違いで、つながりが壊れてしまうことがある。けれども、いったん結合すると、大当たり！それが免疫系のほかの部分を起動させて、侵入者は片付けられる。

ミルスタインの研究室は、身体がどの程度の正確さで抗体を作るのかを解明する研究をしていて、ミルスタインのチームは、B細胞をより深く研究するために、体外でB細胞を増殖させる方法を探していた。そこからチームはガン性の骨髄腫細胞である抗体産生細胞へと導かれた。

正常な白血球は体外ではすぐに複製を止めて死んでしまうが、ガン細胞は永遠に増殖しつづけることができるからだ。ガン細胞は増殖を止めるタイミングがわからない——だからこそガンなのだ。けれども、注意深く培養すれば、栄養を詰めた瓶のなかで永遠に増殖しつづけることができるので、研究室での研究にはもってこいだった。

ミルスタインと若き博士ケーラーの友情

一九七三年の学会で、社交好きなミルスタインは、博士号を取ったばかりの若者に話しかけられた。その若者はミルスタインの研究所で働きたいと考えている若いドイツ人科学者で、ジョルジュ・ケーラーといった。年上の科学者と若い博士課程を終了したてのポスドクは意気投合した。ふたりの会話は、ケンブリッジ大学のミルスタインの研究室への誘いに変わり、その誘いは友情に変わった。

ふたりはおよそありそうにない組み合わせの友達だった。年齢も違えば（ケーラーはミルスタインより二〇歳若かった）、見た目もまったく異なっていた。ミルスタインは短髪できちんとした身なりをして背が低く（ケーラーの肩ほどまでの高さ）、一九五〇年代からそのまま出てきたような姿だった。いっぽうドイツ人のケーラーは、あごヒゲを生やしたジーンズ姿のカジュアルな七〇年代ヒッピースタイルだった。ミルスタインは長時間働いた。だからケーラーのようなポスドクは、ボスと同じように週末も夜も働いて、なんとしても自分を印象づけ、点数を稼ごうとするものだ。ところがケーラーは、同僚いわく、〝熱意がない〟ことが多く、研究室に姿をみせずに休日を楽しんだり、ピアノを習ったり、子どもを連れてフォルクスワーゲンのヴァンに乗り四週間の休暇旅行に出かけたりすることがよくあった。

ミルスタインはそれを柔軟に受けいれていた。真の創造性というものは、科学であれなんであれ、熟成する時間を必要とするものだ。最高のアイデアが休暇中にひらめくこともある。そのうえ、ミルスタインとケーラーはお互いの家族とともに過ごし、家を行き来して、もはや同僚以上の関係だった。ふたりは奇妙なコンビだったが、ウマが合い、共通の研究に熱意を燃やしていて、互いのアイデアをあれこれ話しあうのが好きだった。ふたりは真の友達だった。

Chapter 10

究極の血液、モノクローナル抗体

ケーラーは、ミルスタインの抗体産生骨髄腫細胞を使っていろいろ試し、免疫系の働きに光を当ててくれそうなふるまいをさせようとしていた。遺伝子と抗体間の関連を探索する方法として、ふたつの異なる骨髄腫細胞のＤＮＡを結合して、それらを融合させる方法を会得した。永遠に増殖して多くの抗体を作るなど、骨髄腫細胞はいくつかの点で優れていた。けれどもほかの部分にひどい欠陥があった。いちばんひどい欠点は、その細胞が作っている抗体が何かはっきりわからない点だった。それらのガン細胞は、抗体を産生する細胞としてマウスやラットから採取されるのだが、作られた抗体の標的が謎で、何十億もの標的のどれでもありえた。骨髄腫細胞から産生された抗体とその特定の標的を一致させることができれば、もっとさまざまなことができるはずだった。ケーラーはその方法を解明しようとしていたが、うまくいかなかった。

ところが、一九七四年のクリスマスのころ、ケーラーとミルスタインはすばらしいアイデアを思いついた。ふたつの骨髄腫細胞を融合するのではなく、長生きの骨髄腫細胞と正常なガン性のないマウスの白血球細胞を融合させたらどうだろうかと考えたのだ。骨髄腫細胞のように永遠に生きるハイブリッドができて、それが正常なマウスの細胞に由来する特定の抗体を産生すれば(事前に特定の標的に対する白血球を多く作るようマウスの免疫を刺激しておくことで、このオッズを高めることができる)、探し求めているものが得られる。たくさんのハイブリッド細胞が、同じ標的のために正確に仕立てられた抗体を産生するわけだ。

誰もこれを試したことがなかった。おそらく誰もできると思っていなかったからだろう。ガン細胞と正常細胞の融合はうまくいかない可能性が高く、もしできたとしても、いっぽうに由来する染色体が別の細胞に由来する染色体とうまく働かなければ、細胞に遺伝学的な混乱が起き、おそらく死ぬ。もし生きていたとしても、標的とする抗体を産生しないかもしれない。けれども、何事もやってみなくちゃわからない。ケーラーは試しにやってみた。

いくつかの細胞を融合させたところ、予想どおり、大半のハイブリッドは死んでしまった。けれども一部は生き残った。それらの細胞は成長し増殖した。ケーラーはこの細胞の小さな塊を慎重にひとつひとつの細胞に分け、それぞれの細胞を、栄養分を満たした小さな容器に入れた。そして、それらの細胞が複製し、肉眼でもみえるほど大きなコロニーを作るまで待った。ケーラーとミルスタインはこのハイブリッドの骨髄腫細胞のコロニーを〝ハイブリドーマ〟と呼んだ。各ハイブリドーマは、ケーラーが分離した最初の単一の細胞と同一の子孫（クローン）でできていた。けれども、それらは望みどおりの抗体を産生するだろうか。これは単なるランダムな抗体ではなく、融合したガンでないほうの細胞が作っていた抗体でなければならない。マウスを刺激して作らせた抗体でなければ。つまり標的抗体だ。

ケーラーは、ハイブリドーマが充分大きくなってテストするのに充分な量の抗体を放出するまで待たねばならなかった。種を蒔いた農夫のようなものだ。健康を評価し、栄養分が適切か、ギュウギュウ詰めになっていないか確認しなければならなかった。数週間後、ハイブリドーマのコロニーが充分大きく成長したとき、抗体のテストのときがやってきた。ケーラーはあまりにナーバスになり、結果を確認しているあいだ自分を落ち着かせ、失敗したときは励ましてもらうために、妻を連れて地下の研究室にやってきた。

最初の結果をみて、ケーラーは大声で叫び、妻にキスをした。実験はうまくいったのだ。多数のハイブリドーマが求めていた抗体を産生していた。〝すばらしい結果で、うれしくてたまらなかった。〟と彼は語った。

このようにして、英国の研究室でアルゼンチン出身のユダヤ人とドイツ人ヒッピーが、二〇世紀最大の医学的発見のひとつを成しとげた。

ふたりはこの新たなハイブリドーマと抗体の研究をさらにつづけた。ほかの抗体と区別するために、自分たちが作製した抗体をなんと呼ぼうか。それぞれのハイブリドーマ細胞は複製したコピーで空間を満たし、何百万の小さな生物学的工場は昼も夜ものろのろ進みながら、同じ純粋な抗体を作ることができる。それでケーラーたちは作製した抗体に、「モノクローナル抗体」という合理的な名前をつけた。ふたりは、体内の膨大な数のさまざまな抗体のなかからたったひとつを切り離して、複製する方法をみつけたのだ。古代のアルケミストが懸命にやろうとしていたことをとうとうやり遂げた。高度に標的化された、大量に天然の薬を生みだす単一の強力な要素を、洗練されていない野生の複雑な混合物から純化した。モノクローナル抗体と、ワクチンなど免疫系を強化するほかの技術とのあいだの決定的な違いは、この標的の純度だった。たとえば、ワクチンを打つと、数日か数週間という遅延時間ののち、さまざまな種類の抗体を作ることで免疫系が応答する。これらは将来の感染症を撃退する。それはいい。けれども、モノクローナル抗体は身体に注入するだけでよく、遅延時間はない。モノクローナル抗体はその力をすべてたったひとつの標的に絞る。それは研究者が、疾患プロセスのもっとも価値のあるもっとも重要な部分として、特定したものだ。医師は、身体のほかの部分にはほとんど影響を与えずに、その標的をすばやく攻撃することができる。何世紀もまえに、サー・トーマス・ブラウンという作家が〝アートは究極の自然だ〟と書いた。ミルスタインとケーラーが成しとげたことは、研究室のなかのアートに近いものだった。身体のもっとも強力な防御システムを洗練させて、驚くほど正確で純粋な医薬品を大量に作る。これは究極の血液だ。

モノクローナル抗体のポテンシャルは桁外れに大きかった。ブレイクスルーを記述した最初の文献の終わりに、ミルスタインとケーラーはこうつづっている。〝このような細胞は体外で増殖し大量の培養物となり、特定の抗体を提供することが可能である。〟そしてすばらしく控えめな言葉が添えられている。〝これらの培養物は医学的使用および産業的な使用に有用なものになりうる。〟
彼らの発見は巨額の価値があった。
しかも彼らは特許を取らなかったのだ。

利他の精神と本物の友情がバイオテクノロジーの扉を開いた

これは、私にとっては、薬物発見の歴史上、非常に利他的で感嘆すべき瞬間である。それは優先順位の問題で、ミルスタインとケーラーが本質的にどういう人間かを表している。ふたりはビジネスマンではなく、真の科学者だった。ふたりのゴールは自然のことをもっとよく知ることであり、人類に利益をもたらすことであり、自分たちが金持ちになることではなかった。だから、ミルスタインとケーラーは結果を公表し、秘密を明かし、世界中に方法を伝え、要するに、誰もが自身で試せるように促した。

そして多くの人が実際に試した。ほかの科学者にとっては、新たな研究の巨大なフィールドが開かれたようなものだ。ミルスタインとケーラーから技術を学んだあと、多くの研究所が自身でハイブリドーマを作り、標的抗体の世界的なライブラリーが徐々に確立されていった。主要な製薬会社は金の匂いを嗅ぎつけ、この強力で新しいツールの探究に専念する自社の新たな研究室を立ちあげた。これは、現在では「バイオテクノロジー」と呼ばれている分野の始まりだった。

ミルスタインとケーラーはもちろん有名になった。多くの賞が贈られたが、頂点は一九八四年にふたりで受賞したノーベル賞だ（ニールス・イェルネというもうひとりの免疫分野早期の研究者も同時受賞）。いくつかの賞はミルスタインだけに贈られた。なんといっても、研究が行われたのはミルスタインの研究室だったからだ。それでもマスコミからは、すべての称賛をひとり占めしているのではないかという疑問の声が上がった。けれども、友人であるふたりは挑発に乗らなかった。ふたりともそれぞれに、片方にアイデアが浮かんで、もういっぽうが納得して試したことを覚えていた。この技術の開発にはふたりともが重要な貢献を果したのだ。いろいろな面で、ふたりとも、これは友情から生まれたとわかっていたし、一度の科学的な名声という魅力よりも友情に価値を置いていた。〝この問題はセーサル・ミルスタインの研究室以外にいままでなかったわけではないし、この実験をするよう励ましてくれたのは、ほかの誰でもなく彼なのです〞とケーラーは語った。ミルスタインは尋ねられると、賛辞を返した。レポーターたちが、ふたりが揉めて騒動になることをあてにして、意地の悪い質問をしても、ふたりは互いにつぎの基本的なメッセージをさまざまバリエーションで繰りかえした――これは、友人同士のふたりが共同でやり遂げた発見だ、以上。

商売上手な米国人、遅れをとる英国人

最初の論文の発表後三年のあいだ、ミルスタインはケンブリッジ大学で、ケーラーはつぎの勤め先であるスイスのバーゼル免疫学研究所で、この発見の研究をつづけた。ますます多くの免疫学者が無限に標的抗体を作れることを知るにつれ、大きな関心が寄せられた。ミルスタインは、頼まれればいつでも喜んで自分の技術やアイデア、ハイブリドーマ細胞さえも分けあたえた。これは科学の昔ながらのやりかただった。誰か別の科学者が自分の研究に関心を示し、あなたの研究を詳しく研究したいといわれたら、その科学者の手助けをするものだった。

このときは一九七八年で、ふたりの成果が巨額の富を生むと誰かに気づかれるまえの話だ。その年、フィラデルフィアのウィスター研究所の研究者が、自分たちで作製したウイルスやガンを標的とするモノクローナル抗体の特許を申請し始めた。ウィスター研究所はミルスタインに細胞を所望してきた研究所のひとつだった。彼らのモノクローナル抗体は、ミルスタインとケーラーの細胞とアイデアによって製作が可能になったものだ。しかし、この研究所は自分たち自身が作製した類似分子を特許申請することについて不安を感じていなかった。製薬会社が別の会社の医薬品をまねるとき、少し微調整して、新しい分子として特許を取るときと同じだった。

ミルスタインは口がきけないほど驚いた。彼は特許申請についてあまり深く考えていなかっ

たのだ。ミルスタインとケーラーがハイブリドーマについての最初の論文を発表するまえ、ミルスタインはケンブリッジ大学の権力筋への礼儀として、特許に値する可能性のあるものを発見したことを当局へ知らせる手紙を書いていた。けれども、少し待っても返事がなかったため、論文発表に踏みきった。英国では、この行動は特許を取る権利の大半を失うことを意味した。ミルスタインとケーラーの論文が発表されてから一年後、英国政府のお役所仕事で、この発見についてつぎのような回答がようやく発信されたが、無知な回答であると同時にすでに手遅れでもあった。〝商業上の投機事業として追求されうるなんらかの差し迫った実際的な用途を同定することは、我々には困難である〟と手紙にはあった。

その後、ウィスターの特許が申請され、誰もがひどく手痛い間違いが起こったことを理解した。これらの細胞にはまぎれもなく商業的な可能性があった。ウィスターの特許は、モノクローナル抗体のゴールドラッシュの始まりだった。そして英国の人びとはこのゲームから締めだされた。

英国では「特許災害」として知られるようになるこの出来事は、最終的に当時の英国首相マーガレット・サッチャーの注意を引くことになった。政治の道に進むまえはオックスフォード大学で化学の学位を取得していた「鉄の女」サッチャーは、イギリスの発見から利益を得るウィスター、つまり米国人たちの無礼に憤慨した。英国は、ペニシリンのときとほぼ同じ轍を踏んでいた。一九二〇年代にフレミングがロンドンの研究室でこの抗菌薬を発見したとき、大量に精製できなかったためそれ以上の追求を諦めた。その後、米国人が量産して保存する方法をみつけ、その手法の特許権を取って利益を得た。またもや何もかも繰りかえしだ。何度も繰りかえしみる悪夢のように、英国の研究助成金で支援され、英国の研究室で成しとげられた英国での発見が、お金という面では、英国に何ももたらさなかった。調査が開始され、政策が修正された。科学者は、まずは適切な経路で特許権のことを確認し、必要に応じて申請しないうちに、軽々しく自分のアイデアを分けあたえないようにとクギを刺された。強い特許権の必要性から大学の研究者たちのために新しいモデルが形づくられた。強い特許権の向こうには、スタートアップ（新規事業者）やスピンオフ（特定部門を独立させてできた新しい会社）、商業化と金儲けが連なっている。あけっぴろげな情報共有や同僚との協力という昔ながらのやりかた、ミルスタインの方法は、時代遅れになってしまった。

ファージディスプレイ

研究所という研究所、企業という企業が、それぞれ別の標的に向けてモノクローナル抗体を作製し始めた。これは薬剤開発の転換点だった。遠藤章が最初のスタチンを探してカビを研究していたように（三〇七ページ参照）、疾患につながる連鎖反応のなかの特定の酵素など、何かに作用するかもしれないという希望を抱いてつぎつぎと化学物質を選別する代わりに、標的酵素を取りだしてマウスに注入し、その標的に絶妙にマッチする抗体を作るB細胞を作製し、それをガン細胞と融合させてハイブリドーマを作り、そのハイブリドーマがモノクローナル抗体を作り、そのモノクローナル抗体が標的を攻撃する。問題は、どの標的がもっとも金になりそうかということだった。

もちろん、技術的な問題もあった。最初に成功したとき、ミルスタインとケーラーが使っていた細胞はマウス細胞だったので、作られた抗体はマウス由来のものということになる。それをヒトに注入すると、そのマウス由来のモノクローナル抗体はヒトのものではないため、抗体自体が侵入してきた異物と認識され免疫反応が起こり、重篤な副作用が起こる可能性がある。複数の研究所が何年もかけて、一部がマウスで一部がヒトのキメラを作る方法を会得し、最初のモノクローナル抗体がFDAに承認されたのは一九八四年のことだった。これは三分の二がヒトで三分の一がマウスだったが、マウスの部分のせいで多くの患者に免疫反応が生じた。最新の遺伝学的および細胞生物学的技術を使って、抗体を完全にヒト化するまで、さらに年月がかかった。現在のモノクローナル抗体はほぼすべて、完全にヒト由来の抗体で、重篤な免疫反応が起こるのはまれだ。

この〝ヒト化〟を行うために開発されたツールと技術は、遺伝子のスイッチをオン・オフする方法や、DNAの正確な切り取りや接合の手法、ある器官から別の器官への移植術などがあるが、これらはほかの科学分野の進歩にも役立った。DNAをより精巧なレベルで研究し、パズルのピースのように遺伝子を操作する事業全体が、全ヒトゲノムの解読のように最後に勝利した。そして、バイオテクノロジーは、薬物発見のホットで新しい培地として確立された。

多くの新たなDNA技術が、すべてヒト化されたモノクローナル抗体を作製するためのより良い方法の探究に、すぐに組みいれられた。大きなブレイクスルーが起こったのは、すべてヒトの抗体を作るのに役立つ、「ファージディスプレイ」と呼ばれる、細菌やウイルスを使った巧妙な方法がみつかったときだった。

バイオ専門家はまもなく、ガンやアルツハイマー病などの疾患に関連している遺伝子が同定され、それらの遺伝子が作るものがみつかり、それを標的とするデザイナーモノクローナル抗体が作られ、疾患プロセスの好みの部分が遮断できるようになると予測している。モノクローナル抗体によって私たちは巨大な殺人鬼をたたきのめせるようになるというのだ。

とはいえ、そううまくはいかないようである。モノクローナル抗体には限界がある。ひとつは、作製するのにお金がかかることだ。生物学的な専門知識とハイテクの設備が必要で、いずれも費用がかなりかかる。また、抗体が標的にくっついたときにだけ作用するということは、何かの表面でしか作用しないことを意味する。つまり、細胞の内側には入れないが、多くの疾患を引きおこす活動は細胞の内側で起こる。さらに、これらの多くは（まだ）血液脳関門を通りぬけることができないため、脳内の疾患への使用には限りがある（訳注：二〇一九年現在、血液脳関門を通りぬけられるモノクローナル抗体はすでに存在しているようである）。

それでも、モノクローナル抗体の使用は爆発的に広がった。二〇〇〇年代早期に、モノクローナル抗体は市販後に完全にヒト化された。二〇〇六年までに、モノクローナル抗体はひとつのグループとして、治療法の最速成長クラスになった。二〇〇八年には、世界中で三〇種類が市販され、三〇〇億ドルの産業へと成長した。六年後には、五〇種類近くが市販されていた。モノクローナル抗体市場は、二〇二四年には一四〇〇億ドルあたりまで成長するとみられている。

現在、最大の売り上げを上げ、単独で年間二〇〇億ドル近くまで売り上げているモノクローナル抗体は、ヒュミラで、いくつかの種類の関節炎や重度の乾癬、クローン病を含む治癒不能の自己免疫疾患によって引きおこされる痛みや腫れの軽減に用いられている。いつでも効くとは限らないが（そんな薬がどこにある？）、ほかに選択肢がない多くの患者を助けている。これが巨額の売り上げを稼ぎだしているのは、使用している患者の数が多いせいではなく、非常に高価だからである。ヒュミラを一回注射するのに患者（とその保険業者）が負担する費用は一〇〇〇ドルを超えることがあり、一年間の治療費は約五万ドルにもなりうる。

モノクローナル抗体は医学界にとって一大事であるし、まだ初期段階だ。私たちはいま、原子レベルでの抗体の組み立てかたや、活性エリアのさらに詳細なマップ、格好の標的疾患をみつけて攻撃するためのより精巧なツールなどについての情報を巨大ライブラリーに蓄積しているところだ。そうすれば、モノクローナル抗体を作り、調整し、試験して、さらなる疾患を攻撃できるようになるだろう。モノクローナル抗体は完璧な魔法の弾丸に近い。

ひとつひとつの新たな進歩によって、医薬品はより大きな効果を備え、悪影響を小さく抑え、体内に長くとどまり、より多くの疾患に効果を示すようになっていく。モノクローナル抗体は、すでにある種のガンや、さまざまな疾患の炎症、偏頭痛に効果を示しているだけでなく、アルツハイマー病をたたくために役立ちそうな兆候も示している。理屈では、これらの抗体が狙える標的は、免疫系の複雑さと同じくらい途方もなく多い。私たちはその可能性を探求し始めたばかりだ。

費用は下げる必要があるだろう。モノクローナル抗体はあまりに高額な治療になりえるため、裕福で非常に整った健康保険に入っている患者で、もっとも重度の患者しかこの医薬品から利益を得ることができない。けれどもいいニュースがある。さらに多くのモノクローナル抗体が出現し、特許保護期間が切れ、競合品が増えると価格が下がるだろう。だがそれには時間がかかる。たとえば、ヒュミラの最初の特許は二〇一六年に切れたが、この企業は二〇〇三年以降に、この薬の製造工程と技術のさまざまな面を網羅する約一〇〇件の追加の特許で権利を保護している。特許の壁は、非常に高給の弁護士たちによって強化されている。したがって、二〇二三年あたりまでより安価なバージョンの出現は、抑えられるに違いない。

遺伝学と免疫学の時代

多くのビッグファーマは低分子薬と呼ばれる薬で財をなした。これは、化学者が研究室で作る比較的小さな分子で、一九二〇年代にサルファ剤を発見したとき（一六〇ページ参照）ゲルハルト・ドーマクが行っていた薬の選別方法と、かなり似た方法で試験が行われる。これらの製薬会社は低分子薬をみつけるのが得意で、それらを営業し販売することが非常に上手である。本書に出てくる薬の大半が、低分子薬とされているものだ。

しかし、それらの製薬会社はモノクローナル抗体によって導かれた新時代に対応する準備が整っていなかった。抗体は低分子薬と比較すると、巨大な分子だ。モノクローナル抗体がデザインされ作られる方法は、化学よりも、生物科学、とくに遺伝学と免疫学に基づいている。大規模な製薬会社は生物学的製剤に一足飛びに向かえる考えかたも設備もなかった。彼らが試さなかったわけではない。たとえば、バイエルは五億ドルを生物学的製剤を作るプログラムに投資したと報告していたし、その他のビッグファーマも同様のことをしていた。しかし、古い巨大企業で確立されてきた発見のモデルはモノクローナル抗体のものとは違い、生物学的というより化学的な手法であった。社内のバイオテクノロジーへの変換は、たいていの場合、お金も時間もかかることがわかった。そもそもなぜ、一から新しい事業を始める必要があるのか。多くの研究型大学を中心にバイオテックのスタートアップ企業が続々と芽を出しているのだから、それらを調べて、もっとも有望なものを選び、取り引きするほうが速くてお金もかからない。いまや発見は外注することができるのだ。

一九七六年にひとりの教授とベンチャービジネス投資者とで設立された初期の主要なバイオテック企業、ジェネンテックの成功に勢いづき、薬物に関して有望なアイデアを持つ何百もの大学研究者が自身でスピンオフを設立した。その活動の多くは現在、より小規模で敏速な企業へと変換しつつある。大学は、学内の研究者のひらめきをたっぷりのお金に換える術を学びつつあった。より多くの弁護士を雇い、新しい種類の取り引きを行って、知的財産を守るエキスパートになり、スタートアップ企業を応援するインキュベーターを採用して、研究施設や企業が集まったリサーチパークを生みだしている。

ある意味では、これは励みになるようだ。大学はいまだに偉大な賢人や画期的な考えの宝庫で、儲けより新たな知識への渇望に駆りたてられることが多いようである。この角度でみれば、純粋で尊い科学は、お金が中心で大量生産的な考えかたのビッグファーマに勝つ可能性があるようにみえる。

しかし、別の見方をすれば、この状況は決して励みにならない。ミルスタインの大学、ケンブリッジは、まず、大学が利益を得るための防御を備え、大学当局がレビューしたあと、研究者が価値の生まれそうな研究を発表するという流れを確実にすることを確認した。これまでに、世界中のほかの主要な大学はどれも同様のことを行っている。大学の科学者は、これは金持ちへの道かもしれないことを充分認識しており、大きなチャンスを求め、科学的なブレイクスルーとともにビジネスの準備も整えるようにして、その方向で自分の研究を調整している。この側面をみると、大学と研究者は金儲けがしたいという動機と戦っておらず、むしろそれに影響を受けているようにみえる。

もちろん、この問題に対する見方はどちらも真実である。重要なのはどこに重点を置くかだ。人びとの苦しみを和らげたいという思いをおもな動機にしている研究者もいれば、金儲けがしたいという動機に大きく支配されている研究者もいる。いずれの動機も強力で、有効だ。願わくは、世界に利益をもたらす方法で、両者が一緒になって薬の発見を前に進めてほしい。

EPILOGUE　薬の将来

二〇〇三年、ブリティッシュ・メディカル・ジャーナル（ＢＭＪ）誌は期待をこめて、〝過去五〇年間の医学ニュースでもっとも重要な出来事〟を発表した。

それはポリピルの登場だった。万能薬のなかの万能薬で、一日一回飲む錠剤に三種類の血圧降下薬、スタチン、葉酸、アスピリンが含まれている。その開発者は心臓の問題を最大八〇パーセント低減しうると予測し、五五歳以上の地球上のすべての人びとに使用される可能性があると示唆した。その後数年間研究が行われた。しかし、現実世界の結果が期待を大幅に下回ると、熱狂は弱まった。ポリピルというアイデアはいまだに残っていて、いまだに支持者がいるが、あまり多くはない。

ＢＭＪでのポリピルのデビューから一二年がたったころ、もと米大統領のジミー・カーターがガンの末期患者であることを公にした。二〇一五年の夏、たちの悪いメラノーマ（黒色腫）の進行ガンと診断され、すでに肝臓と脳に転移したという。ガンになった家族が多く、本人は九〇歳を超えている。要するにカーターは、自分はもうすぐ死ぬと宣言したのだ。

その宣言には、一発逆転に賭けて、最後の治療法として、新しいモノクローナル抗体のひとつで治療を受けているところだとつけたしてあった。

それから四ヵ月とたたないうちに、カーターは別の報告を行った。なんと、ガンが消えたという。単に進行を食い止めているとか、小さくなった（寛解と呼ばれる）とかいう話ではない。ガンが消滅したのだ。画像検査で、身体のどこにもガンがみつからなかった。命が救われたのだ。

このミラクルを起こしたのは、ＦＤＡがその一年まえに承認したばかりのモノクローナル抗体のひとつ、ペムブロリズマブだった。この薬は「免疫チェックポイント阻害薬」と呼ばれ、ガンが免疫系から隠れるのを妨げるようデザインされている。この作用によって、カーターの免疫系がガンをみつけて破壊できるようになったのだ。

カーターは幸運だった。なぜなら、この薬に反応するタイプのガン患者はたった四分の一だから。この例は、新しい薬がいかにすばやく効き、前年受けた死の宣告を翌年には生存へと変化させられるかを示している。

ポリピルと元大統領の薬、奇跡の薬という予想と現実のあいだを埋めるのは、医薬品の専門家たちによる長年の研究である。新たな世界規模の巨大医薬ビジネス、つまりビッグファーマとバイオテクノロジー系のスタートアップ企業はつぎのブレイクスルーとなる薬を探しつづけている。つぎのラウンドで現れる奇跡の薬はどんなものだろうか。

私の答え――それは、誰にもわからない。具体的な予測をしようとするのは、愚か者だけだし、医薬品のブレイクスルーの多くは、老舗の巨大製薬会社からは生まれないだろう。アルツハイマー病やあらゆるガン、心臓疾患全体を「治癒」させる薬がいつみつかるのか？　いや、みつかるかさえわからない。私は、遅かれ早かれみつかると思っているが、それはただのあてずっぽうな推測にすぎない。

もう少し確実なことを何かいえるとしたら、近い将来に薬の研究の世界を形づくるであろう傾向を示すことくらいだ。なかでも重要なものはつぎのとおりである。

化学薬品から生物学的製剤へのシフト

化学なくして生物学はないし、私たちの身体のような生態系内で作用しなければ化学薬品は役に立たない。したがって、薬に関しては、「化学的薬品」と「生物学的製剤」という言葉はある程度重なる部分がある。とはいえ、私がいまここで話しているのは、昔ながらの化学的な薬発見モデル（つまり〝さあ、あまたある化学薬品をテストして、何か病気が治るかみてみよう〟というやりかた）から、遺伝子、細胞、微生物などの操作を通じて作用する新たなパラダイムへシフトするということだ。そこで重要なのは薬のソース以上のこと、アプローチの違いである。現在のバイオテクノロジー会社は、薬よりも疾患に対する深い理解に基づいて研究を行い、疾患のプロセスに潜む弱点に標的を絞った薬をデザインしようとベストを尽くしている。

その例は、洪水なみにおびただしく増えるモノクローナル抗体から、研究所でデザインされた酵素による補充療法まで多岐にわたる。

モノクローナル抗体をはじめ、私たちが最近手にしている成功の多くは、身体の化学的構造であるＤＮＡ、要するにゲノムを操作する新たな能力に基づいている。ある専門家はつぎのように説明している。〝薬の発見はパラダイムシフトを迎えています。それによって、爆発的に進歩したゲノム科学が、より短い時間枠内で画期的な治療法を生みだすために利用されています〟。

これは、なぜ生物学的製剤がますます重要になっていくのかという核心を突いている。そして、そこで活躍するのは私たちのＤＮＡだけではない。私たちは、自分たちの身体に住みついている何十億もの細菌やウイルスの遺伝子をより理解しそれらを操作し始めている。私たちの内側にあるこの隠れた世界〝マイクロバイオーム〟は、私たちがやっと理解し始めたばかりの方法で、私たちの健康を保つ手助けをしてくれている。

製薬会社は、大幅な時間短縮になるはずのこれらの新たな生物学的アプローチに資金を投入し、開発プロセスのスピードを上げるために、有望なバイオテクノロジーのスタートアップ企業を買収しようとしている。

デジタルドラッグ

コンピューターと薬物のつながりは多くの面で役立っている。もっともシンプルなのは、微小なセンサーを各錠剤に入れて、薬を飲むたびに信号を発するようにする方法だ。現在試験されている初期モデルでは、センサーの大きさはゴマ粒ほどで、胃のなかの塩化物イオンから電力を得て、胃のあたりの皮膚に貼ったパッチで信号を受けとる。そしてパッチからスマートフォンやほかの種類の伝達装置を経てコンピューターシステムへと送られる。この種のデジタルドラッグで初めてFDAの承認を得たのは（二〇一七年後半）、エビリファイマイサイトというセンサー付き抗精神病薬で、指示どおりに薬が飲まれているかがわかるようにデザインされている。これは、気分障害や精神病患者、高齢者など薬の服用を誤りがちな患者集団にとって重要な機能である。多くの薬を組み合わせて飲まねばならないが物忘れしがちで飲み忘れたり、多く飲みすぎたりして深刻な副作用が生じうることがあるからだ。あなたが陰謀論者だったら、将来独裁者が、オキシコンチンやフェンタニルなど乱用の可能性のある医薬品の錠剤にナノテクノロジー・センサーと送信装置を仕込み、政府当局がそれらの位置（誰かの胃や腸のなかでさえ）を追跡できるようにするのでは、などと想像するかもしれない。

新たな薬の探究もデジタル化している。この動きは、これまでになく複雑な薬から巨大なタンパク質まで、研究所でそれらを試作して時間を無駄にするまえに、コンピューターで可視化することに焦点が絞られている。タンパク質が作製されたら最終的にどのような形になるかを示すための計算にはスーパーコンピューターが必要とされるため、この計算は非常に大きな課題で私たちはいまだにそれを完成させてはいない。しかし、完璧な手法ができれば、科学者はもう一歩前進し、コンピューターの画面上で、さらに多くの標的を絞った副作用の少ない薬を作り、理論上は発見のプロセスにかかるコストを削減して、スピードを上げることができるようになるだろう。その他のコンピュータープログラムでは、新たにデザインされたタンパク質がいったん体内に入ったらどうなるかを研究するために利用することもできる。また、コンピューターを使ったタンパク質のモデル化によって、製薬会社は、かつては「試験管内／in vitro」や「生体内／in vivo」でしか試験できなかったことが、「コンピューター／in silico」でどんどん試験できるようになる。

デジタルドラッグ開発の三つめの面は、圧倒的なスーパーコンピューターの重要性が減り、コミュニケーションの重要性が増すことだ。つまり、より広い世界から情報を集めるインターネットを使い、薬の開発のある部分をアウトソーシングする。たとえば、医薬企業のイーライリリーは、「イノセンティブ」という名前のウェブサイトを開始し、世界中の研究者が、報奨金獲得を目指して、科学的な課題の解決法をみつけだす仕組みを作った。個々の細胞のふるまいを追跡したり、排水内のウイルスを監視したり、糖尿病患者の血糖値を安定に保つためのより良い方法をみつけるプロジェクトなどがある。現代の薬の研究者は、薬草を探して熱帯雨林をさまよう代わりに、良いアイデアを求めてウェブ上をトローリングするのだ。

ここでもうひとつ例を挙げてみよう。米国国立衛生研究所（ＮＩＨ）は現在、人類史上最大の健康に関する詳細な研究になりうるプロジェクトの被験者を募っている。オール・オブ・アス・リサーチ・プログラムというヤボったい名前のこの研究では、自分のゲノム配列の解析を許可し、無期限に血液検査の結果や医療記録を提出してくれる一〇〇万人強の米国人を募り、あらゆる多様な集団の人びとを追跡したいと考えている。ニューヨークタイムズ紙では〝すべてうまく運べば、この結果は、世界でも類をみない健康情報の宝の山になるだろう〟としている。この巨大なデータ「バイオバンク」の情報によって、医療専門家は、どんな人が、いつ、なぜ病気になるのかについて、さらに理解を深められるだろう。

クラウドソーシングに対するもうひとつのアプローチは、非営利団体の一団が始めている。一九九九年、政府と慈善団体が新たな抗マラリア薬のパイプライン（新薬の候補化合物）が枯渇することを危ぶみ、メディシンズ・フォー・マラリア・ベンチャー（ＭＭＶ）を創設し、年間一〇〇万人以上がいまだ犠牲になっているこの疾患に取り組むより良い方法をみつけるために、公的、民間、医薬、政府、および企業のプレイヤーとをつないでいる。製薬会社は新たな抗マラリア薬の開発には金がかかり、患者になる可能性のある大多数の人が貧しいことを承知している。したがって、利益が得られる可能性が低いこともわかっている。非営利団体は、新たな抗マラリア薬が民間の営利ではなく公益のために開発されることを望んでいる。これらが共同でやっていけるのだろうか？

これが、けっきょくのところ、うまくいっている。たとえば、プロジェクトのひとつに、二〇一二年にＭＭＶとビル＆メリンダ・ゲイツ財団、そして巨大製薬会社グラクソ・スミスクラインが共同で開始したマラリア・ボックスというものがある。ＭＭＶは、さまざまな公立・民間研究所から集めた、マラリアに対してなんらかの利益がありそうな手に入れにくい数百もの試験薬を詰めた箱を、所望した研究者に送る。それらの薬は、ゲイツ財団によれば、〝これらを用いる方法について興味深いアイデアを持っている人なら誰でも〟、世界中のどこでも、無料で提供された。見返りとして研究者が求められたのは、研究結果をオープンに共有することだけだった。

これはデジタルピルとは程遠いように思える。しかしこの種のグローバルで迅速かつオープンな情報の共有が可能なのは、コンピューターによる情報伝達のおかげにほかならない。マラリア・ボックス・モデルは、注目度の低いほかの疾患にも適用されており、大手の製薬会社が社内で秘密主義的に行っていた薬の開発が社外へ広がり、「グローバル・ブレイン」と呼ばれる世界中の人びとや機関とつながれることを目指している。

個別化医療

「グローバル・ブレイン」の対極にあるのが個別化医療の世界である。現在は、個々人のDNAつまりゲノムの詳細を相当安価かつ迅速に読めるようになっていて、それによってどこか悪いところがみつかることがある。遺伝子は個々のタンパク質を作るための暗号で、DNAの一部であり、なんらかの損傷を受けている可能性は小さいがゼロではない。たとえば、DNAが欠けたり一部が交差している部位やその他多くの問題のいずれかが生じているかもしれない。設計図である遺伝子が損なわれていると、成果物（遺伝子がコードしているタンパク質）も損なわれている可能性が高い。ときどき、できあがったタンパク質が正しく機能しないか、機能しさえせず、連鎖反応が台無しになり、一部の代謝プロセスが妨げられ、深刻な健康問題が起こることがある。

ヒトのゲノムは一人ひとりそれぞれ唯一のもので、それぞれ異なっている。あなたのゲノムはあなただけのものなのだ。だから、食物やストレス、セックス、その他すべてに対して、各々の身体によって反応の仕方がある。これは〝生化学的個性と心理学的個性〟と呼ばれる。薬に対する反応も個人によって異なる。同じ量の薬を飲んでも、良い効果ばかり現れる患者もいれば、副作用ばかり現れる患者もいる。誰でもまったく同じように作用する薬はない。私たちは個性がありすぎるのだ。だからこそ、研究者は薬の用量を決めるとき、最大数の患者にもっともよく効いた、統計学的な平均値に頼る。けれども、あなたにも同じように効果があるという保証はない。

いまや私たちは人それぞれの取り扱い説明書、つまり個人のＤＮＡを読むことができる。個性を分子レベルで知ることができるだけでなく、一人ひとりに合わせて薬の投与方法をデザインすることもできる。それが個別化医療という新しい考えかたである。個人の遺伝学的な強みと弱みを考慮して薬物療法をデザインするわけだ。

個別化医療の可能性については、多くのわくわくするような話があるが、私はその考えがうまく理解できない。ＤＮＡスキャンを受けた人みんなが、みつけたものに基づいて行動するようになったらどうなるのか見当がつかないのだ。たとえば、遺伝子から疾患へのつながりが一直線であることはめったにない。現在、私たちが心配している病気、たとえば、アルツハイマー病やガンや心疾患などは、ひとつの遺伝子の弱い部分のみに関係しているわけではなく、多くの遺伝子との長い時間にわたる相互作用と環境要因によって生じる。それを解明するには、あなたの遺伝子をプリントアウトするだけでは充分ではない。単一の遺伝子が健康リスクのオッズを高めることがあったとしても、その病気が実際にあなたに起こるとは限らない。そしてその疾患のことが不安で何かしようとしても、なんらかの治療法が利用できるという保証もない。重要なことは、あなたのＤＮＡがどうなっているか知ったあとでさえ、それについてできることは何もないかもしれないということだ。つまり、残りの人生をあなたは、修正できない分子レベルの損傷の害を心配しながら過ごすしかないということである。これのどこに利益があるだろうか。

もうひとつ。あなたがいい主治医に診てもらっているのなら、あなたはすでにある種の個別化医療を受けている。ＤＮＡのコンピューター解析ではなくあなたの医者によって個別化は行われている。あなたの主治医が、現在のあなたの個人的な状態や既知の健康リスクや習慣を評価し、あなたのためだけに調整した健康プランをみつけてくれるだろう。

それでも、個別化医療という展望は非常に魅力的である。それぞれの人の出生時から存在する健康リスクの青写真によって、深刻な健康問題を回避したり遅らせたりするための高度に個別化した健康プランが作れるのだ。最高の話ではないだろうか。したがって、個別化医療の理にかなった適用のための探索はつづく。

既存医療からもっと絞りとる

これは、コンピューターやゲノムの話ほど魅力的ではないが、もっと重要なことかもしれない。既存の薬や治療法の強力な改善、新たな使用法の拡大を私たちは目にするだろう。この傾向は、薬物送達法の進化から一部生じている。たとえば、特別なコーティングが施された錠剤や長期継続する剤形などで薬を毎日飲む必要がなくなる。また、用量や用法が洗練され、有効性が改善することでも使用頻度は減っていく。

製薬会社はこれによって新たによりいいものを販売できるので、喜ばしいことである。たとえその核になるものはすでに費用をかけて開発され、試験され、承認が得られた薬であったとしても。既存のワクチンは新たな補助薬（免疫系を目覚めさせ、ワクチンの効果を改善する分子）をつけたすことで、強化されることがある。デジタルセンサーを加えたり、新たな持続放出型の剤形を開発したりすることで、古い薬が刷新され、新たな患者集団に販売可能なものが作られ、一から膨大なコストをかけて開発をせずに市場を拡大することができる。

また、再利用という道もある。ある薬がある病態の治療薬として承認されたあと、別の病気にも有用であることが明らかになることがよくある。したがって、企業は既存の薬の使用を新たな患者へ拡大し、イメージを改め、再利用する方法を模索する。たとえば、超ヒットしているモノクローナル抗体ヒュミラのような薬がそうだ。二〇〇二年に初めて承認されたときは関節リウマチの治療薬だったが、その後二〇〇七年にはクローン病、そして二〇〇八年には乾癬などの治療薬として販売された。いまでは九種類以上の病態について承認されており、ある新聞の言葉を借りるなら、ヒュミラは〝医薬品のスイス・アーミーナイフ〟である。それでも、二四の承認された使い道がある抗精神病薬アリピプラゾール（エビリファイ）と比較すると色あせてみえる。

これまで聞いたことのない疾患

多くの人びとが、アジアやアフリカのジャングルから大流行を巻きおこす未知の新たな細菌が現れるのではないかと心配している。

けれども、非アルコール性脂肪性肝炎（NASH）について心配したことがあっただろうか。私はなかった。ところが最近になって脂肪が蓄積され炎症が起こる肝臓の疾患、NASHについて指摘する論文を読んだ。何千万もの米国人に影響を及ぼし、糖尿病や肥満に関連しているが、発見されていないことが多いらしい。一部の症例では重篤な肝損傷につながり、死に至ることもあるという。まもなく、NASHについての話をよく耳にするようになるだろう。なぜなら、これを治療するための薬が四〇種類ほども、製薬会社によって初試験されているところで、そのうち市販されるようになるからだ。そうなれば、これに関する宣伝やニュース記事がそこらじゅうでみられるだろう。そしてとつぜん、あなたやあなたの愛する人びとが一年まえまで聞いたこともなかった病気になっているのではないかと心配することになる。医師は検査をし始め、患者は警告を受け、錠剤が売られ、飲まれ、莫大な利益を生む。ある程度は命が救われる可能性も高い。その後、危険な副作用にみな目を覚まし、またもやサイゲサイクルが繰りかえされる。

ＮＡＳＨみたいにあなたの知らない病気は存在する。ひどく危険というわけではないが、広範に存在し、薬による予防治療を一生つづけるのに適している病気。それらはいつまでも現れるだろう。ひどく重要だからではなく、お金になるからという理由で。ＮＡＳＨは多くの場合それほど深刻なものではないが、それを治療する薬は、わずかながら利益を得る患者が何年も飲みつづけることによって、儲けを生むだろう。現在行われているスタチンモデルの繰りかえしだ。私たちの人生の医療対象化である。

ビッグファーマのビッグな問題

現在の製薬業界の研究と開発モデルは、〝疲労の兆しがある。コストは急上昇し、画期的な発明は勢いがなくなり、競争は強まり、売り上げの増加は頭打ちしている〟と、ある専門家が最近書いている。この業界内にいる人びとは、薬の開発の甘い果実を長く取りつづけ、取りつくしてしまったのではないかとか、試験の複雑さや、新たな大ヒット薬を探すのに必要な長い時間が事業全体を危機をもたらしているのではないかとか、いずれにせよ、体内の薬の標的は限られているため（ある推定によると、薬が作用しうる場所は約八〇〇〇ヵ所）、化学薬品や生物学的製剤が底をつくことはないが、それらが狙う標的は切れつつあるのではないかと懸念を抱いている。大崩壊のときなのだろうか。

ひょっとするとそうかもしれない。たしかに、クラウドソース研究が増え、データはインターネットで共有され、新たなスタートアップ企業の重要性が高まっていることで、秘密主義の古いビッグファーマは機敏な勝者というより鈍重な恐竜のようにみえる。これらの企業は変化しなければ絶滅する運命かもしれない。

けれども、この恐竜たちはいまだに巨大で、利益を食み、相当に頭の切れる経営陣や研究者を抱えている。国内外の規制ルールに通じているし、医学界を望む方向に促す達人だし、有能なロビイストを雇い、すごい速さで新しい薬を発明したりアレンジしたりする名人だ。だから、みくびらないほうがいい。

地殻変動にある種の役割を果たしている要因がもうひとつある。それは、誰もがビッグファーマを嫌っているという点だ。政治家や活動家、流れに乗っていない研究者などから、これほど非難されている事業領域はないだろう。メディアも新たな奇跡の薬を褒めそやしていないときは、これらの批判を後押しする。

批判の理由は、ビッグファーマが医療を崩壊させているその方法に端を発している。二〇〇二年、NEJM（ニューイングランド・ジャーナル・オブ・メディスン）誌の元エディター、アーノルド・レルマンは、つぎのように書いて、率直に警鐘を鳴らしている。〝医療専門家は製薬業界に買われている。医療の面だけでなく、教育と研究という面でも。米国の学術機関は製薬業界から金をもらうエージェントになり下がった。恥ずべきことである。〟過去二〇年の出来事、スタチンの章（三〇七ページ）で触れた事実がレルマンの見解を裏付けている。

製薬会社は、自社医薬品を支持する事実を宣伝し、支持しない事実を最小限に弱める術を身に付けていて、科学的な知見にバイアスをかけている。影響力のある第一人者の医師の機嫌を取り、気前よくもてなし、コンサルタントや講演者として雇う。営業担当者は医師に売りこむエキスパートであると同時に、最近はロビイ活動や説得活動を拡大して盛んに行っている。その相手は、道徳論者、学術誌エディター、メディア・パーソナリティ、弁護士、政治家、患者擁護団体、非営利団体のリーダーや、保健プログラムや海外の管理ケアプログラムの運用者やその他、薬の売り上げ、法律、政治に影響力があると思えるあらゆる人びとだ。方法は多様で、費用の総額も膨大であるが、その事実は最近の批判的な数多くの本や論文でもはっきり述べられている。

多くの医師をはじめ、多数の政治家や一般大衆も、真実に気づき始めている。レルマンが書いているとおり〝恥ずべき〟ことであるものの、主要な製薬会社が、より組織化された声高な批評に直面するなか、恥ずべきものの対象がシフトしていく可能性は高い。つまり、危うくなるのは、医療そのものへの信頼である。

直前のパラグラフを書いたあとで、ふと気づいた。〝プロローグ〟でいったこととは裏腹に、本書には動機のようなものがあるかもしれない。あるとすればこれだ――利益追求型の企業のコントロールから、これまで開発されたうちでもっとも強力で、もっとも有用な医療ツールである薬の開発を救いだすこと。保健分野にお金をばらまいているかぎり、そのビッグファーマは、新薬開発者として独立しているとはいえない。公益のための公的な支援に基づいた、ほかのモデルを私たちはみつけられるはずだ。私はそう思っている。

しかし、いずれにしろ私たちは、すでに果たされた研究から豊かな収穫を得つづけるだろう。学会が完璧に分かれてしまわないかぎり、薬学を含め科学は前進しつづけ、新たな知識を集め、その知識を使って新たな一歩を踏みだす。分子レベルで知ったことをすべてまとめることで知識や技術が大きく発展し、それらを用いて、まだ居座っているもっとも困難な敵、心臓疾患や認知症、糖尿病やガンに対する治療法が大きく前進する可能性は高い。

薬剤開発の将来はどんなものになるだろうか。ひとことでいうと――すばらしいことが起こるだろう。

情報源

この種の軽い読み物に、学術的なスタイルの脚注をつけるのは無粋だと考え、ここに各章のとくに重要な情報源をまとめた。そうすれば、ある薬についてもっと知りたいと思った読者は、私が情報を得たところからさらに情報を得ることができるだろう。ここに挙げた著者名と出版年で、参考文献一覧から文献を参照することができる。

PROLOGUE　薬の歴史と医学の歴史とは切っても切れない関係だ。その絡みあったふたつの歴史の一端を理解するためのさまざまな視点やアプローチは、つぎの著者たちの文献からみつけた。Ban（2004）、Eisenberg（2010）、Gershell（2003）、Greene（2007）、Healy（2002、2013）、Herzberg（2009）、Jones et al（2012）、Kirsch and Ogas（2017）、Le Fanu（2012）Li のほぼすべての本、Shorter（1997）、Raviña（2011）、Sneader（2005）、Snelders（2006）、Temin（1980）、Ton and Watkins（2007）。

Chapter 1　1900 年間のアヘンの初期の歴史については、Bard（2000）、Booth（1998）、Dormandy（2006、2012）、Griffin（2004）、Heydari（2013）、Hodgson（2001、2004）、Holmes（2003）、Kritikos and Papadaki（1967）、Meldrum（2003）、Musto（1991）、Petrovska（2012）、Santoro（2011）の本にある。この歴史のより早期の見解については、Howard-Jones（1947）、Macht（1915）を参照のこと。女性とアヘン依存についてのより詳しい歴史は Aldrich（1994）を参照のこと。

Chapter 2　天然痘やベンジャミン・ジェスティ、エドワード・ジェンナーや人痘接種、ワクチン療法についての一般的な歴史情報はつぎの著者らの文献を参考にした。Razzell（1977）、Pead（2003、2017）、Behbehani（1983）、Institute of Medicine（2005）、Rosner（2017）、Jenner（1996）、Hilleman（2000）、Gross and Sepkowicz（1998）、Stewart and Devlin（2005）、Hammarsten et al（1979）、Marrin（2002）。医学の歴史上で、見落とされた偉大なヒロインのひとり、メアリー・ウォートリー・モンタギューについてさらに詳しく知りたいかたはつぎを参照のこと。Grundy（2000、2001）、Dinc and Ulman（2007）、Zaimeche et al（2017）、Aravamudan（1995）、Silverstein and Miller（1981）。ジャネット・パーカーの悲劇的な物語は、その時代のニュースから組み立てた。

Chapter 3　最初期の合成薬として（そして最初のデート・レイプ・ドラッグとして）ミッキーフィンの物語と抱水クロラールの歴史は、Ban（2006）、Inciardi（1977）、Snelders et al（2006）、Jones（2011）と、さまざまな参考文献と新聞記事を参考にした。ジェニー・ボシーターが襲われた気がめいるような話はそれらの文献に記述されており、本書ではとくに Krajicek（2008）による詳細な情報から多くの部分を組み立てた。

Chapter 4　Booth（1998）など Chapter 1 で挙げた情報源の多くに、この Chapter で記述した半合成薬に関する情報もある。さらに、Brownstein（1993）、Eddy（1957）、Acker（2003）、Rice（2003）、Payte（1991）、Courtwright（1992と、2015の2文献）と、多くの新聞や雑誌が提供しているその時代のニュース記事からの情報を用いた。

Chapter 5　サルファ剤の話は魅力的で重要だ。サルファ剤発見についての私の本は（Hager、2006）ゲルハルト・ドーマクやバイエル、プロントジルの開発、スルファニルアミド、そしてのちのサルファ剤に関するさらなる情報を読者に提供している。その本の巻末にある参考文献と注釈に本章で用いたそのほかの文献がすべて網羅されている。

Chapter 6　1950年代にとつぜん現れた向精神薬についてはもっと大きく取りあげても良かった。クロルプロマジン（CPZ）とそれにつづく抗精神病薬だけでなく、トランキライザーと抗うつ薬も。なぜ出現したのか、なぜ売り上げがそれほど安定していたのか、いかにしてそれらの薬が精神医学やメンタルヘルス・ケア、私たちの服薬についての態度を変えたかについても。CPZの物語の重要な部分とその周辺のより大きな背景情報はつぎの著者の文献にある。Alexander et al（2011）、Ayd and Blackwell（1970）、Ban（2004、2006）、Baumeister（2013）、Berger（1978）、Burns（2006）、Caldwell（1970）、de Ropp（1961）、Dowbiggin（2011）、Eisenberg（1986、2010）、すばらしいHealy（2002）、Herzberg（2009）、Lopez-Munoz et al（2005）、Millon（2004）、Moncrieff（2009）、Overholser（1956）、Perrine（1996）、Shorter（1997、2011）、Siegel（2005）、Sneader（2002、2005）、不可欠なSwazey（1974）、Tone（2009）、Wallace and Gach（2008）、Whitaker（2002）。また、アンリ・ラボリやジーン・ドレーその他1950年代の早期の研究者の研究に関しては本人による多くの話を参考にした。

幕間　新薬発見の黄金時代がどこまでを指すのかについては、さまざまな研究者がさまざまな見解を示している。フリードリヒ・ゼルチュルナーやユストゥス・フォン・リービッヒなど、医学的化学物質を生成、解析し、分子レベルで研究した化学者たちが活躍した1800年代早期から始まるという人もいれば、その世紀のもっとあと、ルイ・パスツールの病原微生物説、およびバイエルなどの企業で合成化合物に新たな注目が集まったときからだという人もいる。けれども大半の歴史家は、新たな奇跡の薬が現在の製薬会社として認識されている企業から洪水のように市販された1930～1960年の30年間に絞っている。これはLe Fanu（2012）とRaviña（2011）の見解でもある。この短い章の記述の多くはこのふたりの研究を参考にした。

Chapter 7　ピルの歴史に関しては、Asbell（1995）、Djerassi（2009）、Dhont（2010）、Goldin and Katz（2002）、Liao and Dollin（2012）、Potts（2003）、Planned Parenthood Federation of America（2015）を参照のこと。ロックフェラー財団の「サイエンス・オブ・マン」プログラムについて詳しくはKay（1993）にある。マスコミ報道の嵐で幕をあけたバイアグラの出現については、本書で直接一部引用し（とくにニューヨークタイムズ紙とBBCに由来するニュースはこのトピックでオンラインで検索できる）、締めくくりにはタイム誌の特集記事（1998年5月4日）を引用した。また、Campbell（2000）、Goldstein（2012）、Osterloh（2015）も参考にした。Klotz（2005）は、ジャイルズ・ブリンドリーのレクチャーに関する本人の興味深い話を提供している。

Chapter 8　本章は書くのが困難な章であった。現在のオピオイドの流行を引きおこしている薬に着目していて、現在私たちが直面している問題は1830年代からこっち、この薬物ファミリーに対して抱えている問題と基本的に同じであることを示しているからだ。いいかえれば、私たちは、ケシとの長く機能障害的な恋愛関係のコントロールに関しては、ほとんど進歩していないのだ。むしろ、状況は悪くなっている。これは私（熱心な技術オタクの楽天家）にはつらい教訓だった。オピオイド問題の性質もスケールも本質的に悲観的なものだからだ。Chapter 1とChapter 4で用いた多くの情報源をここでも使った。とくにBooth（1998）、Acker（2003）、Courtwright（2015年の2論文）、Li（2014）。ポール・ヤンセンとフェンタニルに関する詳細はBlack（2005）とStanley（2014）を参照のこと。また、現在の「大流行」に関してより短命な資料もある。たとえば、不安をかきたてるニュース記事、ブログ、人気雑誌の記事、事実をうまくごまかし、ときにイージーな答えを提案する、心をざわつかせる論説。それらは慎重に選んでいくつかを用いた。

Chapter 9　とことん突きつめる個人の性格によって、スタチンについては少々過剰に調べすぎてしまったようである。自分の個人的な健康に関して、できるだけ正確に何もかも知りたかったというだけでなく、スタチンのことやそのマーケティングを知れば知るほど、この薬は医学界のある種のトレンドであり、象徴的な存在に思えた。ビッグマネーが賭けられ、膨大な数の人びとがこの薬を飲んでいるため、スタチン製造者と批評家とのあいだの議論は行きつ戻りつして、現在も堂々巡りを繰りかえしている。その議論は医学それ自体と同じくらい重要で、この10年間の前半にガイドラインが更新されて以降、発表された数百もの論文にその影響がみてとれる。私が使用した重要な情報源のなかでもとくに推奨するのは、Greene（2007）、Agency for Healthcare Research and Quality, US DHHS（2015）、Barrett et al（2016）、Berger et al（2015）、Brown and Goldstein（2004）、Cholesterol Treatment Trialists'Collaborators（2012）、de Lorgeril and Rabaeus（2015）、Diamond and Ravnskov（2015）による議論を引きおこす論文、DuBroff and de Lorgeril（2015）、遠藤（2010）、Fitchett et al（2015）、Garbarino（2011）、Goldstein and Brown（2015）、Hobbs et al（2016）、Ioannidis（2014）、Julian and Pocock（2015）、McDonagh（2014）、Mega et al（2015）、Miller and Martin（2016）、Pacific Northwest Evidence-Based Practice Center（2015）、Ridker et al（2012）、Robinson and Kausik（2016）、Schwartz（2011）、Stossel（2008）、Sugiyama et al（2014）、Sun（2014）、Taylor et al（2013）、Wanamaker et al（2015）である。私の個人的な旅の詳細と良いスタチン科学と悪いスタチン科学を見分けるコツについては、Hager（2016）を参照のこと。

Chapter10　モノクローナル抗体はあまりに新しい薬で、この章の大半は（慎重に選んだ）ニュース記事や医学関連のウェブサイトの情報に頼った。セーサル・ミルスタインとジョルジュ・ケーラーの功績については、Eichmann（2005）でほぼ完全に（ケーラーの人生の見方から）検討されている。彼らの研究の最初期の処置についてはWade（1982）にある。その他の重要な情報源にはYamada（2011）、Buss et al（2012）、Liu（2014）、Carter（2006）、Ribatti（2014）などがある。一般的な免疫系についてもっと知りたい読者は、Hall（1998）をみてみるといい。これはいまではいくぶん古臭いところがあるものの、非常にいい。

EPILOGUE　医薬品業界の未来についての推測は、専門的な文献と大衆的な出版物のあちこちに散乱している。状況がいかに変化していくかについてより深い見解を得たいのなら、Gershell and Atkins（2003）、Ratti and Trist（2001）、Raviña（2011）、Munos（2009）、Hurley（2014）、Shaw（2017）を参照のこと。

参考文献一覧

この一覧には、本書で用いたすべてではないが多くの情報源を掲載している。これらに加えて、最近の多数の新聞、雑誌の記事、テレビのスクリプト、企業報告書、ウェブサイトのページから内容を注意深く拾った。「注意深く」を強調したのは、日刊や週刊の出版物に掲載される薬物についての報告の大半が、センセーショナルで偏っていて、注目を集めたいメディアのニーズと利益を求める製薬会社のニーズに踊らされているからだ。いいかえれば、薬物に関していえば、ときおりのウソ、頻繁なミスリーディング、一般的な派手に宣伝された主張がプレスリリースやテレビ番組、ウェブサイト全般（とくにソーシャルメディア）に見受けられる。したがって用心してアンテナを張ったほうがいい。私の調査の焦点は、これらの本や論文からみえるように、日常の雑音からは距離を置く傾向がある。

Acker, Caroline Jean. "Take as Directed: The Dilemmas of Regulating Addictive Analgesics and Other Psychoactive Drugs." In Opioids and Pain Relief: A Historical Perspective, edited by Marcia L. Meldrum, 35-55. Seattle: IASP Press, 2003.

Agency for Healthcare Research and Quality, US Department of Health and Human Services. "Statins for Prevention of Cardiovascular Disease in Adults: Systematic Review for the U.S. Preventive Services Task Force." AHRQ Publication No. 14-05206- EF- 2 (Dec. 2015).

Aldrich, Michael R. "Historical Notes on Women Addicts." J Psychoactive Drugs 26, no. 1 (1994): 61-64.

Alexander, G. Caleb, et al. "Increasing Off- Label Use of Antipsychotic Medications in the United States, 1995-2008." Pharmacoepidemio. Drug Saf 20, no. 2 (2011): 177-218.

Aravamudan, Srinivas. "Lady Mary Wortley Montagu in the Hammam; Masquerade, Womanliness, and Levantinization." ELH 62, no.1 (1995): 69-104.

Asbell, Bernard. The Pill: A Biography of the Drug that Changed the World. New York: Random House, 1995.

Ayd, Frank J., and Barry Blackwell. Discoveries in Biological Psychiatry. Philadelphia: J. B. Lippincott Co, 1970.

Ban, Thomas, et al., eds. Reflections on Twentieth-Century Psychopharmacology. Scotland, UK: CINP, 2004.

Ban, Thomas A. "The Role of Serendipity in Drug Discovery." Dialogues Clin Neurosci 8, no. 3 (2006): 335-44.

Bard, Solomon. "Tea and Opium." J Hong Kong Branch R Asiat Soc 40 (2000): 1-19.

Barrett, Bruce, et al. "Communicating Statin Evidence to Support Shared Decision- Making." BMC Fam Pract 17 (2016): 41.

Baumeister, A. "The Chlorpromazine Enigma." J Hist Neurosci 22, no. 1 (2013): 14-29.

Behbehani, Abbas M. "The Smallpox Story: Life and Death of an Old Disease." Microbiol Rev 47, no. 4 (1983): 455-509.

Berger, Philip A. "Medical Treatment of Mental Illness." Science 200, no. 4344 (1978): 974-81.

Berger, Samantha, et al. "Dietary Cholesterol and Cardiovascular Disease: A Systematic Review and Meta- Analysis." Am J Clin Nutr 102 (2015): 276-94.

Black, Sir James. "A Personal Perspective on Dr. Paul Janssen." J Med Chem 48 (2005): 1687-88.

Booth, Martin. Opium: A History. New York: St. Martin's Press, 1998.

『阿片』中央公論社

Boylston, Arthur. "The Origins of Inoculation." J R Soc Med 105 (2012): 309-13.

Brown, Michael S., and Joseph L. Goldstein. "A Tribute to Akira Endo, Discoverer of a 'Penicillin'for Cholesterol." Atheroscler Suppl 5 (2004): 13-16.

Brown, Thomas H. "The African Connection." JAMA 260, no. 15 (1988): 2,247-9.

Brownstein, Michael. "A Brief History of Opiates, Opiod Peptides, and Opiod Receptors." Proc Natl Acad Sci U S A 90 (1993): 5,391-3.

Burns, Tom. Psychiatry: A Very Short Introduction. Oxford: Oxford University Press, 2006.

Buss, Nicholas, et al. "Monoclonal Antibody Therapeutics: History and Future." Curr Opinion in Pharmacology 12 (2012): 615-22.

Caldwell, Anne E. Origins of Psychopharmacology: From CPZ to LSD. Springfield, IL: Charles C. Thomas, 1970.

Campbell, S. F. "Science, Art and Drug Discovery: A Personal Perspective." Clin Sci 99 (2000): 255-60.

Carter, Paul J. "Potent Antibody Therapeutics by Design." Nat Rev Immunol 6 (2006): 343-57.

Cholesterol Treatment Trialists'Collaborators. "The Effects of Lowering LDL Cholesterol with Statin Therapy in People at Low Risk of Vascular Disease: Meta- Analysis of Individual Data from 27 Randomized Trials." Lancet 380 (2012): 581-90.

Courtwright, David T. "A Century of American Narcotic Policy." In Treating Drug Problems: Volume 2: Commissioned Papers on Historical, Institutional, and Economic Contexts of Drug Treatment, edited by Gerstein, D. R., and H. J. Harwood. Washington, D.C.: National Academies Press, 1992. 279

———. "The Cycles of American Drug Policy." History Faculty Publications 25 (2015): https://digitalcommons.unf.edu/ahis_facpub/25.

———. "Preventing and Treating Narcotic Addiction– A Century of Federal Drug Control." NEJM 373, no. 22 (2015): 2,095-7.

Covington, Edward C. "Opiophobia, Opiophilia, Opioagnosia." Pain Med 1, no. 3 (2000): 217-23.

de Lorgeril, Michel, and Mikael Rabaeus. "Beyond Confusion and Controversy, Can We Evaluate the Real Efficacy and Safety of Cholesterol- Lowering with Stains?" JCBR 1, no. 1 (2015): 67-92.

de Ridder, Michael. "Heroin: New Facts About an Old Myth." J Psychoactive Drugs 26, no. 1 (1994): 65-68.

de Ropp, Robert. Drugs and the Mind. New York: Grove Press, 1961.

Defalque, Ray, and Amos J. Wright. "The Early History of Methadone: Myths and Facts." Bull Anesth Hist 25, no. 3 (2007): 13-16.

Dhont, Marc. "History of Oral Contraception." Eur J Contracept Reprod Health Care 15(sup2) (2010): S12-S18.

Diamond, David M., and Uffe Ravnskov. "How Statistical Deception Created the Appearance that Statins Are Safe and Effective in Primary and Secondary Prevention of Cardiovascular Disease. Expert Rev Clin Pharmacol (2015): Early online, 1-10.

Dinc, Gulten, and Yesim Isil Ulman. "The Introduction of Variolation 'A La Turca' to the West by Lady Mary Montagu and Turkey's Contribution to This." Vaccine 25 (2007): 4,261-5.

Djerassi, Carl. "Ludwig Haberlandt– 'Grandfather of the Pill.' " Wien Klin Wochenschr 121 (2009): 727-8.

Dormandy, Thomas. The Worst of Evils: The Fight Against Pain. New Haven: Yale University Press, 2006.

———. Opium: Reality's Dark Dream. New Haven: Yale University Press, 2012.

Dowbiggin, Ian. The Quest for Mental Health: A Tale of Science, Scandal, Sorrow, and Mass Society. Cambridge, UK: Cambridge University Press, 2011.

DuBroff, Robert, and Michel de Lorgeril. "Cholesterol Confusion and Statin Controversy." World J Cardiol 7, no. 7 (2015): 404-9.

Eddy, Nathan B. "The History of the Development of Narcotics." Law Contemp Probl 22, no. 1 (1957): 3-8.

Eichmann, Klaus. Köhler's Invention. Basel: Birkhäuser Verlag, 2005.

Eisenberg, Leon. "Mindlessness and Brainlessness in Psychiatry." Brit J Psychiatry 148 (1986): 497-508.

———. "Were We All Asleep at the Switch? A Personal Reminiscence of Psychiatry from 1940 to 2010." Acta Psychiatr Scand 122 (2010): 89-102.

Endo, Akido. "A Historical Perspective on the Discovery of Statins." Proc Jpn Acad Ser B Phys Biol Sci 86 (2010): 484-93. 280

Fitchett, David H., et al. "Statin Intolerance." Circulation 131 (2015): e389-e391.

Garbarino, Jeanne. "Cholesterol and Controversy: Past, Present, and Future." Scientific American (blog), November 15, 2011. https://blogs.scientificamerican.com/guest-blog/cholesterol-confusion-and-why-we-should-rethink-our-approach-to-statin-therapy/.

Gasperskaja, Evelina, and Vaidutis Kucinskas. "The Most Common Technologies and Tools for functional Genome Analysis." Acta Med Litu 24, no. 1 (2017): 1-11.

Gershell, Leland J., and Joshua H. Atkins. "A Brief History of Novel Drug Technologies." Nat Rev Drug Discov 2 (2003): 321-7.

Goldin, Claudia, and Lawrence F. Katz. "The Power of the Pill: Oral Contraceptives and Women's Career and Marriage Decisions." J Polit Econ 110, no. 4 (2002): 730-70.

Goldstein, Irwin. "The Hour Lecture That Changed Sexual Medicine– the Giles Brindley Injection Story." J Sex Med 9, no. 2 (2012): 337-42.

Goldstein, Joseph L., and Michael S. Brown. "A Century of Cholesterol and Coronaries: From Plaques to Genes to Statins." Cell 161 (2015): 161-72.

Greene, Jeremy A. Prescribing by Numbers: Drugs and the Definition of Disease. Baltimore: Johns Hopkins University Press, 2007.

Griffin, J. P. "Venetian Treacle and the Foundation of Medicines Regulation." Brit J Clin Pharmacol 58, no. 3 (2004): 317-25.

Gross, Cary P., and Kent A. Sepkowicz. "The Myth of the Medical Breakthrough: Smallpox, Vaccination, and Jenner Reconsidered." Int J Inf Dis 3 , no. 1 (1998): 54-60.

Grundy, Isobel. "Montagu's Variolation." Endeavour 24, no. 1 (2000): 4-7.

– – – . Lady Mary Montagu: Comet of the Enlightenment. Oxford, UK: Oxford University Press, 2001.

Hager, Thomas. The Demon Under the Microscope. New York: Harmony Books, 2006.

『サルファ剤、忘れられた奇跡：世界を変えたナチスの薬と医師ゲルハルト・ドーマクの物語』中央公論新社

– – – . Understanding Statins. Eugene, OR: Monroe Press, 2016.

Hall, Stephen S. A Commotion in the Blood: Life, Death, and the Immune System. New York: Henry Holt and Company, 1998.

Hammarsten, James F., et al. "Who Discovered Smallpox Vaccination? Edward Jenner or Benjamin Jesty?" Trans Am Clin Climatol Assoc 90 (1979): 44-55.

Healy, David. The Creation of Psychopharmacology. Cambridge, MA: Harvard University Press, 2002.

– – – . Pharmageddon. Berkeley: University of California Press, 2013.

『ファルマゲドン』みすず書房

Herbert, Eugenia. "Smallpox Inoculation in Africa." J Afr Hist XVI(4) (1975): 539-59.

Herzberg, David. Happy Pills in America: From Miltown to Prozac. Baltimore: Johns Hopkins University Press, 2009.

Heydari, Mojtaba, et al. "Medicinal Aspects of Opium as Described in Avicenna's Canon of Medicine." Acta Med Hist Adriat 11, no. 1 (2013): 101-12.

Hilleman, Maurice R. "Vaccines in Historic Evolution and Perspective: A Narrative of Vaccine Discoveries." Vaccine 18 (2000): 1,436-47.

Hobbs, F. D. Richard, et al. "Is Statin- Modified Reduction in Lipids the Most Important Preventive Therapy for Cardiovascular Disease? A Pro/Con Debate." BMC Med 14 (2016): 4.

Hodgson, Barbara. In the Arms of Morpheus. Buffalo, NY: Firefly Books, 2001.

– – – . Opium: A Portrait of the Heavenly Demon. Vancouver: Greystone Books, 2004.

Holmes, Martha Stoddard. " 'The Grandest Badge of His Art': Three Victorian Doctors, Pain Relief, and the Art of Medicine." In Opioids and Pain Relief: A Historical Perspective, edited by Marcia L. Meldrum, 21-34. Seattle: IASP Press, 2003.

Honigsbaum, Mark. "Antibiotic Antagonist: The Curious Career of René Dubos." Lancet 387, no. 10014 (2016): 118-9.

Howard-Jones, Norman. "A Critical Study of the Origins and Early Development of Hypodermic Medication." J Hist Med Allied Sci 2, no. 2 (1947): 201-49.

Hurley, Dan. "Why Are So Few Blockbuster Drugs Invented Today?" New York Times Magazine, November 13, 2014.

Inciardi, James A. "The Changing Life of Mickey Finn: Some Notes on Chloral Hydrate Down Through the Ages." J Pop Cult 11, no. 3 (1977): 591-6.

Institute of Medicine, Board on Health Promotion and Disease Prevention, Committee on Smallpox Vaccination Program Implementation. The Smallpox Vaccination Program: Public Health in an Age of Terrorism. Washington, D.C.: National Academies Press, 2005.

Ioannidis, John P. "More Than a Billion People Taking Statins? Potential Implications of the New Cardiovascular Guidelines." JAMA 311, no. 5 (2014): 463.

Jenner, Edward. Vaccination Against Smallpox. Amherst, MA: Prometheus Books, 1996.

Jones, Alan Wayne. "Early Drug Discovery and the Rise of Pharmaceutical Chemistry." Drug Test Anal 3 (2011): 337-44.

Jones, David S., et al. "The Burden of Disease and the Changing Task of Medicine." NEJM 366, no. 25 (2012): 2,333-8.

Julian, Desmond G., and Stuart J. Pocock. "Effects of Long- Term Use of Cardiovascular Drugs." Lancet 385 (2015): 325.

Kay, Lily. The Molecular Vision of Life: Caltech, The Rockefeller Foundation, and the Rise of the New Biology. New York: Oxford University Press, 1993.

Kirsch, Donald R., and Ogi Ogas. The Drug Hunters. New York: Arcade Publishing, 2017.

『新薬の狩人たち：成功率 0.1％の探求』早川書房

Klotz, L. "How (Not) to Communicate New Scientific Information: A Memoir of the Famous Brindley Lecture." BJU Int 96, no. 7 (2005): 956-7.

Krajicek, David J. "The Justice Story: Attacked by the Gang." New York Daily News, October 25, 2008.

Kritikos, P. G., and S. P. Papadaki. "The History of the Poppy and of Opium and Their Expansion in Antiquity in the Eastern Mediterranean Area." United Nations Office on Drugs and Crime (1967). http://www.unodc.org/unodc/en/data - and-analysis/bulletin/bulletin_1967-01-01_4_page003.html.

Le Fanu, James. The Rise and Fall of Modern Medicine (Revised Ed.). New York: Basic Books, 2012.

Li, Jie Jack. Laughing Gas, Viagra, and Lipitor: The Human Stories Behind the Drugs We Use. Oxford, UK: Oxford University Press, 2006.

– – –. Blockbuster Drugs. Oxford, UK: Oxford University Press, 2014.

Liao, Pamela Verma, and Janet Dollin. "Half a Century of the Oral Contraceptive Pill." Can Fam Physician 58 (2012): e757-e760.

Liu, Justin K. H. "The History of Monoclonal Antibody Development– Progress, Remaining Challenges and Future Innovations." Ann Med Surg 3 (2014): 113-6.

Lopez- Munoz, Francisco, et al. "History of the Discovery and Clinical Introduction of Chlorpromazine." Ann Clin Psychiatry 17, no. 3 (2005): 113-35.

Macht, David I. "The History of Opium and Some of Its Preparations and Alkaloids." JAMA 64, no. 6 (1915): 477-81.

Magura, Stephan, and Andrew Rosenblum. "Leaving Methadone Treatment: Lessons Learned, Lessons Forgotten, Lessons Ignored." Mt Sinai J Med 68, no. 1 (2001): 62-74.

Majno, Guido. The Healing Hand. Cambridge: Harvard University Press, 1975.

Marrin, Albert. Dr. Jenner and the Speckled Monster. New York: Dutton Children's Books, 2002.

McDonagh, Jonathan. "Statin- Related Cognitive Impairment in the Real World: You'll Live Longer, but You Might Not Like It." JAMA Intern Med 174, no. 12 (2014): 1,889.

Mega, Jessica L., et al. "Genetic risk, Coronary Heart Disease Events, and the Clinical Benefit of Statin Therapy: An Analysis of Primary and Secondary Prevention Trials." Lancet 385, no. 9984 (2015): 2,264-71.

Meldrum, Marcia L., ed. Opioids and Pain Relief: A Historical Perspective. Seattle: IASP Press, 2003.

Miller, P. Elliott, and Seth S. Martin. "Approach to Statin Use in 2016: An Update." Curr Atheroscler Rep 18 (2016): 20.

Millon, Theodore. Masters of the Mind: Exploring the Story of Mental Illness from Ancient Times to the New Millennium. New York: John Wiley & Sons, 2004.

Moncrieff, Joanna. The Myth of the Chemical Cure: A Critique of Psychiatric Drug Treatment. New York: Palgrave Macmillan, 2009.

Munos, Bernard. "Lessons from 60 years of Pharmaceutical Innovation." Nat Rev Drug Discov 8 (2009): 959-68.

Musto, David F. "Opium, Cocaine and Marijuana in American History." Scientific American (July 1991): 20-27.

Osterloh, Ian. "How I discovered Viagra." Cosmos Magazine, April 27, 2015.

Overholser, Winfred. "Has Chlorpromazine Inaugurated a New Era in Mental Hospitals?" J Clin Exp Psychophathol Q Rev Psychiatry Neurol 17, no. 2 (1956): 197-201.

Pacific Northwest Evidence- Based Practice Center. "Statins for Prevention of Cardiovascular Disease in Adults: Systematic Review for the U.S. Preventive Services Task Force." Evidence Synthesis 139 (2015).

Payte, J. Thomas. "A Brief History of Methadone in the Treatment of Opioid Dependence: A Personal Perspective." J Psychoactive Drugs 23, no. 2 (1991): 103-7.

Pead, Patrick J. "Benjamin Jesty: New Light in the Dawn of Vaccination." Lancet 362 (2003): 2,104-9.

– – –. The Homespun Origins of Vaccination: A Brief History. Sussex: Timefile Books, 2017.

Perrine, Daniel M. The Chemistry of Mind- Altering Drugs: History, Pharmacology, and Cultural Context. Washington, D.C.: American Chemical Society, 1996.

Petrovska, Biljana Bauer. "Historical Review of Medicinal Plants' Usage." Pharmacogn Rev 6, no. 11 (2012): 1-5.

Planned Parenthood Federation of America. The Birth Control Pill: A History. 2015. https://www.plannedparenthood.org/files/1514/3518/7100/Pill_History_FactSheet.pdf

Pringle, Peter. Experiment Eleven. New York: Walker & Company, 2012.

Potts, Malcolm. "Two Pills, Two Paths: A Tale of Gender Bias." Endeavour 27, no. 3 (2003): 127-30.

Ratti, Emiliangel, and David Trist. "Continuing Evolution of the Drug Discovery Process in the Pharmaceutical Industry." Pure Appl Chem 73, no. 1 (2001): 67-75.

Raviña, Enrique. The Evolution of Drug Discovery: From Traditional Medicines to Modern Drugs. Weinheim, Germany: Wiley- VCH, 2011.

Razzell, Peter. The Conquest of Smallpox. Sussex, UK: Caliban Books, 1977.

Ribatti, Domenico. "From the Discovery of Monoclonal Antibodies to Their Therapeutic Application: An Historical Reappraisal." Immunol Lett 161 (2014): 96-99.

Rice, Kenner C. "Analgesic Research at the National Institutes of Health: State of the Art 1930s to Present." In Opioids and Pain Relief: A Historical Perspective, edited by Marcia L. Meldrum, 57-83. Seattle: IASP Press, 2003.

Ridker, Paul M., et al. "Cardiovascular Benefits and Diabetes Risks of Statin Therapy in Primary Prevention: An Analysis from the JUPITER Trial." Lancet 380, no. 9841 (2012): 565-71.

Robins, Nick. "The Corporation That Changed the World: How the East India Company Shaped the Modern Multinational." Asian Aff 43, no. 1 (2012): 12-26.

Robinson, Jennifer G., and Ray Kausik. "Moving Toward the Next Paradigm for Cardiovascular Prevention." Circulation 133 (2016): 1,533-6.

Rosner, Lisa. Vaccination and Its Critics. Santa Barbara: Greenwood, 2017.

Santoro, Domenica, et al. "Development of the concept of pain in history." J Nephrol 24(S17) (2011): S133-S136.

Schwartz, J. Stanford. "Primary Prevention of Coronary Heart Disease with Statins: It's Not About the Money." Circulation 124 (2011): 130-2.

Shaw, Daniel L. "Is Open Science the Future of Drug Development?" Yale J Bio Med 90 (2017): 147-51.

Shorter, Edward. A History of Psychiatry: From the Era of the Asylum to the Age of Prozac. New York: John Wiley & Sons, 1997. 『精神医学の歴史：隔離の時代から薬物治療の時代まで』青土社

Shorter, Edwin, ed. An Oral History of Neuropsychopharmacology, The First Fifty Years, Peer Interviews, vol. 1.

Brentwood, TN: ACNP, 2011.

Siegel, Ronald K. Intoxication: The Universal Drive for Mind- Altering Drugs. Rochester: Park St. Press., 2005

Silverstein, Arthur M., and Genevieve Miller. "The Royal Experiment on Immunity: 1721-22." Cellular Immunol 61 (1981): 437-47.

Sneader, Walter. "The 50th Anniversary of Chlorpromazine." Drug News Perspect 15, no. 7 (2002): 466-71.

– – –. Drug Discovery: A History. Sussex, UK: John Wiley & Sons, 2005.

Snelders, Stephen, et al. "On Cannabis, Chloral Hydrate, and the Career Cycles of Psychotropic Drugs in Medicine." Bull Hist Med 80 (2006): 95-114.

Stanley, Theodore H. "The Fentanyl Story." J Pain 15, no. 12 (2014): 1,215-26.

Stewart, Alexandra J., and Phillip M. Devlin. "The History of the Smallpox Vaccine." Journal of Infect 52 (2005): 329-34.

Stossel, Thomas P. "The Discovery of Statins." Cell 134 (2008): 903-5.

Sugiyama, Takehiro, etal. "Different Time Trends of Caloric and Fat Intake Between Statin Users and Nonusers Among US Adults: Gluttony in the Time of Statins?" JAMA Intern Med 174, no. 7 (2014): 1,038-45. 米国成人におけるスタチン服用者と非服用者のカロリー及び脂肪摂取の経年変化に関する研究

Sun, Gordon H. "Statins: The Good, the Bad, and the Unknown." Medscape, October 10, 2014.

Swazey, Judith P. Chlorpromazine in Psychiatry: A Study of Therapeutic Innovation. Cambridge, MA: MIT Press, 1974.

Taylor, Fiona, et al. "Statin Therapy for Primary Prevention of Cardiovascular Disease." JAMA 310, no. 22 (2013): 2,451-2.

Temin, Peter. Taking Your Medicine: Drug Regulation in the United States. Cambridge: Harvard University Press, 1980.

Tone, Andrea. The Age of Anxiety. New York: Basic Books, 2009.

Tone, Andrea, and Elizabeth Siegel Watkins. Medicating Modern America: Prescription Drugs in History. New York: New York University Press, 2007.

Wade, Nicholas. "Hybridomas: The Making of a Revolution." Science 215, no. 26 (1982): 1,073-5.

Wallace, Edwin R., and John Gach, eds. History of Psychiatry and Medical Psychology. New York: Springer, 2008.

Wanamaker, Brett L., et al. "Cholesterol, Statins, and Dementia: What the Cardiologist Should Know." Clin Cardiol 38, no. 4 (2015): 243-50.

Whitaker, Robert. Mad in America: Bad Science, Bad Medicine, and the Enduring Mistreatment of the Mentally Ill. New York: Basic Books, 2002.

Yamada, Taketo. "Therapeutic Monoclonal Antibodies." Keio J Med 60, no. 2 (2011): 37-46.

Zaimeche, Salah, et al. "Lady Montagu and the Introduction of Smallpox Inoculation to England." www.muslimheritage.com/article/lady-montagu-and-introduction-smallpox-inoculation-england.

著者紹介

トーマス・ヘイガー

1953 年ポートランド生まれ。医微生物学と免疫学、ジャーナリズムで修士号を取得。国立がん研究所で勤務後、フリーランスのメディカルライターとなり、オレゴン大学プレスのディレクターも務める。著書多数。既訳書として『大気を変える錬金術 新装版』（みすず書房、2017 年 9 月）、『サルファ剤、忘れられた奇跡――世界を変えたナチスの薬と医師ゲルハルト・ドーマクの物語』（中央公論新社 2013 年 3 月）がある。アメリカ・オレゴン州ユージン在住。

訳者紹介

久保美代子（くぼ・みよこ）

翻訳家・大阪外国語大学卒業。主な訳書に『科学捜査ケースファイル』（化学同人）、『そこそこ成長する人、ものすごく成長する人』（双葉社）、『NO HARD WORK ！』（早川書房）、『人体、なんでそうなった？』（化学同人）など。

歴史を変えた10の薬

2020年 1月29日　　第1刷発行

著　者　トーマス・ヘイガー

翻　訳　久保美代子

発行者　八谷智範

発行所　株式会社すばる舎リンケージ
〒170-0013
東京都豊島区東池袋3-9-7　東池袋織本ビル1階
TEL 03-6907-7827　　FAX 03-6907-7877
http://www.subarusya-linkage.jp/

発売元　株式会社すばる舎
〒170-0013　東京都豊島区東池袋3-9-7
東池袋織本ビル
TEL 03-3981-8651(代表)03-3981-0767(営業部直通)
振替 00140-7-116563
http://www.subarusya.jp/

印　刷　ベクトル印刷株式会社

ISBN978-4-7991-0871-0